四川省“十四五”职业教育省级规划立项建设教材

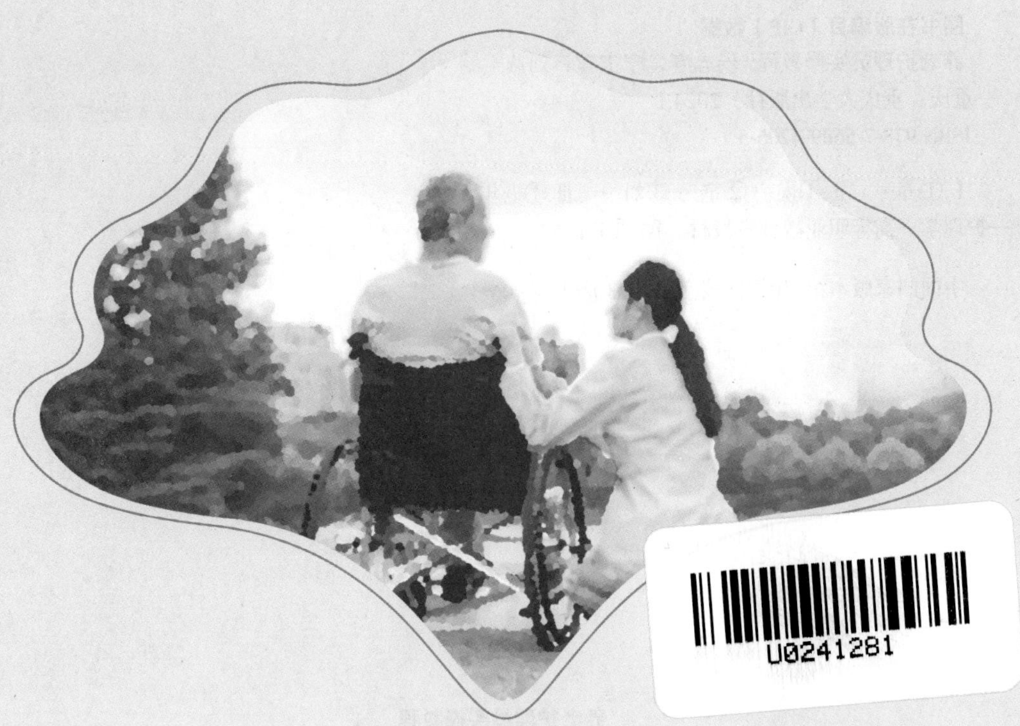

养老护理员实操教程

主　审　刘红兵　杜润涛

主　编　侯志春　宁玉蓉　刘　燕

副主编　褚江周　徐燕娜

参　编　王　哲　李　莉　朱　威　王金鹏

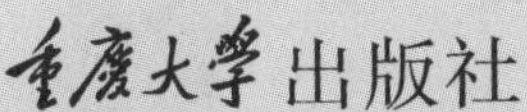

重庆大学出版社

图书在版编目（CIP）数据

养老护理员实操教程 / 侯志春，宁玉蓉，刘燕主编
. —重庆：重庆大学出版社，2024.1

ISBN 978-7-5689-4206-5

Ⅰ.①养… Ⅱ.①侯… ②宁… ③刘… Ⅲ.①老年人—护理学—高等职业教育—教材 Ⅳ.①R473.59

中国国家版本馆CIP数据核字（2023）第254906号

养老护理员实操教程

YANGLAO HULIYUAN SHICAO JIAOCHENG

主　编：侯志春　宁玉蓉　刘　燕

策划编辑：陈　曦

责任编辑：黄菊香　　版式设计：陈　曦

责任校对：关德强　　责任印制：张　策

*

重庆大学出版社出版发行

出版人：陈晓阳

社址：重庆市沙坪坝区大学城西路21号

邮编：401331

电话：（023）88617190　88617185（中小学）

传真：（023）88617186　88617166

网址：http：//www.cqup.com.cn

邮箱：fxk@cqup.com.cn（营销中心）

全国新华书店经销

重庆市国丰印务有限责任公司印刷

*

开本：787mm × 1092mm　1/16　印张：19　字数：417千

2024年1月第1版　　2024年1月第1次印刷

ISBN 978-7-5689-4206-5　定价：58.00元

前言

积极应对人口老龄化，事关国家发展和民生福祉，是实现经济高质量发展、维护国家安全和社会稳定的重要举措。党的十八大以来，我国在“老有所养”上持续发力，将积极应对人口老龄化确定为国家战略。党的二十大报告提出：“实施积极应对人口老龄化国家战略，发展养老事业和养老产业，优化孤寡老人服务，推动实现全体老年人享有基本养老服务。”

为提高养老服务标准和质量，国家标准化管理委员会、民政部、商务部联合印发了《养老和家政服务标准化专项行动方案》（以下简称“行动方案”），提出到 2025 年养老和家政服务标准化工作的总体目标以及 4 大方面、10 项重点任务。在标准化能力建设方面，行动方案提出将标准化知识纳入养老、家政从业人员技能培训，建立以标准为支撑、覆盖从业人员和服务机构的评价机制，促进养老和家政服务领域国内国际标准衔接、国际标准化人才培养，支撑构建高标准服务业开放制度体系。各地养老服务相关文件也要求养老机构工作人员应当具备与工作岗位相适应的文化水平和专业技能，养老机构应当加强对工作人员的职业道德教育和职业技能培训，提高其职业道德素养和业务能力。

在此背景下，科学规范地开展老年人照护，保障老年人群晚年的正常生活，提高老年人群的生活质量和生命质量就显得尤为重要。而老年人日常照护涉及内容多、专业要求高、实践性强，亟须科学规范的照护标准和流程指导。为此，我们在多年一线照护经验积累和养老技能大赛指导实践的基础上，校企协同编写了这本《养老护理员实操教程》。本书根据老年人日常照护服务需求，设计了生活照料、基础护理、康复护理、失智照护 4 个部分，共 56 项核心技能。每项核心技能以实际案例为任务导入，通过案例解读明确任务目标，通过任务分析引入理论要点，通过任务实施强化流程操作。本书涵盖面广、实操性强。此外，本书还有以下特点：

一是坚持思想引领，系统设计课程思政体系。本书紧紧围绕立德树人根本任务，在选材方面注重知识传授、价值观塑造和能力培养的统一，每个单元涵盖养老服务职业道德、养老服务技能、养老服务规范，将课程思政元素自然融入操作规范，帮助学生在实践中树立职业素养，培养从业人员尊老敬老的职业精神。

二是坚持面向行业一线，校企合作双元开发。本书由四川城市职业学院、成都市第二社会福利院联合编写。编者中既有专业建设和教学经验丰富的职业院校教师，也有照护经验丰富的一线养老服务技术能手。编写团队前期深入养老机构和用人单位开展调研，广泛听取养老企业、一线养老护理人员的意见，充分结合了用人单位对养老护理人员岗位和技能的实际要求。

三是坚持对标技能大赛，实现“岗课赛证”融通。本书从养老护理员实际岗位需求出发，结合全国职业院校技能大赛标准，以真实项目为载体，融入1+X证书考点，引导学生将专业知识、护理技能、职业素养融入实际工作和岗位中。

作为老年人日常照护的专业实践类教材，本书既可作为职业院校养老服务相关专业的教学用书，也可作为各类养老机构开展内部养老护理人员培训的参考用书，还可作为养老相关技能大赛的训练指导用书。

本书由智慧健康养老服务与管理专业省级教师教学创新团队负责人侯志春教授、成都市第二社会福利院宁玉蓉老师、四川城市职业学院智慧健康养老服务与管理专业负责人刘燕副教授担任主编。其中，宁玉蓉老师负责全书实操流程的编写，徐燕娜、王哲、李莉配合编写；刘燕老师负责第一部分任务一至任务九、第三部分任务十至任务十二、第四部分任务一至任务五的理论编写；褚江周老师负责第一部分任务十至任务十九、第三部分任务八、任务九、任务十三、任务十四的理论编写；王金鹏老师负责第二部分任务十二至任务十八、第三部分任务一至任务七的理论编写；朱威老师负责第二部分任务一至任务十一的理论编写。全书由侯志春教授负责统稿。

本书还特别邀请成都市第二社会福利院原院长刘红兵、现任院长杜润涛作为主审给予支持和指导，重庆大学出版社陈曦、黄菊香编辑对本书的编辑校对也付出了大量心血，在此一并表示感谢。

由于编者水平有限，书中难免存在不足与疏漏，甚至不妥之处，敬请各位专业人士和广大读者不吝指正，提出宝贵的建议和意见，以使该书不断得到修正和完善。

编　者

2023年12月

目 录

第二部分 基础护理 / 101

第三部分 康复护理 / 197

第一部分

生活照料

任务一　为卧床老人更换床单

【任务导入】

刘爷爷，现入住某某福利院疗养科 D102 房间 /2 床。

照护评估中的基本信息：

出生年月：1939 年 10 月；身高：175 厘米；体重：73 千克；文化程度：大专；婚姻状况：丧偶。

经济状况：无退休金，子女经济条件较好。

兴趣爱好：打麻将、看电视。

饮食喜好：红烧肉、腌制食品。

性格特点：性格开朗，健谈。

工作经历：销售人员。

家庭状况：1 个儿子、1 个女儿、1 个孙子、1 个外孙女，均在本地。

既往病史：高血压病史 10 年、脑出血后 1 年。

目前状况：老人左侧肢体活动正常，右侧肢体偏瘫，右上肢屈曲于胸前，右下肢无力，仅能抬离床面，长期卧床，能正常交流。刘爷爷脑出血后生活完全不能自理，大小便失禁，长期使用纸尿裤，今天早上养老护理员为刘爷爷更换纸尿裤时发现有尿液漏在床单上，爷爷感觉很难为情，而一直闷闷不乐。养老护理员需要为刘爷爷进行心理疏导并为其更换床单。

【任务要求】

为刘爷爷更换床单，要求养老护理员用口头语言和肢体语言疏导老人的不良情绪或鼓励、表扬老人，增强老人提高生活自理能力的信心，将沟通交流、安全照护、心理支持、人文关怀、职业安全与保护等贯穿于照护服务全过程。

【任务目标】

- 了解为卧床老人更换床单的概述
- 熟悉为卧床老人更换床单的要求
- 掌握床单回收及清洗消毒的方法
- 能为卧床老人整理床单位、更换床单

【任务分析】

一、更换床单的要求

（1）定期为老人更换床单。

（2）每当床单被尿、便、呕吐物、汗液等污染，养老护理员应立即更换。

（3）老人的被褥应经常拿到室外晾晒。

二、更换床单的方法

（1）物品按使用顺序码放在床尾椅子上。

（2）养老护理员放下近侧床挡，检查对侧床挡是否拉起且牢固；站在床的右侧，一手托起老人头部，一手将枕头平移至床的左侧，协助老人向对侧翻身，盖好被子；从床头至床尾，松开近侧床单，将床单向上卷起直至卷入老人身下。

（3）清扫近侧床褥。养老护理员从脸盆中取刷套套在床刷上，靠近床中线清扫褥垫上的渣屑，从床头扫至床尾，每扫一刷要重叠上一刷的 1/3，避免遗漏。

（4）养老护理员取清洁床单，床单的纵向中线对齐床中线，展开近侧床单平铺于床褥上，余下的一半卷于老人身下，近侧床单边缘整理操作同整理床单位操作。

（5）养老护理员将枕头移至近侧，协助老人翻转身体侧卧于清洁床单上（面向养老护理员），盖好被子，拉起近侧床挡。

（6）养老护理员转至床对侧，放下床挡，从床头至床尾松开床单，将床单向上卷起，再将被污染的床单分别从床头、床尾向中间卷起放入污衣袋内，然后清扫褥垫上的渣屑，撤下刷套，放在另一脸盆中。

（7）养老护理员拉平老人身下的清洁床单，平铺于床褥上，折好床单边角，协助老人平卧于床中线上，为老人盖好被子。

【任务实施】

项目	实操技能	具体要求
工作准备	操作过程中不缺用物，能满足完成整个操作 物品准备：护理车 1 辆、清洁床单、扫床刷、清洁刷套数个、脸盆两个、洗手液、笔、记录单	不需要口头汇报 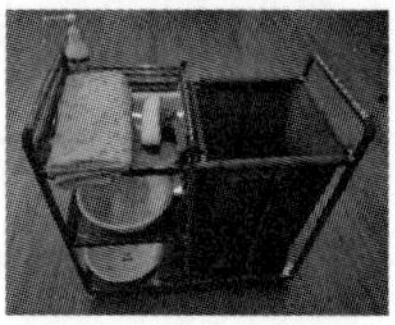
	环境准备：关闭门窗、温湿度适宜、光线明亮、空气清新	以检查动作指向行为或沟通交流方式进行
	老人准备：老人状态良好，可以配合操作	以沟通交流方式进行
	个人准备：着装规范、规范洗手、戴口罩、戴帽子	洗手有动作
沟通解释评估	向老人问好、自我介绍、友好微笑、称呼恰当	礼貌用语、举止得体
	核对照护对象基本信息：房间号、床号、姓名、性别、年龄	核对方式不限
	与照护对象及家属建立信任关系	有效的沟通交流
	介绍照护任务及目的：保持床单位清洁、舒适；保持居室整齐、美观；降低居室异味，减少感染机会；有利于老人身体健康	尽量使用生活化语言
	介绍操作时间（根据具体操作而定）、关键步骤；讲解需要老人注意和（或）配合的内容	尽量使用生活化语言
	询问老人对操作过程是否存在疑问	尽量使用生活化语言
	征询老人对更换床单的环境是否满意	尽量使用生活化语言
	对老人进行综合评估： 1. 全身情况：精神状态、饮食、二便、睡眠等 2. 局部情况：肌力、肢体活动度、皮肤情况等 3. 特殊情况：床单污染情况、疾病情况、纸尿裤浸湿情况等	以检查动作指向行为和沟通交流方式进行
	询问老人有无其他需求（如厕等）	尽量使用生活化语言
	询问老人是否可以开始操作	尽量使用生活化语言
关键操作技能	1. 移开床头柜、床旁椅 （1）移开床头柜 （2）移开床旁椅至床尾正中，椅背正对床栏 2. 协助老人翻身，呈左侧卧位 （1）站在床的右侧，放下近侧床挡 （2）检查对侧床挡是否拉起且牢固 （3）一手托起老人头部，另一手将枕头平移至床的对侧 （4）协助老人向对侧翻身，盖好被子 （5）协助老人转换体位时方法正确 （6）转换中注意观察老人的反应，并注意沟通与交流	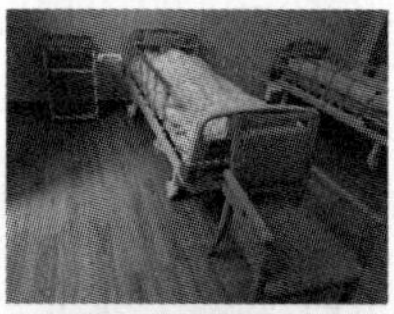 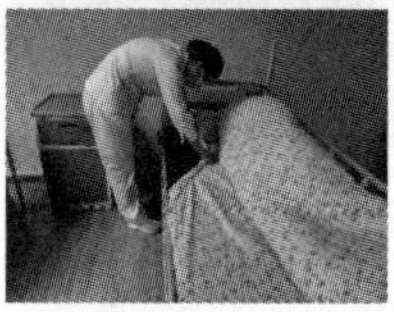

续表

项目	实操技能	具体要求
关键操作技能	3. 撤近侧床单 （1）从床头至床尾，松开近侧床单 （2）将床单向上卷起至老人身下 4. 扫近侧床面 （1）取床刷，套上清洁潮湿的刷套 （2）轻抬近侧枕头，靠近床中线清扫褥垫上的渣屑 （3）从床头扫至床尾，每扫一刷要重叠上一刷的 1/3 （4）将渣屑从床尾扫至护理车下层脸盆中 （5）将床刷污染面向下，放在护理车下层 5. 铺近侧床单 （1）取清洁床单，床单的纵向中线对齐床中线，展开近侧床单平铺于床褥上，余下一半向内卷至老人身下 （2）将近侧床单床头部分 45° 或 90° 反折于床褥下 （3）将床单床尾部分 45° 或 90° 反折于床褥下 （4）将床单中间部分反折于床垫下，绷紧床单，铺平 6. 协助老人翻身，呈右侧卧位 （1）协助老人向近侧翻身平卧 （2）将枕头移至近侧 （3）协助老人由平卧向近侧转移，侧卧于清洁床单上 （4）盖好盖被，拉起床挡，确认是否牢固 （5）协助老人转换体位时方法正确 7. 撤远侧床单 （1）养老护理员转至床对侧，放下床挡 （2）从床头至床尾松开床单 （3）将床单向上卷起，再将被污染的床单从床头、床尾向中间卷起放入污衣袋内 8. 扫对侧床面 （1）用床刷干净面 （2）轻抬枕头，从床头中线处开始清扫褥垫渣屑 （3）从床头扫至床尾，每扫一刷要重叠上一刷的 1/3 （4）将渣屑从床尾扫至护理车下层脸盆中 （5）清扫完毕，撤下刷套，放在护理车下层脸盆中 9. 铺对侧床单 （1）拉平老人身下的清洁床单，平铺于床褥上 （2）将对侧床单床头部分 45° 或 90° 反折于床垫下 （3）将床单床尾部分 45° 或 90° 反折于床垫下 （4）将床单中间部分反折于床垫下，绷紧床单，铺平 10. 整理床单位 （1）协助老人平卧于床中线，体位舒适、安全 （2）盖好被子 （3）拉起床挡，询问老人的感觉 11. 移回床头柜、床旁椅 12. 整理环境：开窗通风 13. 在整个照护过程的操作中方法正确（安全、科学、规范、有效、节力、尊重） 14. 在操作中应注意观察老人的反应，并注意沟通与交流	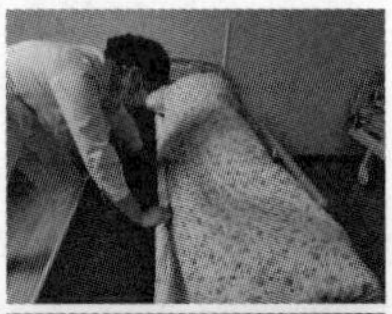 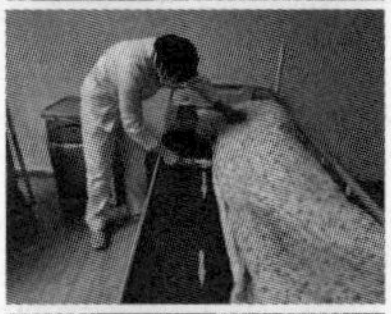 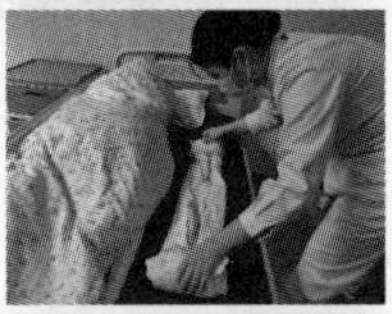 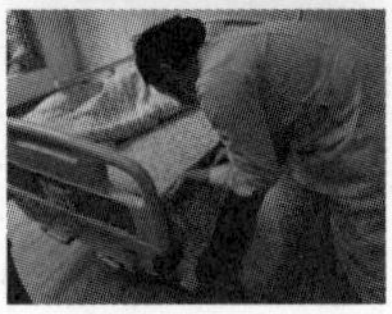 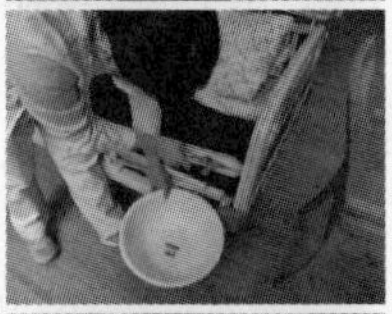 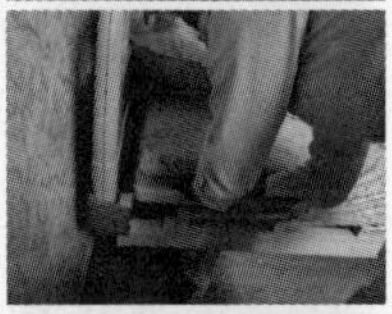

续表

项目	实操技能	具体要求
健康宣教	针对本次操作中老人的沟通和健康宣教： 1. 尽量使用生活化语言 2. 方式与方法得当，简单易懂 3. 表述准确、逻辑清晰 4. 适合老人的需要和理解能力 5. 健康教育建议不少于 3 条 6. 内容与方式恰当，结合老人的具体情况（如职业、性格、爱好、家庭等）	在照护过程中结合老人的情况开展健康宣教，如疾病预防和康复、健康生活方式等（将结合具体案例进行具体化和明确化）
评价照护效果	询问老人有无其他需求、是否满意（反馈）	尽量使用生活化语言
	整理各项操作物品： 1. 将用物放回原处 2. 撤下床单清洗消毒，晾干备用 3. 用过的一次性刷套放入垃圾桶内	有动作
	规范洗手	有动作
	记录：更换床单的时间、老人有无异常情况等	不漏项，包括评估阳性结果
操作中的注意事项	1. 协助老人翻身侧卧时，应拉起床挡，防止发生坠床事故 2. 扫床时，每扫一刷要重叠上一刷的 1/3，避免遗漏渣屑 3. 一床一刷套，不可重复交叉使用 4. 操作的动作应轻稳，不要过多地暴露老人身体，以免受凉	操作过程中通过沟通、解释的方式说明
综合评判	操作过程中的安全性：操作流畅、安全、规范，避免老人害怕、疼痛等伤害，过程中未出现致老人于危险环境的操作动作或行为	
	沟通力：顺畅自然、有效沟通，表达信息方式符合老人的社会文化背景，能正确理解老人反馈的信息，避免盲目否定或其他语言暴力	
	创新性：能综合应用传统技艺、先进技术等为老人提供所需的照护措施，解决老人的问题，促进老人的健康，提升老人的幸福感	
	职业防护：做好自身职业防护，能运用节力原则，妥善利用力的杠杆作用，调整重心，减少摩擦力，利用惯性等方法	
	人文关怀：能及时关注到老人的各方面变化，能针对老人的心理和情绪作出恰当的反应，给予支持，例如不可急躁，言行举止有尊老、敬老、爱老、护老的意识	
	鼓励：利用语言和非语言方式鼓励老人参与照护，加强自我管理，发挥残存功能，提升自理能力	
	灵活性：对临场突发状况能快速应变，根据老人及现场条件灵活机动地实施照护，具有很强的解决问题的能力	

任务二　为老人卧位洗头

【任务导入】

王爷爷，现入住某某福利院特护科 B406 房间 /2 床。

照护评估中的基本信息：

出生年月：1938 年 6 月；身高：176 厘米；体重：75 千克；文化程度：本科；婚姻状况：丧偶。

经济状况：退休金 5000 元 / 月，子女经济条件较好。

兴趣爱好：画画、唱歌、喝茶。

饮食爱好：酱鸭、甜食、腌菜。

性格特点：直爽、乐观、爱打抱不平。

工作经历：军人。

家庭情况：2 个女儿、1 个外孙、2 个外孙女，均在外地。

既往病史：糖尿病病史 10 年、脑卒中后 2 年。

目前状况：老人左侧肢体偏瘫，右侧肢体活动无力，长期卧床，能正常交流。目前，老人翻身、洗头、洗澡、吃饭、大小便、床—轮椅转移均需协助。王爷爷平时很爱干净，生病后因生活起居需要他人帮助而情绪低落，认为自己老了没有用，有点拖累女儿。王爷爷已经一周没有洗头发了，今天天气很好，养老护理员为王爷爷在床上洗头发并疏导王爷爷的不良情绪。

【任务要求】

为王爷爷卧位洗头，要求养老护理员用口头语言和肢体语言疏导老人的不良情绪或鼓励、表扬老人，增强老人提高生活自理能力的信心，将沟通交流、安全照护、心理支持、人文关怀、职业安全与保护等贯穿于照护服务全过程。

【任务目标】

- 了解老人头发养护的方法
- 熟悉为老人清洗头发的要求
- 掌握为老人卧位洗头的方法与技巧
- 能独立为卧床老人卧位洗头

【任务分析】

头皮是身体皮肤的一部分，老人由于头部血液循环不好，若长期不洗头，容易引发头皮毛囊堵塞，出现头屑，引起脂溢性皮炎等。老人定期清洗头发，不仅能保持毛囊呼吸畅通，防止附着物氧化头皮，还能促进头部血液循环，起到新陈代谢的作用。

一、为老人清洗头发的要求

人的头发每天都会沾上许多灰尘和细菌，老人应注意清洗头发，保持头发的清洁。油性发质的老人在春秋季可 2~3 天洗发一次，夏季可 1~2 天洗发一次，在冬季可每周洗发 1~2 次。干性发质的老人在春夏季可 4~5 天洗发一次，在秋冬季可 7~10 天洗发一次。

老人洗发的水温要适中，过冷过热都会刺激人体血管，造成血管收缩异常。水温过低容易使头部着凉，引发感冒；水温过高则会损伤头皮，导致烫伤。因此，老人洗发的水温应控制在 38 ~ 40℃比较合适。

头部的血管比较丰富，养老护理员为老人洗发时应用指腹轻轻揉搓头皮，不仅可以避免指甲伤及头皮而产生过多头屑，也可以起到疏通脉络、活血按摩的作用。洗发后，养老护理员要及时用毛巾为老人擦干头发，或用吹风机帮其吹干头发，避免老人着凉。

二、老人头发的养护方法

1. 经常梳头

经常梳头，不仅可以保持仪容仪表整洁美观，还可以促进头发根部的血液循环，起到坚固发根、提神醒脑、预防大脑衰退的作用。每天晨起后和晚睡前，可以用梳子轻梳头发 5~10 分钟，方向为从前到后、从左到右。在梳子的选择上，可以选择木梳或牛角梳，不宜使用塑料梳子，避免产生静电，损伤头发。

2. 按摩头皮

每天晨起、晚睡前，双手十指弯曲，自额上发际开始，由前向后梳至后发际，边梳边揉擦头发，每次 10 分钟左右。坚持按摩头皮，有益于预防和减轻老年性脱发。

3. 减少染发、烫发次数

频繁染发会使发质受损，使头发易断裂；经常烫发也会使头发变得粗糙、容易分叉。因此，老人应尽量减少染发、烫发的次数，应以每年染、烫各一次为宜，同时避免染发、烫发同时进行，二者之间最好相隔 3 个月以上，否则会给头发造成较大的损害。

4. 多吃对头发有益的食品

日常饮食中可适当摄入对头发有益的食品。例如：海带、紫菜等含碘食品有使头发变黑的作用；菠菜、西红柿等食物有助于头发合成黑色素；大豆、花生、芝麻等食物有助于头发生长；胡萝卜、南瓜、草莓、柑橘等食物中富含头发所需的维生素。

5. 经常锻炼身体

老人经常锻炼身体，能改善血液循环、增强体质，良好的体质有助于头发的健康。

【任务实施】

项目	实操技能	具体要求
工作准备	操作过程中不缺用物，能满足完成整个操作 物品准备：毛巾 4 条、洗发液、梳子、床上洗头器、暖瓶、水壶（盛装 38℃至 40℃温水、污水桶、水温计、无菌脱脂棉球、护理垫，必要时备吹风机、洗手液、笔、记录单	不需要口头汇报
	环境准备：关闭门窗、温湿度适宜、光线明亮、空气清新	以检查动作指向行为或沟通交流方式进行
	老人准备：老人状态良好，可以配合操作	以沟通交流方式进行
	个人准备：着装规范、规范洗手	洗手有动作
沟通解释评估	向老人问好、自我介绍、友好微笑、称呼恰当	礼貌用语、举止得体
	核对照护对象基本信息：房间号、床号、姓名、性别、年龄	核对方式不限
	与照护对象及家属建立信任关系	有效的沟通交流
	介绍照护任务及目的： 1. 去除头皮屑和污秽，保持头发清洁，减少感染机会 2. 按摩头皮，促进血液循环，促进头发生长和代谢	尽量使用生活化语言
	介绍操作时间（根据具体操作而定）、关键步骤；讲解需要老人注意和（或）配合的内容	尽量使用生活化语言
	询问老人对操作过程是否存在疑问	尽量使用生活化语言
	征询老人对洗头的环境是否满意	尽量使用生活化语言

续表

项目	实操技能	具体要求
沟通解释评估	对老人进行综合评估： 1. 全身情况：精神状态、饮食、二便、睡眠等 2. 局部情况：肢体活动度，有无头皮屑、抓痕、擦伤、皮疹、瘙痒等	以检查动作指向行为或沟通交流方式进行
	询问老人有无其他需求（如厕等）	尽量使用生活化语言
	询问老人是否可以开始操作	尽量使用生活化语言
关键操作技能	1. 放置洗头器 （1）一手托起老人头部，另一手在枕头上平铺毛巾，向下扯枕头至老人肩背部 （2）在头部下的床面平铺护理垫 （3）在洗头器的凹槽上覆盖毛巾，一手托起老人头部，另一手将洗头器放在护理垫上，将老人头部枕至洗头器上，洗头器排水管下接污水桶 （4）注意动作轻柔、顺序正确，以老人感觉舒适为宜 2. 围毛巾 （1）将老人衣领向内折，暴露颈部 （2）在老人颈肩部围上毛巾 （3）操作中注意避免拖、拉、拽，注意运用老人自身的力量 3. 塞棉球 （1）分别在老人双耳道内塞入无菌脱脂棉球，防止耳道进水 （2）动作轻柔，注意解释及沟通 4. 淋湿头发 （1）取暖水瓶将温水倒入水壶，用水温计测量水壶内水温为38～40℃，眼睛与水温计刻度保持同一水平线 （2）养老护理员先一手持水壶用少量温水淋湿另一只手，试水温，再缓慢倒出温水浸湿老人的头发，另一只手揉搓头发至全部淋湿，注意遮挡耳郭，同时询问老人水温是否合适 （3）注意水温应适合老人，以防烫伤 5. 涂擦洗发液 （1）取洗发液涂擦于双手，揉出泡沫 （2）用指腹由发际向头顶、枕部涂抹泡沫 （3）揉搓老人的头发，按摩其头皮 （4）操作中应询问老人的感受，注意沟通及交流 （5）操作应轻柔、稳妥，注意泡沫不要进入老人的眼睛 6. 冲洗泡沫 （1）取清洁毛巾擦干净手上的泡沫，再用少量温水交替冲洗自己双手，同时感受水温是否合适，如偏凉，立即用热水勾兑至水温合适 （2）持水壶缓慢倒出温水，揉搓老人的头发，将泡沫冲洗干净 （3）观察老人的表情，询问其水温及手法是否合适 （4）操作应轻柔、稳妥，注意泡沫不要进入老人的眼睛 7. 擦净面部水渍 （1）用围在老人颈部两侧的毛巾擦干老人面部水渍，在不违背原则的情况下，可使用其他毛巾 （2）操作顺序流畅、快捷，符合节力原则 （3）操作中动作轻柔，观察泡沫是否清洗干净，注意沟通	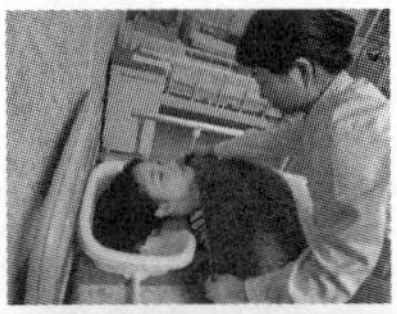 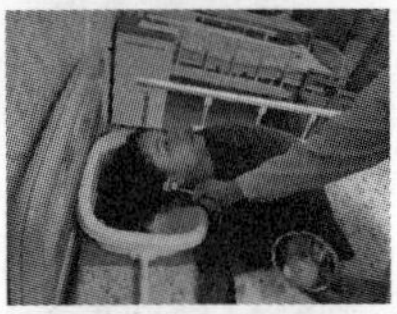 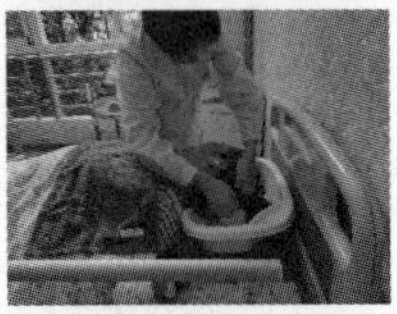 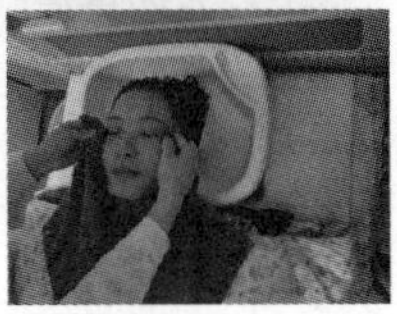 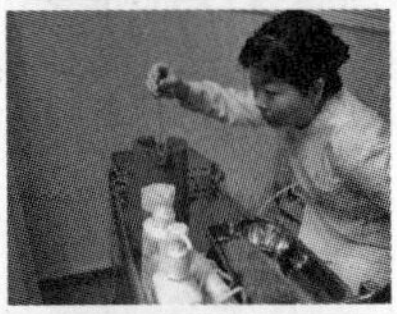 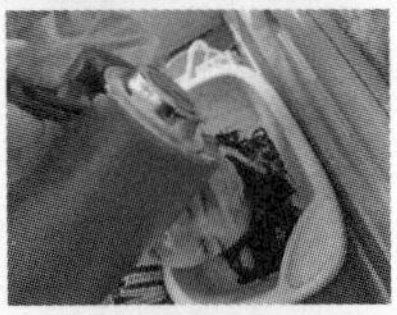 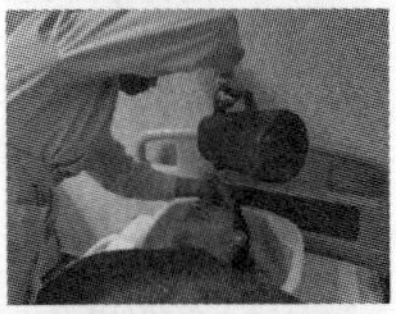

续表

项目	实操技能	具体要求
关键操作技能	8. 撤去洗发器 （1）反折毛巾包裹老人的头部，在不违背原则的情况下可使用其他方式 （2）一手托住头部，另一手撤去洗发器和护理垫 （3）同时将老人肩背部的枕头拉至头部 （4）操作应轻柔、流畅、美观，符合节力原则 9. 擦干头发、撤去棉球 （1）将老人的头部摆放在干毛巾上，用包裹头部的毛巾擦干头发 （2）撤掉毛巾，取出两耳中的无菌脱脂棉球 （3）注意应用老人个人的能力 10. 吹干头发、整理床单位 （1）将老人的头发梳理整齐，必要时用电吹风吹干后再梳理 （2）撤掉覆盖于枕头上的毛巾 （3）整理枕头和床单位，使之舒适、平整	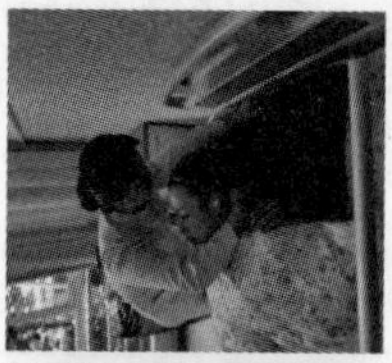 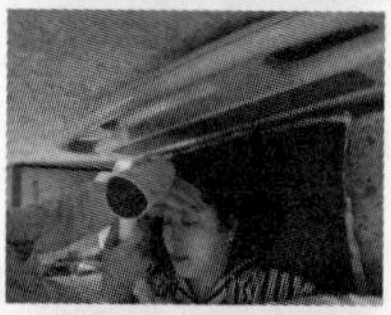 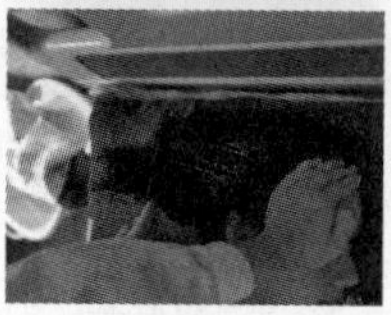
健康宣教	针对本次操作中老人的沟通和健康宣教： 1. 尽量使用生活化语言 2. 方式与方法得当，简单易懂 3. 表述准确、逻辑清晰 4. 适合老人的需要和理解能力 5. 健康教育建议不少于 3 条 6. 内容与方式恰当，结合老人的具体情况（如职业、性格、爱好、家庭等）	在照护过程中结合老人的情况开展健康宣教，如疾病预防和康复、健康生活方式等（将结合具体案例进行具体化和明确化）
评价照护效果	询问老人有无其他需求、是否满意（反馈）	尽量使用生活化语言
	整理各项操作物品： 1. 将用物放回原处 2. 将污水倒入水池 3. 清洗水盆及污水桶 4. 清洗毛巾并悬挂晾干	有动作
	规范洗手	有动作
	记录：洗头的时间、老人有无异常情况等	不漏项，包括评估阳性结果
操作中的注意事项	1. 在洗发过程中，观察并询问老人有无不适，以便及时调整操作方法 2. 注意室温、水温变化，及时擦干老人的头发，防止其受凉 3. 洗发操作应轻柔，减少老人的不适和疲劳 4. 防止水流入眼、耳或打湿被子和衣服，如果被子和衣服被打湿，应及时更换	操作过程中通过沟通、解释的方式说明
综合评判	操作过程中的安全性：操作流畅、安全、规范，避免老人害怕、疼痛等伤害，过程中未出现致老人于危险环境的操作动作或行为	

续表

项目	实操技能	具体要求
综合评判	沟通力：顺畅自然、有效沟通，表达信息方式符合老人的社会文化背景，能正确理解老人反馈的信息，避免盲目否定或其他语言暴力	
	创新性：能综合应用传统技艺、先进技术等为老人提供所需的照护措施，解决老人的问题，促进老人的健康，提升老人的幸福感	
	职业防护：做好自身职业防护，能运用节力原则，妥善利用力的杠杆作用，调整重心，减少摩擦力，利用惯性等方法	
	人文关怀：能及时关注到老人的各方面变化，能针对老人的心理和情绪作出恰当的反应，给予支持，例如不可急躁，言行举止有尊老、敬老、爱老、护老的意识	
	鼓励：利用语言和非语言方式鼓励老人参与照护，加强自我管理，发挥残存功能，提升自理能力	
	灵活性：对临场突发状况能快速应变，根据老人及现场条件灵活机动地实施照护，具有很强的解决问题的能力	

任务三 为老人更换套头衫

【任务导入】

陈爷爷，现入住某某福利院特护科 B504 室。

照护评估中的基本信息：

出生年月：1947 年 5 月；身高：163 厘米；体重：75 千克；文化程度：小学；婚姻状况：丧偶。

经济状况：退休金 3000 元 / 月，少量积蓄，儿子经济条件一般，无法给予过多的经济支持。

兴趣爱好：打麻将、做美食、吸烟。

饮食喜好：甜的水果、红烧肉、月饼、凉拌肉。

性格特点：性格开朗、脾气好，近期有所改变，变得不爱与人交往、 经常发脾气。

工作经历：学校食堂厨师。

家庭情况：1 个儿子、1 个孙女，均在本地。

既往病史：高脂血症病史 20 余年、高血压病史 20 余年、慢性支气管炎病史 10 余年、脑梗死后 1 个月。

目前状况：老人左侧肢体活动良好，右侧肢体活动不灵，右上肢稍屈曲，长期卧床，意识清醒，能正常交流。目前老人穿脱衣服、吃饭、大小便、洗脸、刷牙等均需帮助。近日天气燥热，陈爷爷因身体肥胖，晚上睡觉总是爱出汗。今天早上养老护理员查房时发现陈爷爷睡衣被汗液打湿了。陈爷爷生病后觉得自己老了，没有用了，连衣服都无法自己穿脱，总是闷闷不乐，不愿意与人交流。养老护理员需要为陈爷爷进行心理疏导并为其更换套头衫。

【任务要求】

为陈爷爷更换套头衫，要求养老护理员用口头语言和肢体语言疏导老人的不良情绪或鼓励、表扬老人，增强老人提高生活自理能力的信心，将沟通交流、安全照护、心理支持、人文关怀、职业安全与保护等贯穿于照护服务全过程。

【任务目标】

- 了解老人着装的相关要点
- 熟悉为老人更换套头衫的流程与步骤
- 掌握为老人更换套头衫的方法与技巧
- 能独立为老人更换套头衫

【任务分析】

一、穿脱衣服概述

老人着装不仅要美观、保暖，而且要舒适、健康。部分老人年高体弱，自理能力下降，穿脱衣裤需要协助，养老护理员掌握为老人穿脱不同类型衣物的方法可更好地为老人服务，避免老人受凉，同时减轻照护工作强度。

二、选择老人穿着的服装应具备的特点

老人选择穿着合适的服装，不仅感觉舒适，而且会对健康大有益处。老人穿着的服装应具有实用、舒适、整洁、美观四个特点。

1. 实用

服装有保暖防寒的作用。老人对外界环境的适应能力较差，许多老人与一般人相比，更显出冬季畏寒、夏季畏热的特点。因此，老人在服装选择上首先要考虑冬装求保暖、夏装能消暑。

2. 舒适

老人的服装应力求宽松舒适，柔软轻便，利于活动。在面料选择上，纯棉制品四季适宜。夏季宜选择凉爽透气的棉质、真丝、棉麻类服装。

3. 整洁

衣着整洁不仅使老人显得神采奕奕，也有利于身体健康。老人的内衣及夏季衣服更应常洗常换。

4. 美观

根据老人自身的文化素养、品位选择适宜的、素雅的、沉稳的服装。款式上应简洁明快，方便穿着。

【任务实施】

项目	实操技能	具体要求
工作准备	操作过程中不缺用物，能满足完成整个操作 物品准备：清洁套头衫、洗手液、笔、记录单	不需要口头汇报
	环境准备：关闭门窗、温湿度适宜、光线明亮、空气清新	以检查动作指向行为或沟通交流方式进行
	老人准备：老人状态良好，可以配合操作	以沟通交流方式进行
	个人准备：着装规范、规范洗手	洗手有动作
沟通解释评估	向老人问好、自我介绍、友好微笑、称呼恰当	礼貌用语、举止得体
	核对照护对象基本信息：房间号、床号、姓名、性别、年龄	核对方式不限
	与照护对象及家属建立信任关系	有效的沟通交流
	介绍照护任务及目的：保暖、整洁、舒适、美观	尽量使用生活化语言
	介绍操作时间（根据具体操作而定）、关键步骤；讲解需要老人注意和（或）配合的内容	尽量使用生活化语言
	询问老人对操作过程是否存在疑问	尽量使用生活化语言
	征询老人对更换套头衫的环境是否满意	尽量使用生活化语言
	对老人进行综合评估： 1. 全身情况：精神状态、饮食、二便、睡眠等 2. 局部情况：肌力、肢体活动度、合作程度、皮肤情况等	以检查动作指向行为或沟通交流方式进行
	询问老人有无其他需求（如厕等）	尽量使用生活化语言
	询问老人是否可以开始操作	尽量使用生活化语言
关键操作技能	1. 取舒适体位 （1）摇高床头至老人感觉舒适和便于操作的位置 （2）操作中注意观察老人的反应 2. 打开盖被 （1）从床头向床尾方向打开盖被，暴露上身，盖住下身保暖，在不违背原则的情况下，可采取其他方式保暖（包括但不限于调节室温、毛巾保暖等） （2）操作中注意与老人交流解释 3. 脱套头衫 （1）将老人原套头衫的前下端向上拉至胸部，后背衣服尽量往上拉，从腋下入手帮助其脱下肘部后将健侧衣袖全部脱下；指导老人用健侧手抓住领口，协助老人脱下领口，再依次脱下患侧衣袖，在不违背原则的情况下，可采取其他顺序	

续表

项目	实操技能	具体要求
关键操作技能	（2）操作中应注意保护老人患侧肢体 （3）操作中应遵循先脱健侧、再脱患侧的原则 （4）操作中注意动作应轻柔，避免拖、拉、拽 （5）操作中注意运用老人自身的力量 （6）脱患侧衣袖时，顺应老人患侧上肢屈曲位置，按肩部、上臂、肘部、前臂和手部功能位置依次脱下 （7）操作中注意观察老人的反应及沟通交流 4. 放置套头衫 （1）换下的套头衫摆放在护理车下层或放入污衣袋 （2）操作中应注意保暖，在不违背原则的情况下，形式不限 5. 穿套头衫 （1）辨别套头衫前后面，先穿患侧再穿健侧 （2）从患侧袖口处伸入，至衣身开口处伸出，握住老人患侧手，将衣袖套入老人的手臂 （3）按前臂、肘部、上臂、肩部的顺序依次穿好患侧衣袖 （4）指导老人用健侧手抓住领口，协助老人将领口套入头部，再穿好健侧衣袖，在不违背原则的情况下，可采取其他顺序 （5）向下拉平，整理衣服，使之平整、无皱褶 （6）操作中应注意保护老人患侧 （7）操作中应遵循先穿患侧、再穿健侧的原则 （8）操作中注意动作应轻柔，避免拖、拉、拽 （9）操作中注意运用老人自身的力量 （10）操作中注意与老人沟通交流 （11）操作中注意观察老人的反应 6. 整理床铺 （1）协助老人取舒适体位 （2）盖好被子 （3）拉起床挡	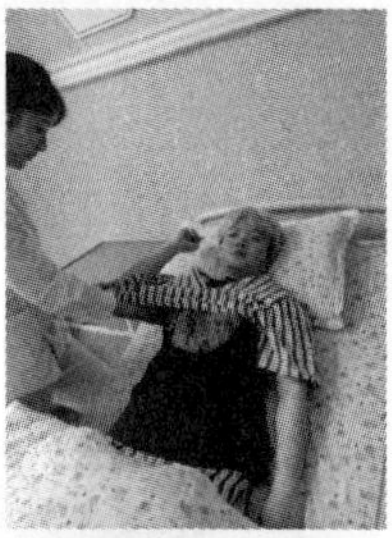 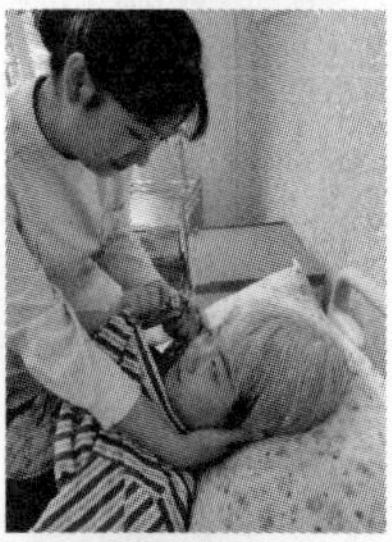 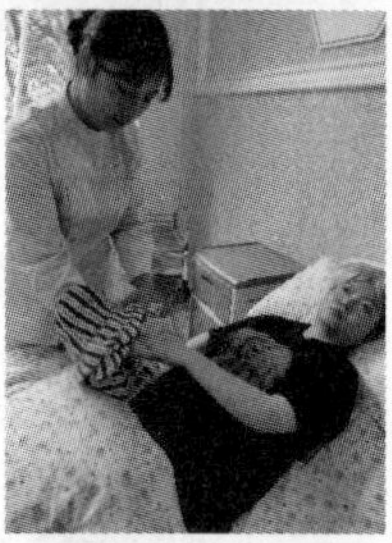 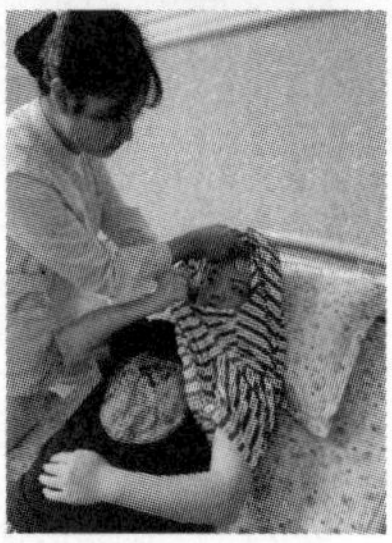
健康宣教	针对本次操作中老人的沟通和健康宣教： 1. 尽量使用生活化语言 2. 方式与方法得当，简单易懂 3. 表述准确、逻辑清晰 4. 适合老人的需要和理解能力 5. 健康教育建议不少于 3 条 6. 内容与方式恰当，结合老人的具体情况（如职业、性格、爱好、家庭等）	在照护过程中结合老人的情况开展健康宣教，如疾病预防和康复、健康生活方式等（将结合具体案例进行具体化和明确化）
评价照护效果	询问老人有无其他需求、是否满意（反馈）	尽量使用生活化语言

续表

项目	实操技能	具体要求
评价照护效果	整理各项操作物品: 1. 将用物放回原处 2. 清洗换下的套头衫并晾干备用	有动作
	规范洗手	有动作
	记录:更换套头衫的时间、老人有无异常情况等	不漏项,包括评估阳性结果
操作中的注意事项	1. 每一步操作需要老人配合时应及时进行语言沟通 2. 先辨别套头衫前后面,再协助老人进行穿着,以免穿反 3. 操作应轻柔、快捷,避免老人受凉	操作过程中通过沟通、解释的方式说明
综合评判	操作过程中的安全性:操作流畅、安全、规范,避免老人害怕、疼痛等伤害,过程中未出现致老人于危险环境的操作动作或行为	
	沟通力:顺畅自然、有效沟通,表达信息方式符合老人的社会文化背景,能正确理解老人反馈的信息,避免盲目否定或其他语言暴力	
	创新性:能综合应用传统技艺、先进技术等为老人提供所需的照护措施,解决老人的问题,促进老人的健康,提升老人的幸福感	
	职业防护:做好自身职业防护,能运用节力原则,妥善利用力的杠杆作用,调整重心,减少摩擦力,利用惯性等方法	
	人文关怀:能及时关注到老人的各方面变化,能针对老人的心理和情绪作出恰当的反应,给予支持,例如不可急躁,言行举止有尊老、敬老、爱老、护老的意识	
	鼓励:利用语言和非语言方式鼓励老人参与照护,加强自我管理,发挥残存功能,提升自理能力	
	灵活性:对临场突发状况能快速应变,根据老人及现场条件灵活机动地实施照护,具有很强的解决问题的能力	

任务四　为老人更换裤子

【任务导入】

顾奶奶，现入住某某福利院特护科 B502 房间 /2 床。

照护评估中的基本信息：

出生年月：1942 年 7 月；身高：155 厘米；体重：67 千克；文化程度：初中；婚姻状况：丧偶。

经济状况：退休金 3000 元 / 月，无积蓄，儿子经济条件好。

兴趣爱好：打麻将、跳广场舞。

饮食喜好：红烧鸡肉、凉拌白肉、豆腐乳。

性格特点：开朗、喜欢交朋友。

工作经历：面粉厂工人。

家庭情况：2 个儿子、2 个孙子，均在本地。

既往病史：高血压病史 20 年，糖尿病病史 10 年；2 个月前顾奶奶在跳广场舞时不慎跌倒，导致右侧髋关节骨折。

目前状况：老人意识清醒，能正常交流，双上肢活动自如，左侧下肢活动正常，右侧下肢活动不灵，以轮椅活动为主，穿脱裤子、大小便需要养老护理员帮助。老人因病痛折磨及经济压力而情绪不好，对照护有抵触，且经常失眠。养老护理员为老人疏导不良情绪后为老人更换裤子。

【任务要求】

为顾奶奶更换裤子，要求养老护理员用口头语言和肢体语言疏导老人的不良情绪或鼓励、表扬老人，增强老人提高生活自理能力的信心，将沟通交流、安全照护、心理支持、人文关怀、职业安全与保护等贯穿于照护服务全过程。

【任务目标】

- 了解老人着装的相关要点
- 熟悉为老人更换裤子的流程与步骤
- 掌握为老人更换裤子的方法与技巧
- 能独立为老人更换裤子

【任务分析】

一、更换裤子操作要求

1. 工作准备

（1）环境准备。环境整洁，温湿度适宜。

（2）养老护理员准备。养老护理员衣着整齐，洗净双手。

（3）老人准备。老人平卧于床。

（4）物品准备。清洁的裤子。

2. 沟通

养老护理员向老人解释，以取得配合。

3. 脱下裤子

（1）养老护理员为老人松开裤带、裤扣，协助老人身体左倾，将裤子右侧部分向下拉至臀下，再协助老人身体右倾，将裤子左侧部分向下拉至臀下。

（2）养老护理员叮嘱能够配合的老人屈膝，两手分别拉住老人两侧裤腰向下褪至膝部以下，分别抬起左右下肢，逐一褪出裤腿。

4. 更换裤子

（1）养老护理员取清洁的裤子后，辨别正反面，一手从裤管口套入至裤腰开口，轻握老人的脚踝，另一手将裤管向老人大腿方向提拉。用同样的方法穿上另一条裤管。

（2）养老护理员叮嘱老人屈膝，两手分别拉住两侧裤腰部分向上提拉至老人臀部。

（3）协助老人身体左倾，将右侧裤腰部分向上拉至腰部，再协助老人身体右倾，将裤子左侧部分向上拉至腰部，最后系好裤带、裤扣。

5. 整理床铺

协助老人盖好被子，整理床铺。

6. 更换裤子操作注意事项

（1）穿脱裤子不可硬拽，以免损伤老人的皮肤。

（2）穿裤子时，养老护理员先应辨别裤子的正反面，以免穿反。

（3）动作应轻柔快捷，避免老人受凉。

【任务实施】

项目	实操技能	具体要求
工作准备	操作过程中不缺用物，能满足完成整个操作 物品准备：清洁的裤子、洗手液、笔、记录单	不需要口头汇报
	环境准备：关闭门窗、温湿度适宜、光线明亮、空气清新	以检查动作指向行为或沟通交流方式进行
	老人准备：老人状态良好，可以配合操作	以沟通交流方式进行
	个人准备：着装规范、规范洗手	洗手有动作
沟通解释评估	向老人问好、自我介绍、友好微笑、称呼恰当	礼貌用语、举止得体
	核对照护对象基本信息：房间号、床号、姓名、性别、年龄	核对方式不限
	与照护对象及家属建立信任关系	有效的沟通交流
	介绍照护任务及目的：保暖、整洁、舒适、美观	尽量使用生活化语言
	介绍操作时间（根据具体操作而定）、关键步骤；讲解需要老人注意和（或）配合的内容	尽量使用生活化语言
	询问老人对操作过程是否存在疑问	尽量使用生活化语言
	征询老人对更换裤子的环境是否满意	尽量使用生活化语言
	对老人进行综合评估： 1. 全身情况：精神状态、饮食、二便、睡眠等 2. 局部情况：肌力、肢体活动度、合作程度、皮肤情况等	以检查动作指向行为或沟通交流方式进行
	询问老人有无其他需求（如厕等）	尽量使用生活化语言
	询问老人是否可以开始操作	尽量使用生活化语言
关键操作技能	1. 打开盖被 （1）放下床挡，打开盖被 （2）暴露下身，遮盖上身保暖 （3）操作中注意动作轻柔稳妥，观察老人的反应 （4）操作中注意保护老人的隐私 2. 脱下裤子 （1）为老人松开裤带、裤扣	

续表

项目	实操技能	具体要求
关键操作技能	(2)协助老人身体左倾，将右侧裤腰向下拉至臀下 (3)协助身体右倾，将左侧裤腰向下拉至臀下 (4)协助老人屈膝，拉住老人两侧裤腰部分向下褪至膝部 (5)叮嘱老人尽力抬起左侧下肢，帮助褪去左侧裤腿 (6)帮助老人抬起右侧下肢，脱去右侧裤腿 (7)将脱下的裤子放入污衣袋中或护理车下层 (8)注意保暖 (9)操作中注意保护老人隐私 (10)操作中观察老人的反应，注意沟通交流 (11)操作中注意避免拖、拉、拽 (12)脱裤子应遵循先脱健侧、再脱患侧的原则 3. 穿上裤子 (1)取清洁裤子并辨别正反面 (2)将手从裤管口套入至裤腰开口处，轻握老人右侧脚踝套入右脚，再将裤管向老人大腿方向提拉 (3)用同样方法穿上左侧裤管 (4)两手分别拉住两侧裤腰部分向上提拉至老人臀部 (5)协助老人身体右倾，将左侧裤腰部分向上拉至腰部 (6)协助老人身体左倾，将右侧裤腰部分向上拉至腰部 (7)整理平整，以老人感到舒适为宜 (8)系好裤带、裤扣 (9)操作中注意保护老人隐私 (10)操作中观察老人的反应，注意沟通交流 (11)操作中注意避免拖、拉、拽 (12)穿裤子应遵循先穿患侧、再穿健侧的原则 4. 整理床铺 (1)协助老人取舒适体位 (2)盖好被子 (3)拉上床挡	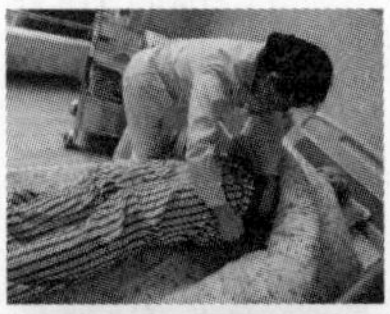 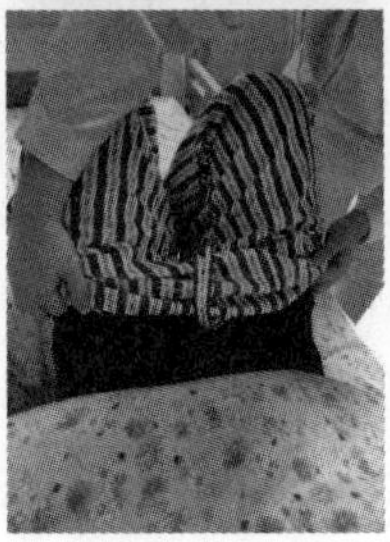
健康宣教	针对本次操作中老人的沟通和健康宣教： 1. 尽量使用生活化语言 2. 方式与方法得当，简单易懂 3. 表述准确、逻辑清晰 4. 适合老人的需要和理解能力 5. 健康教育建议不少于 3 条 6. 内容与方式恰当，结合老人的具体情况（如职业、性格、爱好、家庭等）	在照护过程中结合老人的情况开展健康宣教，如疾病预防和康复、健康生活方式等（将结合具体案例进行具体化和明确化）
评价照护效果	询问老人有无其他需求、是否满意（反馈）	尽量使用生活化语言
	整理各项操作物品： 1. 将用物放回原处 2. 清洗换下的裤子并晾干备用	有动作
	规范洗手	有动作
	记录：更换裤子的时间、老人有无异常情况等	不漏项，包括评估阳性结果

续表

项目	实操技能	具体要求
操作中的注意事项	1. 穿脱裤子不可硬拽，以免损伤老人皮肤 2. 穿裤子时，养老护理员应先辨别裤子正反面，以免穿反 3. 操作应轻柔、快捷，避免老人受凉	操作过程中通过沟通、解释的方式说明
综合评判	操作过程中的安全性：操作流畅、安全、规范，避免老人害怕、疼痛等伤害，过程中未出现致老人于危险环境的操作动作或行为	
	沟通力：顺畅自然、有效沟通，表达信息方式符合老人的社会文化背景，能正确理解老人反馈的信息，避免盲目否定或其他语言暴力	
	创新性：能综合应用传统技艺、先进技术等为老人提供所需的照护措施，解决老人的问题，促进老人的健康，提升老人的幸福感	
	职业防护：做好自身职业防护，能运用节力原则，妥善利用力的杠杆作用，调整重心，减少摩擦力，利用惯性等方法	
	人文关怀：能及时关注到老人的各方面变化，能针对老人的心理和情绪作出恰当的反应，给予支持，例如不可急躁，言行举止有尊老、敬老、爱老、护老的意识	
	鼓励：利用语言和非语言方式鼓励老人参与照护，加强自我管理，发挥残存功能，提升自理能力	
	灵活性：对临场突发状况能快速应变，根据老人及现场条件灵活机动地实施照护，具有很强的解决问题的能力	

任务五 为老人穿脱弹力足踝矫形器

【任务导入】

田爷爷，现居住在某某福利院特护科 E408 室。

照护评估中的基本信息：

出生日期：1944 年 1 月；身高：166 厘米；体重：80 千克；文化程度：高中；婚姻状况：丧偶。

经济状况：退休金 2500 元 / 月，无积蓄，儿子经济条件一般。

兴趣爱好：听广播、喝浓茶、喝酒。

饮食喜好：油酥花生、红烧肉、咸菜。

性格特点：开朗热情、幽默，喜交流沟通。

工作经历：最初从事餐饮类工作，后转至电缆厂做钳工。

家庭情况：1 个儿子，在当地。

既往病史：高脂血症病史 20 年、高血压病史 15 年、脑出血后半年。

目前状况：老人左侧肢体活动良好，右上肢稍屈曲，右下肢轻度足内翻，影响行走和站立，能在床旁坐起。田爷爷意识清醒，能正常交流，因家庭经济条件差，觉得自己是儿子的负担，常常唉声叹气、不愿说话。田爷爷目前正在康复医生指导下使用足踝矫形器进行矫正，并以辅具训练下肢肌力。养老护理员需要帮助老人使用足踝矫形器进行矫正并为其疏导不良情绪。

【任务要求】

为田爷爷穿脱弹力足踝矫形器，要求养老护理员用口头语言和肢体语言疏导老人的不良情绪或鼓励、表扬老人，增强老人提高生活自理能力的信心，将沟通交流、安全照护、心理支持、人文关怀、职业安全与保护等贯穿于照护服务全过程。

【任务目标】

- 了解矫形器的概念和作用
- 熟悉矫形器的使用方法
- 掌握弹力足踝矫形器的穿脱方法
- 能协助老人穿脱弹力足踝矫形器

【任务分析】

一、矫形器的概念

矫形器是以金属、塑料或弹力材料制成的装置，以补偿神经肌肉功能缺陷所致的肢体不稳定，或通过施加额外的力以纠正躯体畸形，适用于人体四肢、躯干等部位。常见矫形器有躯干矫形器、上肢矫形器、下肢矫形器等。

老人患有腰椎间盘突出症时，在急性期可使用腰围固定带，起到稳定和支持腰部的作用。卒中常发生在老年期，预后不良常会导致偏瘫，典型体征为一侧足下垂及手指屈曲，可以穿戴足踝矫形器给予纠正，提高老人的站立和行走功能。佩戴手指矫形器，可纠正患手的屈曲状态。

二、矫形器的作用

矫形器的使用需要临床医师、物理治疗师及矫形器师的共同配合，对使用者给予指导。矫形器的作用包括以下六个方面。

1. 限制异常运动，保持关节稳定

矫形器可限制异常运动，如固定性足踝矫形器可限制足踝的各方向活动。各种固定性矫形器通过对肢体的固定，可促进骨折的愈合或利于软组织损伤的消炎、减轻疼痛。

2. 矫正畸形，防止畸形的进一步发展

对柔软性畸形者，可以利用矫形器矫治，如脊柱侧凸矫形器。对僵硬性畸形者，可利用矫形器限制畸形的进一步发展，如足外翻矫形器。

3. 牵引作用，缓解症状

矫形器的牵引作用，可缓解神经压迫症状，减轻疼痛，如颈椎矫形器、腰椎牵引带。

4. 免荷作用，减轻疼痛

免荷式矫形器是为减轻下肢承载的负荷而使用的矫形器。常用的免荷式矫形器有髌韧带承重矫形器和坐骨承重矫形器，可减轻伤残部位的承重和疼痛。

5. 功能代偿，辅助肢体运动

功能性矫形器能够辅助肢体关节运动，如利用弹簧或橡皮筋的弹力来代偿麻痹肌肉功能的指间关节伸展辅助矫形器等。

6. 保护作用，预防组织损伤

矫形器可通过对关节周围软组织的加强固定和对关节活动的适当限制，增强关节的稳定性，防止关节、肌肉及韧带的损伤，如护肩、护肘、护膝等各种软性护带及软性围腰等。

养老护理员可以在临床医师、物理治疗师和矫形器师等的指导下，协助并看护老人穿戴易于掌握、操作简单的部分矫形器，帮助老人促进功能恢复，提高自理能力。

【任务实施】

项目	实操技能	具体要求
工作准备	操作过程中不缺用物，能满足完成整个操作 物品准备：弹力足踝矫形器、拐杖、棉花或纱布、洗手液、笔、记录单	不需要口头汇报 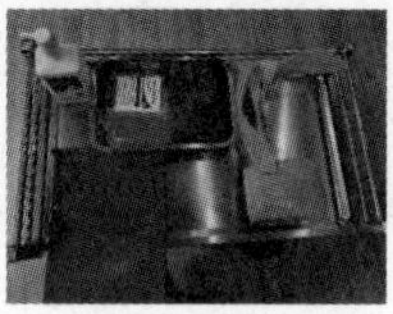
	环境准备：关闭门窗、温湿度适宜、光线明亮、空气清新	以检查动作指向行为或沟通交流方式进行
	老人准备：老人状态良好，可以配合操作	以沟通交流方式进行
	个人准备：着装规范、规范洗手	洗手有动作
沟通解释评估	向老人问好、自我介绍、友好微笑、称呼恰当	礼貌用语、举止得体
	核对照护对象基本信息：房间号、床号、姓名、性别、年龄	核对方式不限
	与照护对象及家属建立信任关系	有效的沟通交流
	介绍照护任务及目的：减轻症状，改善足行走的功能，矫正并防止畸形加重	尽量使用生活化语言
	介绍操作时间（根据老人身体情况而定）、关键步骤；讲解需要老人注意和（或）配合的内容	尽量使用生活化语言
	询问老人对操作过程是否存在疑问	尽量使用生活化语言
	征询老人对穿脱足踝矫形器训练的环境是否满意	尽量使用生活化语言
	对老人进行综合评估： 1. 全身情况：精神状态、饮食、二便、睡眠等 2. 局部情况：肌力、肢体活动度、合作程度、皮肤情况（穿脱弹力足踝矫形器的脚）等	以检查动作指向行为或沟通交流方式进行
	询问老人有无其他需求（如厕等）	尽量使用生活化语言
	询问老人是否可以开始操作	尽量使用生活化语言

续表

<table>
<tr><th>项目</th><th>实操技能</th><th>具体要求</th></tr>
<tr><td>关键操作技能</td><td>1. 协助坐位
(1)以适宜的方法协助老人在床旁坐稳
(2)操作中注意节力原则
(3)操作中注意运用老人自身的力量
(4)操作中有安全意识
(5)操作中注意观察老人的反应
(6)操作中注意保护患侧肢体
2. 穿矫形器
(1)为老人穿好左脚袜子,再穿上鞋子
(2)将右裤腿塞进右脚袜子里,协助双脚着地
(3)检查确认矫形器清洁完好,可以使用
(4)将矫形器垂放在患侧脚旁,协助老人将患足紧贴矫形器后叶,踩稳
(5)粘贴矫形器小腿部魔术搭扣,将小腿外侧绑带穿过内侧卡环,反折粘贴,加强固定
(6)询问老人绑带的松紧度,必要时调整
(7)将小腿内侧弹力绷带自足背外侧向下绕足一周,再包绕矫形器足底,从足内侧向小腿外侧牵拉
(8)调整绷带的松紧度,穿过卡环,反折粘贴固定
(9)询问老人松紧度,并调整至使老人感到舒适
(10)协助老人的右脚穿好防滑拖鞋
(11)操作中要有安全意识
(12)操作中注意动作轻柔、稳妥,注意与老人沟通交流
3. 协助适应矫形器
(1)协助老人站起,让老人患足平踏地面与小腿垂直
(2)感受弹力绷带力度是否适中,必要时调整
(3)询问足部舒适度,必要时使用纱布或棉花填塞矫形器内侧,保护足跟和足踝两侧骨隆突处免受损伤
(4)协助老人在床边坐稳,并讲解示范拐杖行走方法
(5)协助老人站立,指导老人使用拐杖、抬起患侧脚行走
(6)行走时间以老人能够耐受为准
(7)观察老人的反应,如果感觉劳累,帮助老人坐下
(8)操作中注意保护老人
(9)操作中注意动作轻柔、稳妥,注意与老人沟通交流
4. 脱矫形器
(1)协助老人取坐位,将拐杖放在老人随手能拿到的位置
(2)为老人松开弹力绷带搭扣、小腿部固定及魔术搭扣,褪下矫形器
(3)检查小腿至足部皮肤情况
(4)协助老人放下裤腿
(5)操作中注意动作轻柔、稳妥,注意与老人沟通交流
5. 训练结束
(1)征求老人对训练的意见和建议
(2)询问老人训练的感受
(3)协助老人取舒适体位
(4)预约下一次训练时间</td><td> 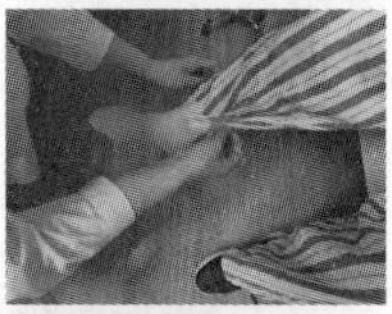 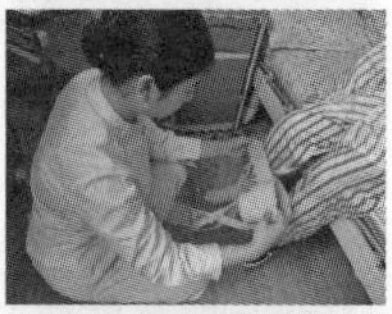 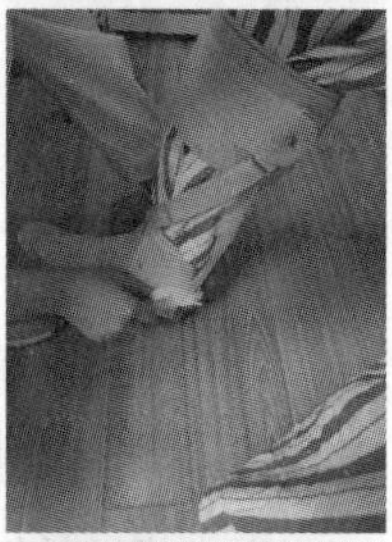 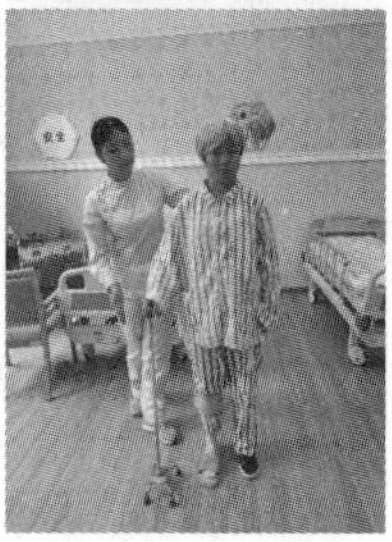 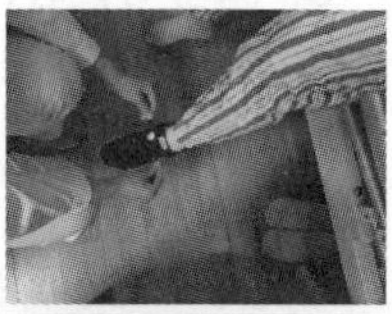 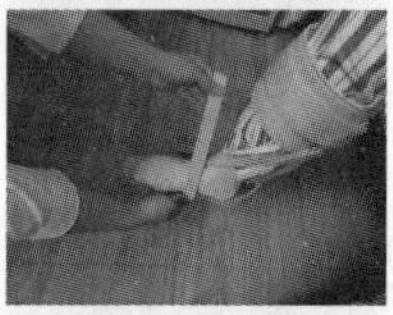 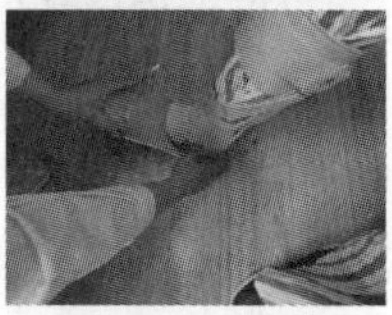</td></tr>
</table>

续表

项目	实操技能	具体要求
健康宣教	针对本次操作中老人的沟通和健康宣教： 1. 尽量使用生活化语言 2. 方式与方法得当，简单易懂 3. 表述准确、逻辑清晰 4. 适合老人的需要和理解能力 5. 健康教育建议不少于 3 条 6. 内容与方式恰当，结合老人的具体情况（如职业、性格、爱好、家庭等）	在照护过程中结合老人的情况开展健康宣教，如疾病预防和康复、健康生活方式等（将结合具体案例进行具体化和明确化）
评价照护效果	询问老人有无其他需求、是否满意（反馈）	尽量使用生活化语言
	整理各项操作物品： （1）检查足踝矫形器是否完好、清洁 （2）放回固定位置备用	有动作
	规范洗手	有动作
	记录：训练的时间、老人有无异常情况等	不漏项，包括评估阳性结果
操作中的注意事项	1. 应根据医师指导协助老人穿脱 2. 穿脱前后均应检查矫形器是否完好 3. 使用矫形器时应注意松紧适度，避免过松造成滑脱或过紧影响下肢血液循环	操作过程中通过沟通、解释的方式说明
综合评判	操作过程中的安全性：操作流畅、安全、规范，避免老人害怕、疼痛等伤害，过程中未出现致老人于危险环境的操作动作或行为	
	沟通力：顺畅自然、有效沟通，表达信息方式符合老人的社会文化背景，能正确理解老人反馈的信息，避免盲目否定或其他语言暴力	
	创新性：能综合应用传统技艺、先进技术等为老人提供所需的照护措施，解决老人的问题，促进老人的健康，提升老人的幸福感	
	职业防护：做好自身职业防护，能运用节力原则，妥善利用力的杠杆作用，调整重心，减少摩擦力，利用惯性等方法	
	人文关怀：能及时关注到老人的各方面变化，能针对老人的心理和情绪作出恰当的反应，给予支持，例如不可急躁，言行举止有尊老、敬老、爱老、护老的意识	
	鼓励：利用语言和非语言方式鼓励老人参与照护，加强自我管理，发挥残存功能，提升自理能力	
	灵活性：对临场突发状况能快速应变，根据老人及现场条件灵活机动地实施照护，具有很强的解决问题的能力	

任务六　为老人摆放轮椅坐位并协助进餐

【任务导入】

罗奶奶，现入住某某福利院特护科 B211 室。

照护评估中的基本信息：

出生日期：1946 年 5 月；身高：153 厘米；体重：65 千克；文化程度：小学；婚姻状况：已婚。

经济状况：没有退休金，仅靠老伴的退休金和子女的补贴生活。

兴趣爱好：跳广场舞、看电视。

饮食喜好：红烧肉、动物内脏，少食蔬菜，每天喝水 2 ~ 3 杯。

性格特点：开朗热情、幽默，喜欢与人交流沟通。

工作经历：纺织厂工作近 30 年，后下岗自主谋生。

家庭情况：1 个儿子、1 个女儿、1 个孙女、2 个外孙，儿子在外地。

既往病史：糖尿病病史 10 年、高脂血症病史 10 年、高血压病史 10 年、脑出血后 1 年。

目前状况：老人左侧肢体活动欠灵活，右侧肢体能活动但是活动无力，大小便失禁，平时需穿纸尿裤，目前以轮椅活动为主。老人因糖尿病、高脂血症、高血压等慢性病均需进行饮食治疗，但老人执行情况较差。今天是端午节，儿子、女儿均来院陪老人过节，老人心情愉悦。中午老人想下床和子女共进午餐。养老护理员需要协助老人轮椅坐位进餐，并纠正其不良饮食习惯。

【任务要求】

为罗奶奶摆放轮椅坐位并协助进餐，要求养老护理员用口头语言和肢体语言疏导老人的不良情绪或鼓励、表扬老人，增强老人提高生活自理能力的信心，将沟通交流、安全照护、心理支持、人文关怀、职业安全与保护等贯穿于照护服务全过程。

【任务目标】

- 了解老人饮食照护的相关知识
- 熟悉老人进食体位摆放的目的
- 掌握老人进食的不同体位
- 掌握老人轮椅坐位进餐体位的摆放方法
- 能独立协助老人轮椅坐位进餐

【任务分析】

一、老人饮食照护概述

老人身体器官功能减退，咀嚼、消化能力下降，吸收利用食物中营养物质的能力下降，易影响老人的身体健康。

饮食照护除保证食物的色香味符合老人的口味外，还应注意在进食、进水时，协助老人保持适宜体位，方便老人进食、进水。

养老护理员应在进食、进水过程中加强照护、巡视、观察，避免噎食、误吸等意外的发生，做好老人进食、进水评估，发现异常情况能够及时报告，给予老人全面周到的饮食照护。

二、老人进食体位概念及摆放的目的

老人进食体位是指根据老人的自理程度及病情，采取适宜的进食姿势。为老人摆放适宜的进食体位，其目的是利于进食，利于增进老人的食欲，增加进食量，增加营养物质的摄入，提高老人的机体抵抗力，同时可以避免不良体位引发呛咳、误吸、噎食、窒息等意外。

三、老人进食体位种类

1. 坐位

坐位适用于基本自理、体弱、下肢功能障碍，但不需要辅助设备可保持独立坐姿者，包括轮椅坐位及床上坐位。

2. 半卧位

半卧位适用于病情危重、需要人员及设备辅助使上身抬起者。半卧位应抬高床头30° ~ 45°，进餐时，老人头偏向一侧。

【任务实施】

项目	实操技能	具体要求
工作准备	操作过程中不缺用物，能满足完成整个操作 物品准备：餐具（智能测温碗、智能测温汤勺）、食物、毛巾或围裙、纸巾、水杯（内盛装38℃至40℃温水）、污物碗、软枕1个、小餐桌、洗手液、笔、记录单	不需要口头汇报
	环境准备：室内环境整洁、无异味、温湿度适宜	以检查动作指向行为或沟通交流方式进行
	老人准备：老人状态良好，可以配合操作	以沟通交流方式进行
	个人准备：着装规范、规范洗手、戴口罩	洗手有动作
沟通解释评估	向老人问好、自我介绍、友好微笑、称呼恰当	礼貌用语、举止得体
	核对照护对象基本信息：房间号、床号、姓名、性别、年龄	核对方式不限
	与照护对象及家属建立信任关系	有效的沟通交流
	介绍照护任务及目的：保证摄入足够的营养、水分以维持生命	尽量使用生活化语言
	向老人说明进餐时间和本次进餐食物	尽量使用生活化语言
	介绍操作时间（根据老人的吞咽功能和咀嚼情况而定）、关键步骤；讲解需要老人注意和（或）配合的内容	尽量使用生活化语言
	询问老人对操作过程是否存在疑问	尽量使用生活化语言
	征询老人对进餐环境是否满意	尽量使用生活化语言
	对老人进行综合评估： 1. 全身情况：精神状态、饮食、二便、睡眠等 2. 局部情况：肢体活动度、吞咽功能、口腔卫生状况、有无义齿等 3. 特殊情况：有无餐前或随餐用药	以检查动作指向行为或沟通交流方式进行
	询问老人有无其他需求（如厕等）	尽量使用生活化语言
	询问老人是否可以开始操作	尽量使用生活化语言
关键操作技能	1. 检查轮椅 （1）检查轮椅各部件性能 （2）将轮椅推至与床头成30°～45°夹角，固定刹车，抬起脚踏板 2. 协助站立 （1）养老护理员站在右侧床边，放下床挡，展开盖被“S”形折叠至对侧或床尾，注意保暖 （2）协助老人翻身侧卧，面向养老护理员，双下肢垂放于床边，穿鞋 （3）养老护理员一手从老人颈肩下方插入颈后，协助老人颈肩后面向上扶起，另一手扶住老人髋部，同时叮嘱老人一起抬头，并用	

续表

<table>
<tr><th>项目</th><th>实操技能</th><th>具体要求</th></tr>
<tr><td>关键操作技能</td><td>健侧上肢支撑床面，以老人髋部为轴，协助老人向上坐起，转换身体为坐位
3. 协助转移到轮椅
（1）嘱咐老人双手搭在养老护理员肩部，注意根据老人患侧手的功能，合理摆放患侧手
（2）养老护理员两腿分开，前腿成弓步放在老人两腿之间，控制好老人患侧下肢，后腿靠近轮椅外侧轮，蹬地，双手扶住老人腰部，协助老人站立，询问老人有无不适
（3）养老护理员以自己的身体为轴将身体转向轮椅，带动老人身体移向轮椅并坐入轮椅
（4）叮嘱老人握好扶手，手扶老人肩部绕到轮椅后方，两臂从老人背后两肋向下伸入，将老人身体向椅背后移动，使其后背贴紧椅背坐稳
（5）协助老人调整为舒适坐位，系好安全带，将老人的双脚放在脚踏板上
（6）在老人后背及患侧垫好软垫
（7）将老人推至餐桌旁
（8）调整到合适位置，固定轮子
（9）操作中注意节力原则
（10）操作中注意运用老人自身的力量
（11）操作中要有安全意识
（12）操作中注意观察老人的反应
（13）操作中注意动作轻柔、稳妥，注意与老人沟通交流
（14）操作中注意保护患侧肢体
4. 餐前准备
（1）协助老人擦手
（2）为老人颌下及胸前垫好毛巾
（3）介绍进餐内容
（4）养老护理员用七步洗手法洗净双手
（5）合理摆放餐食，符合进餐顺序
（6）用智能测温碗测试食物温度（38℃至 40℃），用智能测温勺测试水的温度（38℃至 40℃）
5. 进餐
（1）鼓励能够自己进餐的老人自行进餐
（2）指导老人上身坐直或稍向前倾
（3）协助老人先喝一小口水：
1）湿润口腔及食管（以讲解交流方式）
2）询问老人的感受，观察老人的吞咽情况
3）观察老人无呛咳、吞咽困难等异常情况后可以正常进餐
（4）叮嘱老人小口进食，细嚼慢咽，不要边进食边讲话，每口的食量以汤匙的 1/3 为宜，以免发生呛咳
（5）将汤匙递到老人手中，嘱咐或协助老人以饭、菜、汤（固液）交替的方式进食
（6）养老护理员陪同进餐，观察老人进餐（以坐位为好，视线与老人齐平），及时发现老人进餐的异常情况
6. 用餐结束
（1）协助老人漱口</td><td>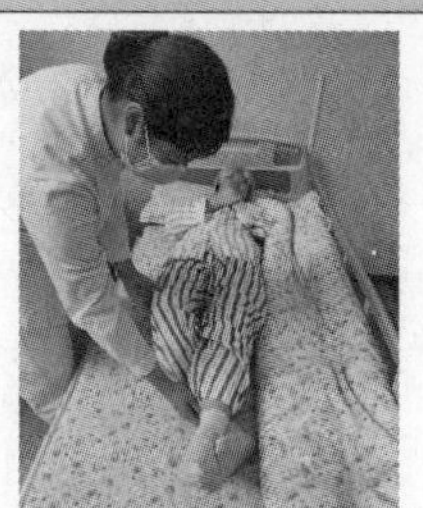
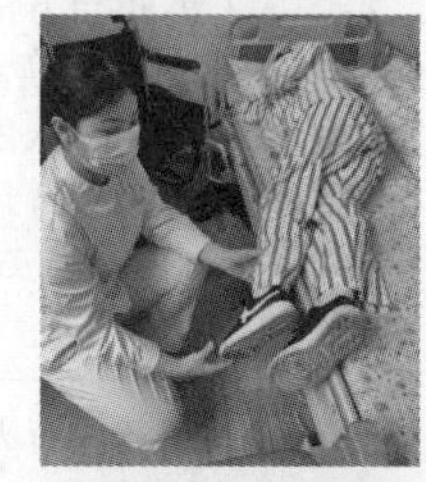
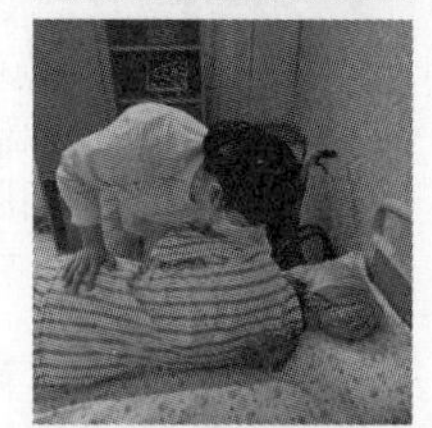
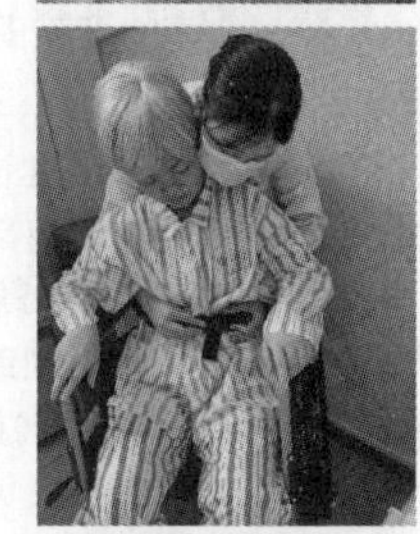
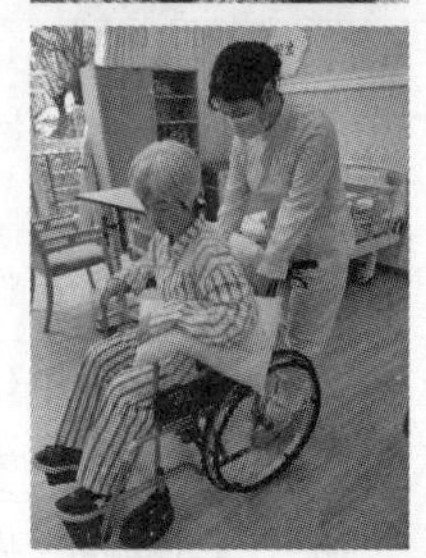
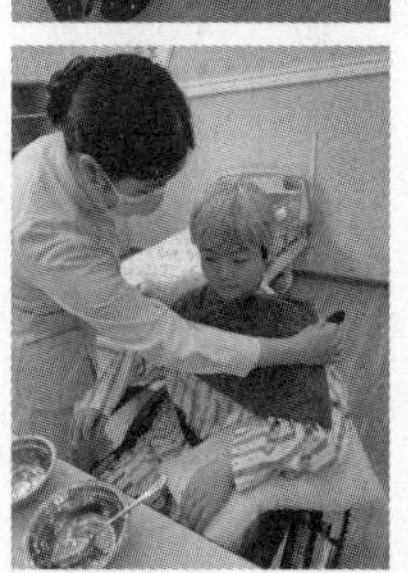</td></tr>
</table>

续表

项目	实操技能	具体要求
关键操作技能	(2)引导或协助老人擦拭嘴唇 (3)撤下毛巾 (4)擦净老人双手，将餐具收拾完毕，擦净餐桌，放回原处 7.合理安置老人体位：叮嘱老人保持坐位30分钟	
健康宣教	针对本次操作中老人的沟通和健康宣教： 1.尽量使用生活化语言 2.方式与方法得当，简单易懂 3.表述准确、逻辑清晰 4.适合老人的需要和理解能力 5.健康教育建议不少于3条 6.内容与方式恰当，结合老人的具体情况（如职业、性格、爱好、家庭等）	在照护过程中结合老人的情况开展健康宣教，如疾病预防和康复、健康生活方式等（将结合具体案例进行具体化和明确化）
评价照护效果	询问老人有无其他需求、是否满意（反馈）	尽量使用生活化语言
	整理各项操作物品： 1.用流动水清洗餐具 2.物品放回原处备用	有动作
	规范洗手	有动作
	记录：进餐的时间、进食量、进餐速度及进食后的表现等	不漏项，包括评估阳性结果
操作中的注意事项	1.食物温度适宜。食物温度太高，则会发生烫伤；食物温度太低，则会引起胃部不适 2.老人进餐后不能立即平卧，以防止食物反流 3.对有咀嚼或吞咽困难的老人，可将食物打成糊状，再协助进食 4.老人进食过程中如发生呛咳、噎食等现象，应立即急救处理并通知医护人员或家属	操作过程中通过沟通、解释的方式说明
综合评判	操作过程中的安全性：操作流畅、安全、规范，避免老人害怕、疼痛等伤害，过程中未出现致老人于危险环境的操作动作或行为	
	沟通力：顺畅自然、有效沟通，表达信息方式符合老人的社会文化背景，能正确理解老人反馈的信息，避免盲目否定或其他语言暴力	
	创新性：能综合应用传统技艺、先进技术等为老人提供所需的照护措施，解决老人的问题，促进老人的健康，提升老人的幸福感	
	职业防护：做好自身职业防护，能运用节力原则，妥善利用力的杠杆作用，调整重心，减少摩擦力，利用惯性等方法	
	人文关怀：能及时关注到老人的各方面变化，能针对老人的心理和情绪作出恰当的反应，给予支持，例如不可急躁，言行举止有尊老、敬老、爱老、护老的意识	
	鼓励：利用语言和非语言方式鼓励老人参与照护，加强自我管理，发挥残存功能，提升自理能力	
	灵活性：对临场突发状况能快速应变，根据老人及现场条件灵活机动地实施照护，具有很强的解决问题的能力	

任务七　为老人布置睡眠环境

【任务导入】

沈爷爷，现入住某某福利院特护科 B402 室。

照护评估中的基本信息：

出生年月：1939 年 7 月；身高：173 厘米；体重：70 千克；文化程度：中专；婚姻状况：已婚。

经济状况：10000 元 / 月，有积蓄，子女经济条件好，能给予支持。

兴趣爱好：喝浓茶、打麻将。

饮食喜好：米粉、糖包子、红烧鱼、花生米。

性格特点：开朗、热情、幽默，喜欢指挥别人。

工作经历：某国企党委书记，常主持会议。

家庭情况：1 个女儿、2 个儿子，均在国外，配偶也住在福利院。

既往病史：高血压病史 15 年、帕金森病史 3 年、腔隙性脑梗死后半年。

目前状况：老人意识清醒，言语不利，血压平稳，右侧肢体活动不灵，左侧肢体能正常活动，以轮椅活动为主。目前老人时有幻觉、拒绝照护，养老护理员告知老伴来看望能让爷爷安静下来。养老护理员为老人进行心理疏导后，为老人布置睡眠环境，协助老人上床睡觉。

【任务要求】

为沈爷爷布置睡眠环境，要求养老护理员用口头语言和肢体语言疏导老人的不良情绪或鼓励、表扬老人，增强老人提高生活自理能力的信心，将沟通交流、安全照护、心理支持、人文关怀、职业安全与保护等贯穿于照护服务全过程。

【任务目标】

- 了解老人睡眠的相关知识

- 熟悉老人对睡眠环境的要求
- 掌握为老人布置睡眠环境的方法
- 能够为老人布置科学、合理、温馨的睡眠环境

【任务分析】

一、概述

睡眠是人的生理需要。睡眠质量与身心健康有密切的关系。老人的睡眠出现问题受多种因素影响，睡眠环境对睡眠质量有直接影响。养老护理员根据老人的睡眠生理特点，协助老人做好睡前环境准备，营造适宜的睡眠环境，将有效改善老人的睡眠质量。

二、老人的睡眠生理特点

随着年龄的增长，机体结构和功能会发生退化，老人的睡眠功能也会退化。老人睡眠时间长短因人而异，觉醒后感觉精力充沛、情绪愉快即可，不必强求一致。由于老人体力减弱，很容易感觉疲劳，因此合理、科学的睡眠对老人来说仍然十分重要。

（1）睡眠时间缩短。60—80岁的健康老人就寝时间为7~8小时，但睡眠时间为6~7小时。

（2）老人夜间容易醒，且非常容易受到声光、温度等外界因素以及自身疾病的干扰，夜间睡眠变得断断续续。

（3）浅睡眠即大脑未充分休息。老人浅睡眠期增多，而深睡眠期减少，老人年龄越大，睡眠越浅。

（4）老人容易早醒，睡眠趋向早睡早起。

三、老人睡眠环境要求

老人睡眠环境是指老人睡眠的居室环境。居室环境包括以下内容：室内环境温度、湿度、声光及色彩、通风及其他（如蚊虫等）妨碍睡眠的因素。

1. 室内环境温度、湿度

老人的体温调节能力差，夏季室温以26 ~ 30℃为宜，冬季室温以18 ~ 22℃为宜，相对湿度保持在50% ~ 60%为宜。

2. 声光及色彩

老人睡眠易受声光的影响，居住环境要保持安静。老人视觉适应能力下降，光线过暗或过亮，都会产生因看不清周围景物而跌倒、坠床等问题。夜间应有适当的照明设施，如

夜灯或地灯。墙壁颜色应淡雅，应选择淡黄色、淡绿色或淡粉色等。过于浓重的暖色或冷色会使老人情绪兴奋或抑郁，影响睡眠。

3. 通风

通风可调节室温、减少室内异味并可降低室内细菌数量，减少疾病发生概率。居室要经常通风以保证室内空气新鲜。

4. 老人居室内设备

老人居室内设备应简单实用，靠墙摆放，家具的转角应尽量选择弧形，以免碰伤起夜的老人。

5. 卫生间

卫生间应靠近卧室，方便如厕。卫生间内应设置坐便器并设有扶手，地面铺防滑砖。叮嘱老人上床前排空大小便，避免和减少起夜对睡眠造成的影响。对不能自理的老人，应在睡前将所需物品，如水杯、痰桶、便器等，放置于适宜位置。

【任务实施】

项目	实操技能	具体要求
工作准备	操作过程中不缺用物，能满足完成整个操作 物品准备：根据老人的需求准备软枕或体位垫若干、棉被、床褥、毛毯、洗手液、笔、记录单	不需要口头汇报
	环境准备：房间安静整洁、温湿度适宜，睡前开窗通风，时间约30分钟	以检查动作指向行为或沟通交流方式进行
	老人准备：洗漱完毕、排空大小便，坐在椅子上	以沟通交流方式进行
	个人准备：着装规范、规范洗手	洗手有动作
沟通解释评估	向老人问好、自我介绍、友好微笑、称呼恰当	礼貌用语、举止得体
	核对照护对象基本信息：房间号、床号、姓名、性别、年龄	核对方式不限
	与照护对象及家属建立信任关系	有效的沟通交流
	介绍照护任务及目的：营造适宜的睡眠环境，有效改善睡眠质量	尽量使用生活化语言
	介绍操作时间（根据老人的身体情况而定）、关键步骤；讲解需要老人注意和（或）配合的内容	尽量使用生活化语言
	询问老人对操作过程是否存在疑问	尽量使用生活化语言
	征询老人对睡眠环境是否满意	尽量使用生活化语言

续表

<table>
<tr><th>项目</th><th>实操技能</th><th>具体要求</th></tr>
<tr><td rowspan="3">沟通解释评估</td><td>对老人进行综合评估：
1. 全身情况：精神状态、饮食、二便、睡眠等
2. 局部情况：肢体活动度、皮肤情况
3. 特殊情况：有无睡前用药</td><td>以检查动作指向行为或沟通交流方式进行</td></tr>
<tr><td>询问老人有无其他需求（如厕等）</td><td>尽量使用生活化语言</td></tr>
<tr><td>询问老人是否可以开始操作</td><td>尽量使用生活化语言</td></tr>
<tr><td>关键操作技能</td><td>1. 布置环境
（1）关闭门窗，拉好窗帘
（2）确认温湿度适宜老人入睡
（3）放下床挡，检查床褥有无渣屑，按压床褥感受软硬度并询问老人是否感觉舒适
（4）检查被褥厚薄适宜并铺平，展开盖被“S”形折叠至对侧或床尾
（5）拍松枕头，高度随老人习惯适当调整
（6）确认无其他影响睡眠的因素，包括但不限于噪声
2. 体位转移
（1）打开刹车，推轮椅至床头与床成 30° ~ 45° 夹角，固定刹车
（2）取下支撑老人身体的软垫，双手抬起老人患侧的腿，同时用脚勾起脚踏板让老人患脚着地，嘱咐老人用健侧脚自己翻起健侧的脚踏板，并将健侧的脚着地，打开安全带
（3）协助老人坐到轮椅前方便站立的位置
（4）嘱咐老人双手搭在养老护理员肩部，注意根据老人患侧手的功能合理摆放患侧手
（5）养老护理员两腿分开，前腿成弓步放在老人两腿之间，控制好老人患侧下肢，后腿靠近床边，蹬地，双手扶住老人的腰部，协助老人站立，询问老人有无不适
（6）以自己的身体为轴将身体转向床边，带动老人身体移向床中间位置并坐在床边
（7）嘱咐老人用右手支撑床面，逐渐改用肘关节支撑身体，身体缓慢向后倾倒，养老护理员站在老人侧前方，双手扶住老人肩部，嘱咐老人慢慢向床上躺下，协助老人将双下肢移动到床上
（8）嘱咐老人用右手掌向下按压床面，右下肢屈曲，右脚撑住床面，尽力用健侧肢体带动患侧肢体向床的左侧移动，平卧于对侧的床边位置
（9）帮助老人整体翻身向右侧，侧卧于床中间位置
（10）取软枕垫于老人肩背部，固定体位，并在身体合适位置使用软枕
（11）操作中注意运用老人自身的力量
（12）操作中注意观察老人的反应
（13）操作中注意动作轻柔、稳妥，注意与老人沟通交流
（14）操作中注意保护患侧肢体
3. 整理床铺
（1）整理床铺，以老人感到舒适为宜
（2）盖好盖被，折好被筒，支起床挡，检查床挡是否安全</td><td> 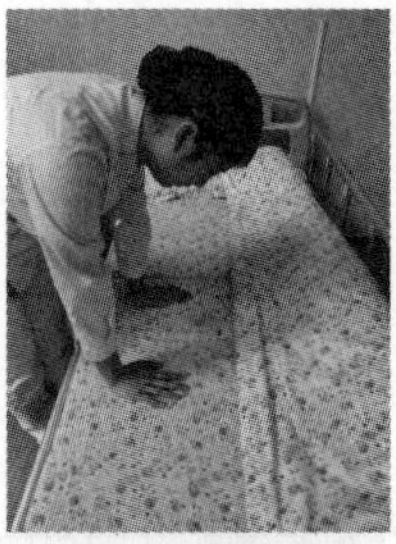 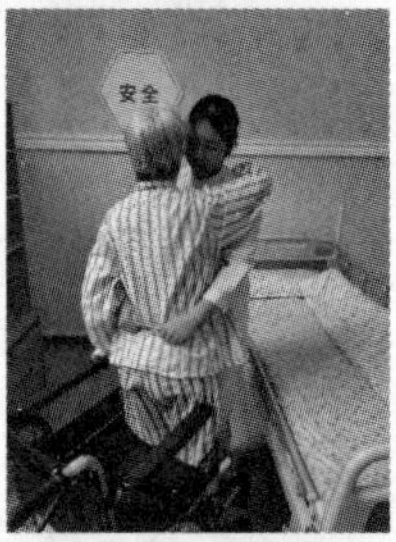 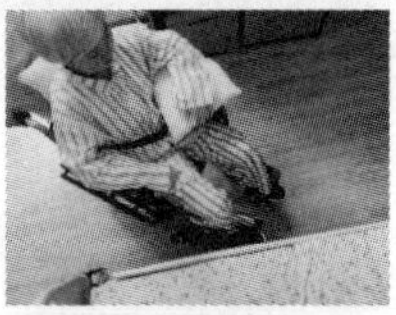安全 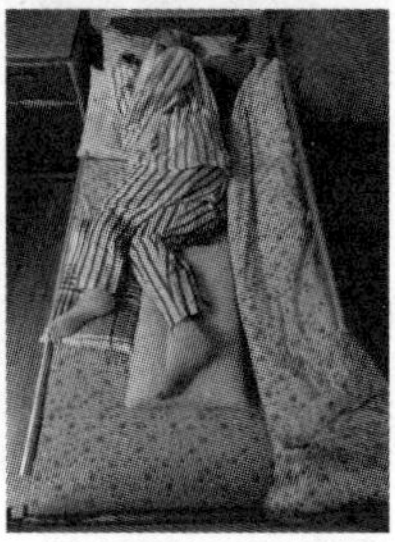</td></tr>
</table>

续表

项目	实操技能	具体要求
关键操作技能	4. 离开房间 (1)嘱咐老人休息，将轮椅摆放在固定位置备用 (2)开启地灯，关闭大灯 (3)养老护理员退出房间，关闭房门	
健康宣教	针对本次操作中老人的沟通和健康宣教： 1. 尽量使用生活化语言 2. 方式与方法得当，简单易懂 3. 表述准确、逻辑清晰 4. 适合老人的需要和理解能力 5. 健康教育建议不少于3条 6. 内容与方式恰当，结合老人的具体情况（如职业、性格、爱好、家庭等）	在照护过程中结合老人的情况开展健康宣教，如疾病预防和康复、健康生活方式等（将结合具体案例进行具体化和明确化）
评价照护效果	询问老人有无其他需求、是否满意（反馈）	尽量使用生活化语言
	整理各项操作物品：放回固定位置备用	有动作
	规范洗手	有动作
	记录：入睡时间、夜间觉醒时间及次数、总睡眠时间、睡眠质量等	不漏项，包括评估阳性结果
操作中的注意事项	1. 在老人睡前，卧室应适当通风换气，避免空气浑浊或异味影响睡眠 2. 被褥厚薄应随季节调整 3. 枕头不宜太高或太低，软硬度适中	操作过程中通过沟通、解释的方式说明
综合评判	操作过程中的安全性：操作流畅、安全、规范，避免老人害怕、疼痛等伤害，过程中未出现致老人于危险环境的操作动作或行为	
	沟通力：顺畅自然、有效沟通，表达信息方式符合老人的社会文化背景，能正确理解老人反馈的信息，避免盲目否定或其他语言暴力	
	创新性：能综合应用传统技艺、先进技术等为老人提供所需的照护措施，解决老人的问题，促进老人的健康，提升老人的幸福感	
	职业防护：做好自身职业防护，能运用节力原则，妥善利用力的杠杆作用，调整重心，减少摩擦力，利用惯性等方法	
	人文关怀：能及时关注到老人的各方面变化，能针对老人的心理和情绪作出恰当的反应，给予支持，例如不可急躁，言行举止有尊老、敬老、爱老、护老的意识	
	鼓励：利用语言和非语言方式鼓励老人参与照护，加强自我管理，发挥残存功能，提升自理能力	
	灵活性：对临场突发状况能快速应变，根据老人及现场条件灵活机动地实施照护，具有很强的解决问题的能力	

任务八　照护睡眠障碍老人入睡

【任务导入】

陈爷爷，现入住某某福利院特护科 B403 室。

照护评估中的基本信息：

出生年月：1943 年 7 月；身高：170 厘米；体重：70 千克；文化程度：初中；婚姻状况：离异。

经济状况：退休金 4000 元 / 月。

兴趣爱好：下象棋、钓鱼、喜饮浓茶。

饮食喜好：腌制食品、甜食、红烧肉。

性格特点：性格孤僻，不爱与人交往。

工作经历：发电厂做检修员，三级工。

家庭情况：1 个儿子、1 个女儿，均跟随前妻。

既往病史：高血压病史 20 年、冠心病病史 10 年、风湿性关节炎病史 10 年、脑出血后 1 年。

目前状况：老人入住机构 1 周，居住在 4 人间。老人因脑出血后长期留置导尿管，右侧肢体活动障碍，右上肢屈曲于胸前，右下肢无力，翻身困难，在协助下能勉强坐立，但因腰部肌肉无力，坐不稳。老人因疾病、生活不如意等，情绪很不好，经常唉声叹气。近日因气温下降，老人的风湿性关节炎一到晚上就发作，疼痛难忍。养老护理员查房时发现陈爷爷无精打采，有时白天坐在轮椅上打瞌睡。养老护理员需要给予陈爷爷心理支持并照料其入睡。

【任务要求】

照护有睡眠障碍的老人入睡，要求养老护理员用口头语言和肢体语言疏导老人的不良情绪或鼓励、表扬老人，增强老人提高生活自理能力的信心，将沟通交流、安全照护、心理支持、人文关怀、职业安全与保护等贯穿于照护服务全过程。

【任务目标】

- 了解老人睡眠障碍的相关知识
- 熟悉老人常见的不良睡眠习惯
- 掌握评估老人睡眠障碍的方法与技巧
- 能够独立照护睡眠障碍老人入睡

【任务分析】

一、概述

随着年龄的增长，老人的睡眠时间会逐渐缩短，睡眠质量也会有所下降，部分老人易出现睡眠障碍。养老护理员应学会观察老人的睡眠状况，并学习照护有睡眠障碍的老人入睡。

二、老人良好的睡眠习惯

（1）每天按时起床、就寝，作息规律。午睡 30 ～ 60 分钟。

（2）按时进食，晚餐少食。睡前不进食、不饮用有兴奋作用的饮料，减少饮水量。

（3）睡前排空大小便，用热水泡脚，穿着宽松睡衣。

（4）睡前做身体放松活动，如按摩、气功、静坐、冥想等。

（5）睡前不看刺激性的书刊及影视节目。

（6）有不愉快或未完成的事情用笔记录下来，减少思虑。

三、老人常见的不良睡眠习惯

（1）晚餐过饱或不足，临睡前吃东西，加重肠胃负担，影响入睡。

（2）睡前饮酒、咖啡、浓茶等，使精神亢奋，导致入睡困难。

（3）睡前过度用脑、过度活动，看刺激性影视节目、书刊，扰乱睡眠节律。

（4）白天睡眠过多，以致晚上难以入睡。

四、睡眠相关知识

1. 睡眠质量

睡眠质量是指在最佳睡眠时间达到足够睡眠量，并且半小时内入睡，基本不醒或醒后能够很快再次入睡，觉醒后感觉精力充沛、情绪愉快。

最佳睡眠时间：成年人一般为晚 10 点至次日清晨 6 点；老人可稍提前，为晚 9 点至次日清晨5点。

睡眠量：成年人一般为7~9小时；老人由于新陈代谢减慢，为6~7小时。

老人睡眠质量的判断，不能仅以睡眠时间的长短来衡量，而应以是否消除了疲劳、精力是否充沛来评判。

2. 睡眠障碍

睡眠障碍指睡眠量不正常及睡眠中出现异常行为表现，也可以是睡眠和觉醒正常节律性交替发生紊乱。睡眠障碍可由多种因素引起，包括睡眠失调和异常睡眠。

睡眠障碍会导致大脑功能紊乱，对身体造成多种危害，严重影响身心健康，容易出现头晕、头痛、心慌、烦躁等现象，还可导致反应迟缓、记忆力减退、免疫力下降，并且可能诱发多种疾病，如心血管疾病、糖尿病、肿瘤等。

3. 睡眠呼吸暂停

睡眠呼吸暂停是指睡眠期间呼吸暂时停止。最常见的原因是上呼吸道阻塞，经常以大声打鼾、身体抽动或手臂甩动结束。睡眠呼吸暂停伴有睡眠缺陷、白天打盹、疲劳，以及心动过缓、心律失常和脑电图觉醒状态。

睡眠呼吸暂停分为中枢性暂停和阻塞性暂停，以上气道阻塞导致呼吸暂停多见。长期上气道阻塞后也可引起中枢性暂停，称为混合性暂停。

【任务实施】

项目	实操技能	具体要求
工作准备	操作过程中不缺用物，能满足完成整个操作 物品准备：根据老人的需求准备棉被、床褥、毛毯、洗手液、笔、记录单	不需要口头汇报
	环境准备：房间安静整洁、温湿度适宜	以检查动作指向行为或沟通交流方式进行
	老人准备：老人精神状态差，感觉疲惫无力，平卧于床	以沟通交流方式进行
	个人准备：着装规范、规范洗手	洗手有动作
沟通解释评估	向老人问好、自我介绍、友好微笑、称呼恰当	礼貌用语、举止得体
	核对照护对象基本信息：房间号、床号、姓名、性别、年龄	核对方式不限
	与照护对象及家属建立信任关系	有效的沟通交流
	介绍照护任务及目的：找出引起老人睡眠障碍的原因并根据原因和老人的身体情况，选用不同的适合老人睡眠障碍的照料方法，改善老人的睡眠质量	尽量使用生活化语言
	介绍操作时间（根据老人的耐受情况而定）、关键步骤；讲解需要老人注意和（或）配合的内容	尽量使用生活化语言

续表

项目	实操技能	具体要求
沟通解释评估	询问老人对操作过程是否存在疑问	尽量使用生活化语言
	征询老人对睡眠环境是否满意	尽量使用生活化语言
	对老人进行综合评估: 1. 全身情况: 精神状态、饮食、二便、睡眠等 2. 局部情况: 肢体活动度、膝关节皮肤情况	以检查动作指向行为或沟通交流方式进行
	询问老人有无其他需求(如厕等)	尽量使用生活化语言
	询问老人是否可以开始操作	尽量使用生活化语言
关键操作技能	1. 养老护理员携记录单、笔,轻敲门,进入老人房间 2. 协助老人取舒适体位,并坐在老人对面 3. 询问睡眠障碍的原因 (1)养老护理员一边与老人交流,一边记录老人睡眠情况及睡眠障碍的原因 (2)根据案例及情境,养老护理员询问过程中应包含但不限于影响睡眠的疾病因素、环境因素、心理因素、其他因素等 1)疾病因素: ①老人因患病采取被动体位,或不能自理的老人未按时翻身,造成肌肉疲劳而难以入睡 ②患病留置输液管、各种引流管造成牵拉不适 ③疼痛是影响睡眠的最主要的因素(当有诊断明确的疾病性疼痛时,应遵照医嘱按时按量给予止痛药) 2)环境因素: ①居室环境温湿度是否适宜 ②床具舒适度以及床单是否干燥、平整,无渣屑 3)心理因素,结合案例询问: ①询问完毕,对老人表示感谢和理解,能够进行安抚 ②询问过程中要语言恰当合理,尊重老人,关注老人感受 ③记录应完善、合理 4)其他因素:两人或多人同居一室相互干扰等 4. 观察睡眠影响因素 (1)观察老人居室环境,识别影响老人睡眠的因素 (2)观察方法应正确,观察要全面 5. 改进措施 (1)告知老人影响其睡眠的因素有哪些 (2)告知老人改善睡眠的具体措施 (3)沟通语言应恰当、合理,沟通有效 6. 协助改进 (1)根据措施,协助老人改善睡眠环境 (2)根据案例及改进措施,协助老人改善疾病带来的痛苦 (3)实施其他有效措施,包括但不限于进行恰当的心理安抚、放松训练等 (4)措施合理,不牵强 7. 征求老人对改进措施的意见	

续表

项目	实操技能	具体要求
健康宣教	针对本次操作中老人的沟通和健康宣教: 1. 尽量使用生活化语言 2. 方式与方法得当,简单易懂 3. 表述准确、逻辑清晰 4. 适合老人的需要和理解能力 5. 健康教育建议不少于3条 6. 内容与方式恰当,结合老人的具体情况(如职业、性格、爱好、家庭等)	在照护过程中结合老人的情况开展健康宣教,如疾病预防和康复、健康生活方式等(将结合具体案例进行具体化和明确化)
评价照护效果	询问老人有无其他需求、是否满意(反馈)	尽量使用生活化语言
	整理各项操作物品:放回固定位置备用	有动作
	规范洗手	有动作
	记录:睡眠一般情况(入睡时间、夜间觉醒时间及次数、总睡眠时间、睡眠质量)、老人主诉、异常睡眠的表现,有无采取助眠措施	不漏项,包括评估阳性结果
操作中的注意事项	1. 养老护理员与老人沟通时应主动、认真听取老人的述说 2. 采取的措施应适合老人的特点,切实可行 3. 及时评估措施的有效性,并根据实际情况进行调整	操作过程中通过沟通、解释的方式说明
综合评判	操作过程中的安全性:操作流畅、安全、规范,避免老人害怕、疼痛等伤害,过程中未出现致老人于危险环境的操作动作或行为	
	沟通力:顺畅自然、有效沟通,表达信息方式符合老人的社会文化背景,能正确理解老人反馈的信息,避免盲目否定或其他语言暴力	
	创新性:能综合应用传统技艺、先进技术等为老人提供所需的照护措施,解决老人的问题,促进老人的健康,提升老人的幸福感	
	职业防护:做好自身职业防护,能运用节力原则,妥善利用力的杠杆作用,调整重心,减少摩擦力,利用惯性等方法	
	人文关怀:能及时关注到老人的各方面变化,能针对老人的心理和情绪作出恰当的反应,给予支持,例如不可急躁,言行举止有尊老、敬老、爱老、护老的意识	
	鼓励:利用语言和非语言方式鼓励老人参与照护,加强自我管理,发挥残存功能,提升自理能力	
	灵活性:对临场突发状况能快速应变,根据老人及现场条件灵活机动地实施照护,具有很强的解决问题的能力	

任务九　用棉球为老人清洁口腔

【任务导入】

白爷爷，现入住某某福利院疗养科 D105 房间 /2 床。

照护评估中的基本信息：

出生年月：1944 年 5 月；身高：180 厘米；体重：80 千克；文化程度：大专；婚姻状况：丧偶。

经济状况：退休金 3000 元 / 月，子女经济条件一般。

兴趣爱好：玩游戏、做手工、吸烟 30 余年。

饮食喜好：喜欢吃辛辣刺激食物、喝酒。

性格特点：性格内向、不善交际。

工作经历：公交车司机。

家庭情况：1 个儿子、2 个孙女。

既往病史：冠心病史 5 年、高血压病史 5 年、脑梗死后 1 年。

目前状况：老人脑梗死后因吞咽功能障碍留置胃管，意识清醒，言语不利，以卧床为主，右上肢屈曲于胸前，右下肢无力。目前老人进食、洗漱、大小便、穿脱衣等均需他人帮助。白爷爷觉得自己特别没用，还拖累儿子，经常唉声叹气，不愿意讲话。老人因长期留置胃管，为了防止老人口腔感染，养老护理员需要为老人清洁口腔并疏导老人的不良情绪。

【任务要求】

用棉球为老人清洁口腔，要求养老护理员用语言和肢体语言疏导老人的不良情绪或鼓励、表扬老人，增强老人提高生活自理能力的信心，将沟通交流、安全照护、心理支持、人文关怀、职业安全与保护等贯穿于照护服务全过程。

【任务目标】

- 了解口腔清洁的相关知识
- 熟悉保持口腔健康的方法

- 掌握使用棉球为老人清洁口腔的技巧
- 能够独立用棉球为老人进行口腔清洁

【任务分析】

一、口腔清洁概述

人的口腔内存在一定量的细菌、微生物，在健康状况良好的状态下，不易致病。老人机体抵抗力下降，尤其是患病时，饮水少，进食少，消化液分泌减少，口腔内细菌清除能力下降，进食后食物残渣滞留，口腔内适宜的温度、湿度，使细菌易于大量繁殖，易引起口腔内局部炎症、溃疡、口臭及其他并发症。漱口、刷牙等活动可起到清除细菌的作用。

二、口腔清洁的重要性

养老护理员协助老人进行口腔清洁，可以保持老人的牙齿健康，保持口气清新，促进食欲，减少口腔感染的机会。

三、老人口腔健康的标准

世界卫生组织制定了有关老人口腔健康的标准，即老人口腔里应保证有20颗以上牙齿，维持口腔健康功能的需要。具体内容包括：牙齿清洁，没有龋齿，没有疼痛感，牙龈颜色为正常的粉红色，没有出血现象。

四、保持口腔健康的方法

（1）保持口腔卫生，应每天坚持早晚刷牙、饭后漱口。

（2）选择刷毛硬度适中的牙刷，定期（不超过 3 个月）更换牙刷，并用正确的方法刷牙。

（3）经常按摩牙龈。用洗干净的手指直接在牙龈上按摩，按摩时按压和旋转运动相结合，重复 10 ~ 20 次，牙龈的外面和里面都应进行按摩。

（4）经常叩齿，以促进下颌关节、面部肌肉、牙龈和牙周的血液循环，锻炼牙周围的软硬组织，坚固牙齿。

（5）定期进行口腔检查。牙痛时要请医生帮助查明原因，对症治疗。

（6）戴有义齿的老人进食后、晚睡前应将义齿清洗干净。睡觉前应摘下义齿，在清水杯中存放，并定期使用专用清洁剂进行清洗。

（7）改掉不良嗜好，如吸烟、用牙齿拽东西、咬硬物等。合理补充牙齿所需的钙、磷等营养物质，少吃含糖食品，多吃新鲜蔬菜，增加牛奶和豆制品的摄入量。全身健康也可促进牙齿健康。

【任务实施】

项目	实操技能	具体要求
工作准备	操作过程中不缺用物，能满足完成整个操作 物品准备：无菌口护包（弯盘1个、治疗碗1个、污物碗1个、镊子1把、止血钳1把）、干棉球16～20个（治疗碗内）、压舌板1支、手电筒、润唇膏1支、漱口杯（盛温开水）、清水或生理盐水瓶、毛巾、治疗盘1个、牙模、洗手液、笔、记录单	不需要口头汇报
	环境准备：室内环境整洁、温湿度适宜、光线明亮	以检查动作指向行为或沟通交流方式进行
	老人准备：老人状态良好，可以配合操作	以沟通交流方式进行
	个人准备：着装规范、规范洗手、戴口罩	洗手有动作
沟通解释评估	向老人问好、自我介绍、友好微笑、称呼恰当	礼貌用语、举止得体
	核对照护对象基本信息：房间号、床号、姓名、性别、年龄	核对方式不限
	与照护对象及家属建立信任关系	有效的沟通交流
	介绍照护任务及目的：保持口腔清洁、湿润，防止口腔黏膜干燥、破裂，清除口腔异味，促进老人食欲	尽量使用生活化语言
	介绍操作时间（根据老人的耐受情况而定）、关键步骤；讲解需要老人注意和（或）配合的内容	尽量使用生活化语言
	询问老人对操作过程是否存在疑问	尽量使用生活化语言
	征询老人对口腔护理的环境是否满意	尽量使用生活化语言
	对老人进行综合评估： 1. 全身情况：精神状态、饮食、二便、睡眠等 2. 局部情况：肢体活动度、口腔卫生状况、有无义齿、胃管固定周围皮肤情况	以检查动作指向行为或沟通交流方式进行
	询问老人有无其他需求（如厕等）	尽量使用生活化语言
	询问老人是否可以开始操作	尽量使用生活化语言
关键操作技能	1. 取合适体位 （1）摇高床头至老人感觉舒适和便于操作的位置 （2）协助老人将头偏向一侧（朝向养老护理员） （3）打开无菌口护包，向盛装棉球的治疗碗倒入清水或生理盐水，浸湿棉球，清点棉球的数量为16～20个 （4）铺干净毛巾，遮盖老人前胸及右侧颌下 （5）将弯盘摆放在毛巾上，紧贴于老人口角旁 2. 检查口腔 （1）左手持镊子，右手持止血钳 （2）持镊子夹取棉球至污物碗上，镊子在上，止血钳在下，90°绞干（止血钳的尖端用棉球保护好） （3）松开镊子，用止血钳夹紧棉球，擦拭口唇	

续表

项目	实操技能	具体要求
关键操作技能	（4）将止血钳放于小碗中，左手持压舌板，右手持手电筒检查口腔有无黏膜损伤及义齿等 （5）检查完毕，将压舌板放回无菌盘内固定的位置，手电筒放回原处 （6）注意沟通及老人的反应 3. 协助漱口：协助意识清醒者用吸水管吸水漱口，并吐至弯盘内，用纸巾擦干面颊部（意识昏迷者不可漱口） 4. 清洁口腔 （1）擦拭牙齿外侧面：嘱咐老人闭合牙齿，左手使用压舌板撑开对侧面颊，右手持止血钳夹紧棉球从内向外纵向擦拭对侧牙齿外侧面，同样的方法擦拭近侧 （2）擦拭牙齿内侧面：嘱咐老人张口，对侧牙齿上内侧从上往下擦拭，对侧牙齿上咬合面螺旋形擦拭，对侧牙齿下内侧从下往上擦拭，对侧牙齿下咬合面螺旋形擦拭，近侧牙齿上内侧从上往下擦拭，近侧牙齿上咬合面螺旋形擦拭，近侧牙齿下内侧面从下往上擦拭，近侧牙齿下咬合面螺旋形擦拭 （3）注意污染棉球不得跨过清洁区 （4）更换棉球时，老人不必保持张口姿势，避免疲劳 （5）左手持压舌板撑开对侧面颊部，右手持止血钳夹紧棉球，弧形擦洗对侧面颊，同样的方法擦拭近侧面颊 （6）“之”形擦洗硬腭，横擦舌面，“U”形擦洗舌下 （7）擦拭手法正确、轻柔 （8）擦拭应全面、认真、仔细 （9）擦洗时，棉球不可过湿，防止多余水分流入老人咽部，引起老人呛咳 （10）一个棉球只能用一次 （11）每次张口擦拭时间不可过长，以 20 秒内为宜 （12）擦拭上颚和舌面，位置不可太深，避免老人发生恶心、呕吐 （13）注意老人的反应及沟通交流 5. 检查：右手持手电筒，嘱咐老人再次张口，观察口腔是否擦拭干净，无棉球遗漏在口腔内 6. 擦润唇油：根据需要为老人涂擦润唇膏 7. 清点棉球：清点棉球为 16 ~ 20 个，擦洗前后数量相等 8. 整理用物 （1）撤去弯盘，用毛巾或餐巾纸擦干老人口周及面部水渍 （2）协助老人取舒适卧位，并整理床单位	
健康宣教	针对本次操作中老人的沟通和健康宣教： 1. 尽量使用生活化语言 2. 方式与方法得当，简单易懂 3. 表述准确、逻辑清晰 4. 适合老人的需要和理解能力 5. 健康教育建议不少于 3 条 6. 内容与方式恰当，结合老人的具体情况（如职业、性格、爱好、家庭等）	在照护过程中结合老人的情况开展健康宣教，如疾病预防和康复、健康生活方式等（将结合具体案例进行具体化和明确化）
评价照护效果	询问老人有无其他需求、是否满意（反馈）	尽量使用生活化语言

续表

项目	实操技能	具体要求
评价照护效果	整理各项操作物品: 1. 压舌板、棉球弃入垃圾桶 2. 小碗、弯盘、镊子、止血钳清洗消毒备用 3. 毛巾清洗消毒, 晾干备用 4. 手电筒、润唇膏放回固定位置备用	有动作
	规范洗手	有动作
	记录: 口腔擦拭时间、口腔黏膜情况	不漏项, 包括评估阳性结果
操作中的注意事项	1. 应绞干棉球中的水分, 防止有水分误入气道, 引起老人呛咳或误吸 2. 老人每次张口时间不宜太久, 以 20 秒内为宜 3. 未擦拭干净的部位, 应另取棉球重新擦拭 4. 擦拭上颚及舌面时, 位置不可以太靠近咽部, 以免引起老人恶心或不适 5. 为老人擦拭完口腔后应再次检查, 防止棉球遗漏在口腔内	操作过程中通过沟通、解释的方式说明
综合评判	操作过程中的安全性: 操作流畅、安全、规范, 避免老人害怕、疼痛等伤害, 过程中未出现致老人于危险环境的操作动作或行为	
	沟通力: 顺畅自然、有效沟通, 表达信息方式符合老人的社会文化背景, 能正确理解老人反馈的信息, 避免盲目否定或其他语言暴力	
	创新性: 能综合应用传统技艺、先进技术等为老人提供所需的照护措施, 解决老人的问题, 促进老人的健康, 提升老人的幸福感	
	职业防护: 做好自身职业防护, 能运用节力原则, 妥善利用力的杠杆作用, 调整重心, 减少摩擦力, 利用惯性等方法	
	人文关怀: 能及时关注到老人的各方面变化, 能针对老人的心理和情绪作出恰当的反应, 给予支持, 例如不可急躁, 言行举止有尊老、敬老、爱老、护老的意识	
	鼓励: 利用语言和非语言方式鼓励老人参与照护, 加强自我管理, 发挥残存功能, 提升自理能力	
	灵活性: 对临场突发状况能快速应变, 根据老人及现场条件灵活机动地实施照护, 具有很强的解决问题的能力	

任务十　识别老人进食、进水困难

【任务导入】

钱爷爷，现入住某某福利院疗养科 D103 房间 /2 床。

照护评估中的基本信息：

出生年月：1952 年 7 月；身高：170 厘米；体重：60 千克；文化程度：大专；婚姻状况：已婚。

经济状况：7000 元 / 月，有积蓄，儿子经济条件好。

兴趣爱好：书法、绘画、唱歌。

饮食喜好：喜食素食、咸菜。

性格特点：遇事比较认真，话多，不信任人，比较自我，朋友少。

工作经历：教师。

家庭情况：1 个儿子、1 个孙子。

既往病史：高血压病史 8 年、白内障术后 3 年、脑梗死后 2 年。

目前状况：老人可独立进食、洗澡、穿衣服、完成床椅转移、平地行走，上下楼梯需使用拐杖协助，视力、听力良好，能看清书报上的大字体，可正常交谈。今天的午餐是西米饭、粉蒸肉、酱肉丝、西红柿蛋汤，因不是自己喜欢的食物，老人情绪不佳，而拒绝吃饭。养老护理员需要识别老人进食、进水困难的原因并协助老人进食、进水。

【任务要求】

识别老人进食、进水困难的原因并协助老人进食，要求养老护理员用语言和肢体语言疏导老人的不良情绪或鼓励、表扬老人，增强老人提高生活自理能力的信心，将沟通交流、安全照护、心理支持、人文关怀、职业安全与保护等贯穿于照护服务全过程。

【任务目标】

- 了解老人进食、进水困难的原因

- 熟悉老人进食、进水困难导致的风险
- 掌握老人进食、进水困难时应采取的措施
- 能有效识别老人进食、进水困难

【任务分析】

能够有效识别老人进食、进水困难的征象，判断老人是否存在因衰老或疾病造成噎食或进水过程中呛咳的风险，能够及时发现影响老人吞咽的因素，从而采取相应的措施，保障老人的健康，确保老人能够顺利进食、进水，给老人的身体提供必需的营养和水分。

一、识别老人进食、进水困难的原因

（一）进食困难的原因

1. 心理因素

老人精神不佳或情绪波动，主观上存在不愿意进食的情绪，表现为食欲低下、没有进食的欲望。部分老人有阿尔茨海默病或老年期抑郁的问题，缺乏对事物的正确认知，且沟通无效，无法正常劝导进食。

2. 生理因素

老人因衰老出现牙齿松动或牙列缺失，进食过程中出现咀嚼困难的情况。部分老人因疾病出现口腔问题，如口咽炎、咽喉部肿瘤，会导致老人在咀嚼过程中出现疼痛感，同时食管疾病，如食管炎、食管癌等，会导致老人在吞咽过程中存在异物感，食物无法顺利通过食管进入胃内。

3. 全身情况

其他非消化道相关的疾病也有可能影响老人的食欲或干扰老人进食的过程，如脑血管病变后遗症。

4. 体位因素

老人因衰老或疾病等无法采用正常的进食体位，如端坐位或半坐位。部分老人存在被迫体位，如仰卧位、侧卧位，造成进食困难。

（二）进水困难的原因

1. 心理因素

部分老人存在因害怕如厕、起夜或存在小便频繁或失禁的情况，主观上不愿意进水。患抑郁症、焦虑症或阿尔茨海默病的老人也会主观上降低进水意愿。

2. 生理因素

因衰老或疾病等使老人口腔结构发生异常或肌肉收缩，饮水后，水会不自主地从嘴角流出，无法正常通过口腔进入食管，从而顺利进入胃内。部分老人会厌功能受到影响，在进水过程中，水流速过快，老人会出现呛咳现象。

二、常用的识别老人进食、进水困难的方法

1. 沟通

养老护理员通过和老人进行沟通，了解老人是否存在主观上的不愿意进食、进水的情况，判断老人精神是否异常，沟通情况是否存在障碍。

2. 更换体位

养老护理员协助老人调整体位，判断老人是否能够保持有效的进食、进水体位，体位改变后是否存在进食、进水困难的情况。

3. 观察

养老护理员通过反复吞唾液实验、饮水实验、糊餐实验等，评估老人的吞咽功能情况。

【任务实施】

项目	实操技能	具体要求
工作准备	操作过程中不缺用物，能满足完成整个操作 物品准备：餐具（智能测温碗、智能测温勺）、食物、毛巾或围裙、纸巾、水杯（内盛装 38 ~ 40℃温水）、污物碗、小餐桌、压舌板、手电筒、手机模型、洗手液、笔、记录单	不需要口头汇报
	环境准备：室内环境整洁、温湿度适宜、光线明亮、空气清新无异味	以检查动作指向行为或沟通交流方式进行
	老人准备：老人状态良好，可以配合操作	以沟通交流方式进行
	个人准备：着装规范、规范洗手、戴口罩	洗手有动作
沟通解释评估	向老人问好、自我介绍、友好微笑、称呼恰当	礼貌用语、举止得体
	核对照护对象基本信息：房间号、床号、姓名、性别、年龄	核对方式不限
	与照护对象及家属建立信任关系	有效的沟通交流
	介绍照护任务及目的：保证摄入足够的营养、水分以维持生命	尽量使用生活化语言
	向老人说明进餐时间和本次进餐食物	
	介绍操作时间（根据老人的吞咽功能和咀嚼情况而定）、关键步骤；讲解需要老人注意和（或）配合的内容	尽量使用生活化语言

续表

项目	实操技能	具体要求
沟通解释评估	询问老人对操作过程是否存在疑问	尽量使用生活化语言
	征询老人对进餐的环境是否满意	尽量使用生活化语言
	对老人进行综合评估： 1. 全身情况：精神状态、饮食、二便、睡眠等 2. 局部情况：肢体活动度、口腔卫生状况、有无义齿等 3. 特殊情况：有无餐前或随餐用药	以检查动作指向行为或沟通交流方式进行
	询问老人有无其他需求（如厕等）	尽量使用生活化语言
	询问老人是否可以开始操作	尽量使用生活化语言
关键操作技能	1. 变换体位 （1）将老人床头摇起或协助老人坐起成上身直立坐位，将软枕垫于老人后背，屈膝外展或盘腿 （2）确保坐位稳定舒适 （3）操作中注意观察老人的反应 （4）操作中注意动作轻柔稳妥，注意与老人沟通交流 （5）操作中注意保护患侧肢体 2. 检查餐桌或餐板并在老人面前放置餐桌或餐板 3. 餐前准备 （1）协助老人擦手 （2）为老人颌下及胸前垫好毛巾 （3）介绍进餐内容 （4）养老护理员七步洗手法洗净双手 （5）合理摆放餐食，符合进餐顺序 4. 测试食物温度：打开智能测温碗开关测试食物（38 ~ 40℃）；用智能测温勺测水的温度为 38 ~ 40℃ 5. 协助进餐 （1）鼓励老人自行进餐 （2）指导老人上身坐直或稍向前倾 （3）协助老人先喝一小口水： 1）湿润口腔及食管（以讲解交流方式） 2）询问老人感受，观察老人吞咽情况 3）观察老人无呛咳、吞咽困难等异常情况可以正常进餐 （4）叮嘱老人小口进食，细嚼慢咽，不要边进食边讲话，食量以汤匙的 1/3 为宜，以免发生呛咳 （5）将汤匙递到老人手中，嘱咐或协助老人以饭、菜、汤（固液）交替的方式进行 （6）养老护理员陪同进餐观察老人进餐（坐位为好，视线与老人平视），及时观察到老人异常进餐情况 6. 了解老人进食、进水困难的原因 （1）老人吃一口将汤匙放在一边不吃了 （2）询问老人进食、进水困难的原因 （3）询问老人有无口腔咽部疼痛 7. 检查口腔 （1）左手拿压舌板，右手拿手电筒	

续表

项目	实操技能	具体要求
关键操作技能	(2)检查口腔无溃疡、无龋齿、无咽部红肿 (3)询问有无咀嚼、吞咽困难(老人摇头) 8. 作出正确判断, 采取应对措施 (1)老人常见进食、进水困难的原因有精神心理因素、抑郁症、食物不合胃口、体位因素、痴呆、牙齿松动、口咽部疾病等 (2)根据老人饮食喜好, 今天准备的菜, 老人不喜欢吃 (3)与老人沟通, 向老人说明合理进餐的重要性 (4)为老人疏导老人的不良情绪后, 协助老人继续进餐 9. 用餐结束 (1)协助老人漱口 (2)引导或协助擦拭嘴唇 (3)撤下毛巾 (4)协助老人擦净双手, 将餐具收拾完毕, 擦净餐桌, 放回原处 10. 合理安置老人体位: 叮嘱老人保持坐位 30 分钟	
健康宣教	针对本次操作中老人的沟通和健康宣教: 1. 尽量使用生活化语言 2. 方式与方法得当, 简单易懂 3. 表述准确、逻辑清晰 4. 适合老人的需要和理解能力 5. 健康教育建议不少于 3 条 6. 内容与方式恰当, 结合老人的具体情况(如职业、性格、爱好、家庭等)	在照护过程中结合老人的情况开展健康宣教, 如疾病预防和康复、健康生活方式等(将结合具体案例进行具体化和明确化)
评价照护效果	询问老人有无其他需求、是否满意(反馈)	尽量使用生活化语言
	整理各项操作物品: 1. 用流动水清洗餐具 2. 毛巾清洗晾干放回原处备用	有动作
	规范洗手	有动作
	记录: 进餐的时间、进餐量、进餐速度及进餐后的表现	不漏项, 包括评估阳性结果
操作中的注意事项	1. 食物温度适宜。食物温度太高, 则会发生烫伤; 食物温度太低, 则会引起胃部不适 2. 老人进餐后不能立即平卧, 以防止食物反流 3. 对于咀嚼或吞咽困难的老人, 可将食物打成糊状, 再协助进餐 4. 老人进餐过程中如发生呛咳、噎食等现象, 立即急救处理并通知医护人员或家属	操作过程中通过沟通、解释的方式说明
综合评判	操作过程中的安全性: 操作流畅、安全、规范, 避免老人害怕、疼痛等伤害, 过程中未出现致老人于危险环境的操作动作或行为	
	沟通力: 顺畅自然、有效沟通, 表达信息方式符合老人的社会文化背景, 能正确理解老人反馈的信息, 避免盲目否定或其他语言暴力	
	创新性: 能综合应用传统技艺、先进技术等为老人提供所需的照护措施, 解决老人的问题, 促进老人的健康, 提升老人的幸福感	

续表

项目	实操技能	具体要求
综合评判	职业防护：做好自身职业防护，能运用节力原则，妥善利用力的杠杆作用，调整重心，减少摩擦力，利用惯性等方法	
	人文关怀：能及时关注到老人的各方面变化，能针对老人的心理和情绪作出恰当的反应，给予支持，例如不可急躁，言行举止有尊老、敬老、爱老、护老的意识	
	鼓励：利用语言和非语言方式鼓励老人参与照护，加强自我管理，发挥残存功能，提升自理能力	
	灵活性：对临场突发状况能快速应变，根据老人及现场条件灵活机动地实施照护，具有很强的解决问题的能力	

任务十一　为戴鼻饲管的老人进食、进水

【任务导入】

王奶奶，现入住某某福利院 D 疗养科 104 房间 /1 床。

照护评估中的基本信息：

出生日期：1948 年 12 月；身高：167 厘米；体重：70 千克；文化程度：小学；婚姻状况：丧偶。

经济状况：退休金 3000 元 / 月，子女经济条件较好。

兴趣爱好：跳舞、养花。

饮食喜好：爱吃辛辣刺激的食物。

性格特点：性格开朗，喜欢与人交流。

工作经历：社区工作人员。

家庭情况：1 个女儿、2 个外孙，均在本地。

既往病史：糖尿病病史 10 年、高血压病史 8 年、脑卒中后 1 年。

目前状况：老人脑卒中后出现吞咽困难，依靠鼻饲供给营养，目前右侧肢体偏瘫，左侧肢体活动无力，以卧床为主，言语不利，但能够借助肢体语言进行基本交流。老人生病后觉得活着很没有意思，成为孩子们的负担，情绪消极，不愿与人交流。养老护理员需要通过鼻饲管帮助老人进食、进水并疏导其不良情绪。

【任务要求】

为戴鼻饲管的老人进食、进水，要求养老护理员用口头语言和肢体语言疏导老人的不良情绪或鼓励、表扬老人，增强老人提高生活自理能力的信心，将沟通交流、安全照护、心理支持、人文关怀、职业安全与保护等贯穿于照护服务全过程。

【任务目标】

- 了解鼻饲饮食的适应证

- 熟悉鼻饲饮食的操作流程
- 掌握鼻饲饮食过程中的注意事项
- 能正确协助戴鼻饲管的老人进食、进水

【任务分析】

鼻饲是指经鼻饲管饲养饮食，多用于不适合经口腔正常饮食的病人。例如头颈咽喉部的大手术、咽喉癌或者昏迷不清醒的病人等。一般是经单侧的鼻腔插入，一次性的硅胶鼻饲管深达胃部，根据病情和营养状况，每天少量多餐地经鼻饲管用空针注入流质饮食或肠内营养液，也可以注入水或果汁，保障正常的身体需求以维持生命。如果需要长时间留置鼻饲管，中间应该定期更换，并且防止不慎脱落。

一、为戴鼻饲管的老人进食、进水的要求

（一）鼻饲饮食的种类要求

（1）混合奶，用于鼻饲的流质食物，适用于身体虚弱、消化功能差的老人。

（2）匀浆混合奶，适用于消化功能好的老人。

（3）要素饮食，是一种简练精致的食物，含有人体所需的、易于消化吸收的营养成分，适用于患有非感染性严重腹泻、消化不良、慢性消耗性疾病的老人。

总之，老人的鼻饲饮食种类需要根据老人的消化能力、身体需要而确定。

（二）鼻饲管的要求

鼻饲管是通过鼻腔插入胃内，为不能经口摄取食物的老人补充营养的用具。鼻饲管是由聚氯乙烯（PVC）材料或医用硅胶制成的，由导管和戴帽接头组成。鼻饲管上一般都有刻度，鼻饲管总长度一般为 100 厘米或 120 厘米。鼻饲管插入的长度一般为 45~55 厘米，也就是鼻尖至耳垂再到剑突的距离。

二、使用鼻饲管协助老人进食、进水的方法

（1）调整体位，床头摇起 30°，无法抬高床头的，老人的头需要偏向养老护理员一侧。

（2）检查鼻饲管的情况，判断鼻饲管是否在胃内，管道是否通畅。

（3）检查鼻饲液的温度是否适宜，200 毫升的溶液应分 4 次灌注完毕，每次鼻饲饮食时长控制在 15~20 分钟，两次鼻饲间隔时间不少于 2 小时。

（4）鼻饲前后 30 分钟禁止吸痰操作，鼻饲过程中出现任何不适应当立即停止操作，并呼叫医护人员。

（5）进食过程完毕后应保持原体位 30 分钟，观察有无异常情况。

【任务实施】

项目	实操技能	具体要求
工作准备	操作过程中不缺用物，能满足完成整个操作 物品准备：智能测温碗（内盛200毫升鼻饲液）、水杯（内盛温水）、推注器1个、弯盘2个、毛巾、餐巾纸、无菌纱布1块、胶布、智能测温勺、楔形垫1张、洗手液、笔、记录单	不需要口头汇报
	环境准备：室内环境整洁、温湿度适宜、光线明亮、空气清新无异味	以检查动作指向行为或沟通交流方式进行
	老人准备：老人平卧于床	以沟通交流方式进行
	个人准备：着装规范、规范洗手、戴口罩	洗手有动作
沟通解释评估	向老人问好、自我介绍、友好微笑、称呼恰当	礼貌用语、举止得体
	核对照护对象基本信息：房间号、床号、姓名、性别、年龄	核对方式不限
	与照护对象及家属建立信任关系	有效的沟通交流
	介绍照护任务及目的：保证摄入足够的营养、水分以维持生命	尽量使用生活化语言
	介绍操作时间（根据老人的吞咽功能和咀嚼情况而定）、关键步骤；讲解需要老人注意和（或）配合的内容	尽量使用生活化语言
	询问老人对操作过程是否存在疑问	尽量使用生活化语言
	征询老人对进餐的环境是否满意	尽量使用生活化语言
	对老人进行综合评估： 1. 全身情况：精神状态、饮食、二便、睡眠等 2. 局部情况：肢体活动度、口腔卫生状况、评估鼻饲管插入长度是否完好、检查鼻饲管固定周围的皮肤情况、检查鼻饲管有无口腔内盘旋与折叠等 3. 特殊情况：有无餐前或随餐用药	以检查动作指向行为或沟通交流方式进行
	询问老人有无其他需求（如厕等）	尽量使用生活化语言
	询问老人是否可以开始操作	尽量使用生活化语言
关键操作技能	1. 摆放体位 （1）将老人床头摇起，与床水平线成30°角 （2）放下床挡，在腘窝处垫软枕或将床尾摇起成屈膝状 （3）协助老人头部右侧位，在左侧肩背部下垫楔形垫，使身体右侧卧成30° （4）注意老人的反应及沟通 2. 检查餐桌的稳定性，并将餐桌放置在合适的位置 3. 进餐前准备 （1）养老护理员再次洗手，将物品置于餐桌合适的位置 （2）为老人垫毛巾，覆盖前胸和右侧面肩部，颌下放置弯盘	

续表

项目	实操技能	具体要求
关键操作技能	（3）再次检查鼻饲管固定是否良好 （4）打开别针，打开鼻饲管末端纱布 （5）鼻饲管末端放入颌下弯盘内，纱布放在垃圾桶内 4. 检查鼻饲管是否在胃内有三种方法 （1）观看气泡 （2）剑突下听诊 （3）抽吸见胃液 5. 采用抽吸见胃液的方法 （1）用推注器连接胃管末端，抽吸见胃液（正常胃液为无色半透明或微混的酸性液体） （2）推回胃内容物，断开连接，盖好盖帽 （3）推注器放入餐桌弯盘内，鼻饲管末端放入颌下弯盘内 6. 测试温度：先用智能测温勺测试水温为 38 ~ 40℃，再打开智能测温碗开关，测试鼻饲液温度为 38 ~ 40℃ 7. 进行鼻饲 （1）抽吸 20 毫升温开水，连接鼻饲管向胃内缓慢灌注温开水，确定管道通畅 （2）断开连接，盖好盖帽，将鼻饲管末端放入颌下弯盘 （3）抽吸 50 毫升鼻饲液，在水杯中冲洗推注器乳头，打开鼻饲管末端 （4）将鼻饲液缓慢注入鼻饲管，速度以 10 ~ 13 毫升 / 分为宜 （5）推注完毕，断开连接，盖好鼻饲管盖帽，放入颌下弯盘内 （6）将剩余的鼻饲液反复抽吸、推注直至全部推注完毕 （7）每餐鼻饲量不超过 200 毫升，推注时间以 15 ~ 20 分钟为宜，两次鼻饲之间间隔不少于 2 小时 （8）遵循无菌操作原则 （9）注意观察并询问老人有无不适，如出现恶心、呕吐等立即停止鼻饲，并通知医护人员 8. 鼻饲完毕 （1）从水杯中抽取适量温水，冲洗推注器内食物残渣后注入污物碗内 （2）抽吸 50 毫升温水，连接鼻饲管末端，以脉冲式方法，冲洗鼻饲管管壁残渣 （3）断开连接，将推注器放入餐桌弯盘内 （4）提起鼻饲管，胃管内水分充分流入胃内 （5）冲洗鼻饲管末端，盖好盖帽 （6）取无菌纱布包裹好鼻饲管末端，用胶布缠绕固定在老人头部上方 （7）撤下弯盘和毛巾，擦净老人口鼻分泌物 （8）保持进餐体位 30 分钟后再将床放平，恢复舒适体位 （9）鼻饲前后 30 分钟内禁止吸痰 （10）每日晨、晚间做好口腔清洁 9. 整理床单位	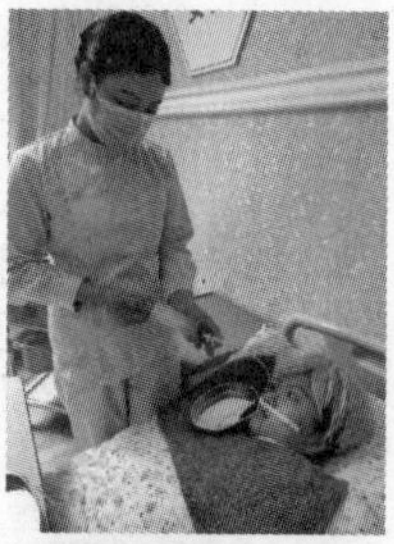 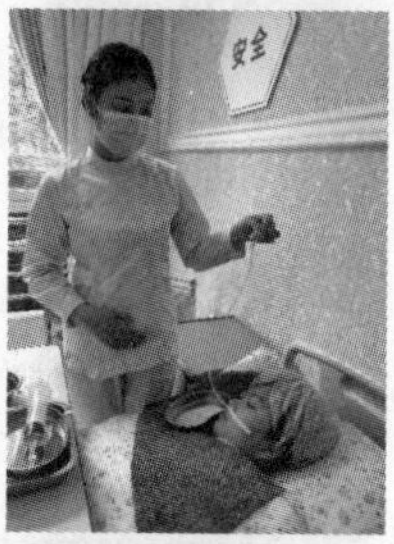 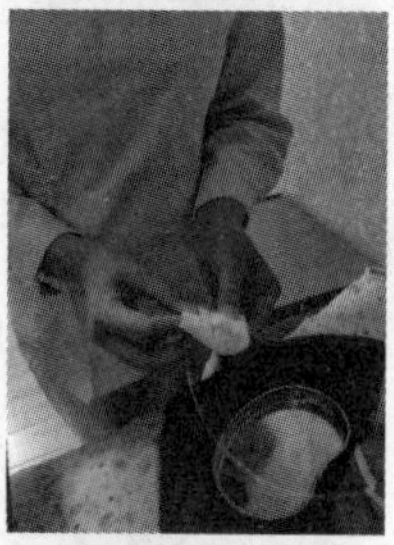 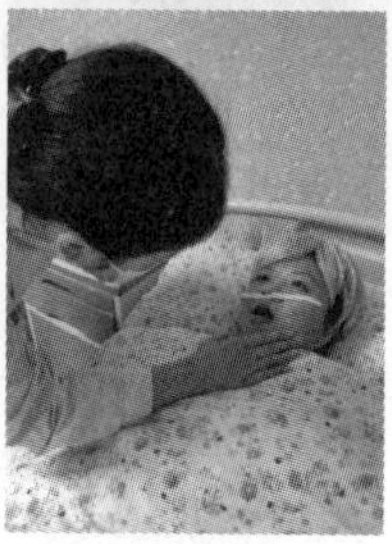
健康宣教	针对本次操作中老人的沟通和健康宣教： 1. 尽量使用生活化语言 2. 方式与方法得当，简单易懂 3. 表述准确、逻辑清晰	在照护过程中结合老人的情况开展健康宣教，如疾病预防和康复、健康生活方式等

续表

项目	实操技能	具体要求
健康宣教	4. 适合老人的需要和理解能力 5. 健康教育建议不少于 3 条 6. 内容与方式恰当，结合老人的具体情况（如职业、性格、爱好、家庭等）	（将结合具体案例进行具体化和明确化）
评价照护效果	询问老人有无其他需求、是否满意（反馈）	尽量使用生活化语言
	整理各项操作物品： 1. 用流动水清洗推注器，并用开水浸泡消毒后放入碗内，上面覆盖纱布备用 2. 推注器更换频率为 1 次 / 周 3. 弯盘、智能测温碗用流动水清洗，并用开水浸泡消毒 4. 其他物品放回原处备用	有动作
	规范洗手	有动作
	记录：鼻饲的时间、鼻饲量、鼻饲速度及鼻饲后有无腹胀、腹泻等不适症状	不漏项，包括评估阳性结果
操作中的注意事项	1. 对长期鼻饲的老人，每日晨、晚间应做口腔清洁 2. 对需要吸痰的老人，应在鼻饲前 30 分钟给予吸痰；鼻饲前后 30 分钟之内禁止吸痰，避免引起反流及误吸 3. 鼻饲老人需要遵医嘱服用口服药物时，应咨询医护人员片剂是否可以研碎，经允许后研碎并溶解，再从鼻饲管推注，注意防止管道堵塞 4. 随时观察老人鼻饲管固定处皮肤的情况，发现异常应及时通知医护人员处理 5. 在鼻饲过程中，如果老人出现恶心、呕吐等情况应立即停止鼻饲，并立即通知医护人员 6. 在鼻饲前，养老护理员应确定鼻饲管在老人胃内。如果抽吸胃内容物时发现胃内容物呈深棕色或有其他异常，应立即通知医护人员 7. 每次鼻饲量不应超过 200 毫升，推注时间以 15 ~ 20 分钟为宜，两餐间隔不少于 2 小时	操作过程中通过沟通、解释的方式说明
综合评判	操作过程中的安全性：操作流畅、安全、规范，避免老人害怕、疼痛等伤害，过程中未出现致老人于危险环境的操作动作或行为	
	沟通力：顺畅自然、有效沟通，表达信息方式符合老人的社会文化背景，能正确理解老人反馈的信息，避免盲目否定或其他语言暴力	
	创新性：能综合应用传统技艺、先进技术等为老人提供所需的照护措施，解决老人的问题，促进老人的健康，提升老人的幸福感	
	职业防护：做好自身职业防护，能运用节力原则，妥善利用力的杠杆作用，调整重心，减少摩擦力，利用惯性等方法	
	人文关怀：能及时关注到老人的各方面变化，能针对老人的心理和情绪作出恰当的反应，给予支持，例如不可急躁，言行举止有尊老、敬老、爱老、护老的意识	

续表

项目	实操技能	具体要求
综合评判	鼓励：利用语言和非语言方式鼓励老人参与照护，加强自我管理，发挥残存功能，提升自理能力	
	灵活性：对临场突发状况能快速应变，根据老人及现场条件灵活机动地实施照护，具有很强的解决问题的能力	

任务十二　协助老人呕吐时变换体位

【任务导入】

刘爷爷，现入住某某福利院疗养科 D101 房间 /1 床。

照护评估中的基本信息：

出生年月：1939 年 7 月；身高：170 厘米；体重：71 千克；文化程度：初中；婚姻状况：丧偶。

经济状况：退休金 3000 元 / 月，女儿经济条件一般。

兴趣爱好：看电视、吸烟。

饮食喜好：甜食、咸烧白、喝酒。

性格特点：性格内向，不愿意多讲话，不愿意与人交往。

工作经历：面粉厂人事科工作人员。

家庭情况：2 个女儿、2 个外孙，均在本地。

既往病史：慢性支气管炎病史 22 年、高血压病史 10 余年、青光眼病史 5 年、白内障病史 5 年、脑血栓后 3 年。

目前状况：老人左侧肢体偏瘫，左上肢屈曲在胸前，左下肢无力，右侧肢体活动无力，长期卧床，能正常交流。老人因病痛折磨及经济压力，情绪低落，出现焦虑、失眠等症状。今日午餐是咸烧白、南瓜汤，刘爷爷胃口大开，比平时进餐量增加一倍。午睡醒后刘爷爷突然出现嗳气、恶心、呕吐、呃逆等症状，同房间的老人帮助发出求助信号，养老护理员接收到老人紧急求助信号后立即来到老人身边，协助老人呕吐时变换体位并消除老人的不良情绪。

【任务要求】

协助老人呕吐时变换体位，要求养老护理员用口头语言和肢体语言疏导老人的不良情绪或鼓励、表扬老人，增强老人提高生活自理能力的信心，将沟通交流、安全照护、心理支持、人文关怀、职业安全与保护等贯穿于照护服务全过程。

【任务目标】

- 了解老人呕吐的原因
- 熟悉老人呕吐后适合的体位
- 掌握帮助老人转换体位的方法
- 能在老人呕吐后正确变换体位

【任务分析】

人的年龄增大后，消化系统的功能也随之退化，老人胃内的内容物容易出现反流，引起恶心、呕吐。老人呕吐时如果体位变化不及时，会增加误吸的风险，因此及时有效地帮助老人调整体位，可以减少意外的发生。

一、协助老人呕吐时变换体位的要求

养老护理员应掌握老人出现呕吐时的指征判断方法，及时发现老人呕吐的迹象，能够快速作出应对反应。协助老人变换体位时应该动作迅速，但同时要注意保护老人，避免在变换体位的过程中出现损伤老人的动作。

二、协助老人呕吐时变换体位的方法

（1）养老护理员应安抚老人的情绪，缓解老人的紧张不安感，使老人感到冷静、不慌张。

（2）根据老人的实际身体情况对老人的体位进行调整，身体尚可的老人以坐位为主，养老护理员协助老人身体前倾，一只手扶住老人的前胸，防止向前跌倒。卧床老人，以卧位为主，呕吐发生时应立即采取侧卧位，如无法侧身，可采取头偏向一侧的方法，将呕吐物进行引流，防止误吸的发生。

（3）少量呕吐物进入呼吸道，会引发咳嗽反应，此时养老护理员应协助老人叩背，帮助老人顺利将误吸物咳出。

（4）大量呕吐物进入呼吸道后，养老护理员应当立即采用吸引器进行吸出，严重时应立即报告医生进行人工呼吸或行气管切开术。

（5）呕吐停止后，养老护理员应密切关注老人后续的情况，严密监测生命体征，同时将呕吐物采样送检。

（6）协助老人清洁口腔，保持口腔内的舒适度，如衣物床单被呕吐物污染，应及时更换。

【任务实施】

项目	实操技能	具体要求
工作准备	物品准备：水杯、漱口水、污物杯、毛巾、痰盂、一次性护理垫、必要时吸管、标本盒、洗手液、笔、记录单	1. 不需要口头汇报 2. 紧急救助无须做好准备工作就可开始操作
	环境准备：室内整洁、温湿度适宜，光线明亮、必要时遮挡屏风	以检查动作指向行为或沟通交流方式进行
	老人准备：老人意识清醒，平卧于床	以沟通交流方式进行
	个人准备：着装规范、规范洗手、戴口罩	洗手有动作
沟通解释评估	向老人问好、自我介绍、友好微笑、称呼恰当	礼貌用语、举止得体
	核对照护对象基本信息：房间号、床号、姓名、性别、年龄	核对方式不限
	与照护对象及家属建立信任关系	有效的沟通交流
	介绍照护任务及目的：帮助老人更换体位，以利于呕吐物排出，可有效减少和避免呛咳、误吸发生	尽量使用生活化语言
	介绍操作时间（根据老人排便情况而定）、关键步骤；讲解需要老人注意和（或）配合的内容	尽量使用生活化语言
	询问老人对操作过程是否存在疑问	尽量使用生活化语言
	征询老人对操作环境是否满意	尽量使用生活化语言
	对老人进行综合评估： 1. 全身情况：精神状态、饮食、二便、睡眠等 2. 局部情况：肢体活动度、皮肤情况	以检查动作指向行为或沟通交流方式进行
	询问老人有无其他需求（如厕等）	尽量使用生活化语言
	询问老人是否可以开始操作	尽量使用生活化语言
关键操作技能	1. 进入老人房间 （1）得知老人发生呕吐，立即备齐用物，进入老人房间 （2）将痰盂置于老人面前地上，盛接呕吐物 （3）安慰老人不要紧张 2. 摆放体位 （1）放下床挡 （2）协助老人将头偏向右侧 （3）在口角边垫一次性护理垫 3. 留取标本 （1）发现呕吐物为红色、黄绿色、咖啡色等，立即打电话告知医生	

续表

项目	实操技能	具体要求
关键操作技能	（2）告知老人留取呕吐物并取污物杯接呕吐物 （3）取得老人配合 4. 核对信息 （1）取标本盒，借助床位卡核实老人身份 （2）将呕吐物倒入标本盒内，请同事帮忙将呕吐物立即送检 5. 漱口 （1）呕吐停止后，协助老人漱口 （2）用毛巾擦净老人口角的水痕（不能自己漱口的老人，养老护理员应进行口腔擦拭） 6. 整理用物 （1）撤去一次性护理垫 （2）检查衣服、被服是否被污染，如被污染，及时更换 （3）整理床单位，拉上床挡 （4）清理老人的呕吐物 （5）开窗通风	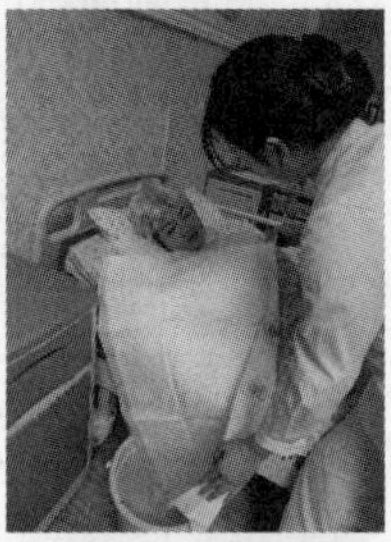 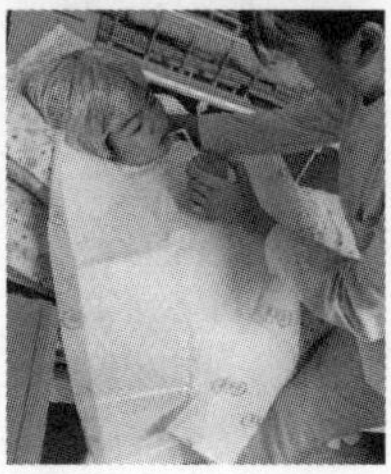
健康宣教	1. 主题和数量合适 2. 表达方式突出重点，逻辑清晰 3. 结合主题提出的措施或建议：每个主题不少于 3 条 4. 语言简单易懂，适合老人的理解能力 5. 结合老人的具体情况（如职业、性格、爱好、家庭等）	在照护过程中结合老人的情况开展健康教育，如疾病预防和康复、健康生活方式等（将结合具体案例进行具体化和明确化）
评价照护效果	询问老人对照护过程是否满意（反馈）	尽量使用生活化语言
	整理各项操作物品： 1. 将一次性护理垫放入垃圾桶 2. 及时清理呕吐物 3. 毛巾、痰盂、水杯清洗消毒，放回原位备用	有动作
	规范洗手	有动作
	记录：呕吐时间、呕吐物的性质、量、颜色等	不漏项，包括评估阳性结果
操作中的注意事项	1. 呕吐后及时协助老人漱口，消除口腔异味，避免加重呕吐 2. 呕吐停止后，应给予老人少量清淡、易消化的食物。严重呕吐者，暂时禁食，根据医嘱给予静脉补液，以防水、电解质紊乱	操作过程中通过沟通、解释的方式说明
综合评判	安全性：操作流畅、安全、规范，避免老人害怕、疼痛等伤害，过程中未出现致老人于危险环境的操作动作或行为	
	沟通力：顺畅自然、有效沟通，表达信息方式符合老人的社会文化背景，能正确理解老人反馈的信息，避免盲目否定或其他语言暴力	
	创新性：能综合应用传统技艺、先进技术等为老人提供所需的照护措施，解决老人的问题，促进老人的健康，提升老人的幸福感	

续表

项目	实操技能	具体要求
综合评判	职业防护：做好自身职业防护，能运用节力原则，妥善利用力的杠杆作用，调整重心，减少摩擦力，利用惯性等方法	
	人文关怀：能及时关注到老人的各方面变化，能针对老人的心理和情绪作出恰当的反应，给予支持，例如不可急躁，言行举止有尊老、敬老、爱老、护老的意识	
	鼓励：利用语言和非语言方式鼓励老人参与照护，加强自我管理，发挥残存功能，提升自理能力	
	灵活性：对临场突发状况能快速应变，根据老人及现场条件灵活机动地实施照护，具有很强的解决问题的能力	

任务十三　协助卧床老人使用便盆

【任务导入】

张奶奶，现入住某某福利院特护科 B101 房间 /2 床。

照护评估中的基本信息：

出生年月：1933 年 5 月；身高：161 厘米；体重：65 千克；文化程度：中专；婚姻状况：丧偶。

经济状况：退休金 8000 元 / 月，有积蓄，子女经济条件好。

兴趣爱好：听广播、织毛衣。

饮食喜好：甜食、饺子、红烧肉。

性格特点：性格倔强、固执、孤僻。

工作经历：事业单位干部，爱岗敬业。

家庭情况：2 个儿子、1 个女儿，儿子在国外，女儿在本地。

既往病史：帕金森病史 10 年、高血压病史 15 年、糖尿病病史 8 年，半年前，老人活动时跌倒，导致右侧髋部骨折，经髋关节置换手术治疗后入住养老机构，持续康复训练中。

目前情况：张奶奶入住机构已 2 个月余，经康复评估能正常活动，但反应迟钝，害怕再次跌倒，不敢自行活动，导致行走、穿衣、上下床、大小便等日常生活仍需要协助。老人能正常交流，血压控制良好。因老人不敢自行行走，不愿活动，连翻身都困难，卧床不动。现在是早上 8 点，张奶奶自述有便意，想排便，养老护理员需要协助老人使用便盆并进行心理疏导。

【任务要求】

协助卧床老人使用便盆排便，要求养老护理员用语言和肢体语言疏导老人的不良情绪或鼓励、表扬老人，增强老人提高生活自理能力的信心，将沟通交流、安全照护、心理支持、人文关怀、职业安全与保护等贯穿于照护服务全过程。

【任务目标】

- 了解老人使用便盆的需求
- 熟悉老人使用便盆的流程
- 掌握老人使用便盆的方法
- 能正确协助老人使用便盆

【任务分析】

卧床老人存在床上排便的需求，通过协助老人使用便盆，可以帮助老人适应床上排便，并养成规律的排便习惯。

一、协助卧床老人使用便盆的要求

（一）卧床老人使用便盆的环境要求

环境是干扰老人排便的重要因素之一，床上排便的过程需要老人从心理上接受并逐步适应，因此提供一个独立、隐蔽、安静、无异味的宽松环境可以有效缓解老人的情绪紧张或尴尬的情况，维护老人的尊严和隐私。

（二）卧床老人使用便盆用物的要求

（1）便盆清洁、干燥、温暖，无异味。

（2）当床上用品被尿、便、呕吐物、汗液等污染时，应立即更换。

（3）老人的被褥、枕头应经常在阳光下晾晒。

二、卧床老人床上用品洗涤的方法

（1）使用专用洗涤设备，或送至符合资质的专业洗涤机构。

（2）回收人员戴口罩、帽子及橡胶手套，在远离老人房间的指定地点，与养老护理员共同清点被污染的床上用品。

（3）床上用品有明显污渍时应先进行局部清洗揉搓，再进行统一洗涤。

（4）对污染严重或传染病人的床上用品，应单独回收，应用消毒剂浸泡消毒（如浓度为 1000 毫克 / 升含氯消毒溶液浸泡 1 小时），再进行单独清洗。

（5）洗涤环境应分区明确（包括回收区、消毒区、清洗区、晾晒区、清洁物品存放区等）。

【任务实施】

项目	实操技能	具体要求
工作准备	操作过程中不缺用物，能满足完成整个操作 物品准备：便盆、一次性护理垫 2 张、卫生纸、必要时备温水、水盆、毛巾、笔、记录单	不需要口头汇报
	环境准备：室内环境整洁、温湿度适宜、关闭门窗，必要时用屏风遮挡	以检查动作指向行为或沟通交流方式进行
	老人准备：老人平卧于床，可以配合操作	以沟通交流方式进行
	个人准备：着装规范、规范洗手并温暖双手、戴口罩	洗手有动作
沟通解释评估	向老人问好、自我介绍、友好微笑、称呼恰当	礼貌用语、举止得体
	核对照护对象基本信息：房间号、床号、姓名、性别、年龄	核对方式不限
	与照护对象及家属建立信任关系	有效的沟通交流
	介绍照护任务及目的：帮助老人养成规律排便的习惯，有利于老人身体健康	尽量使用生活化语言
	介绍操作时间（根据老人排便情况而定）、关键步骤；讲解需要老人注意和（或）配合的内容	尽量使用生活化语言
	询问老人对操作过程是否存在疑问	尽量使用生活化语言
	征询老人对排便的环境是否满意	尽量使用生活化语言
	对老人进行综合评估： 1. 全身情况：精神状态、饮食、二便、睡眠等 2. 局部情况：肢体活动度、受压部位皮肤情况	以检查动作指向行为或沟通交流方式进行
	询问老人有无其他需求（如厕等）	尽量使用生活化语言
	询问老人是否可以开始操作	尽量使用生活化语言
关键操作技能	1. 打开盖被 （1）放下近侧床挡 （2）打开下身盖被，折向远侧，暴露下身，盖住上身保暖，在不违背原则的情况下，可采取其他方式保暖（包括但不限于调节室温、毛巾保暖等） （3）操作中注意与老人交流解释 2. 脱裤子 （1）助老人身体左倾，将裤子右侧部分向下拉至臀下，再协助老人身体右倾，将裤子左侧部分向下拉至臀下 （2）协助老人双腿屈膝，再脱下裤子至膝部 （3）叮嘱老人配合屈膝抬臀，同时一手托起老人骶尾部，另一手将一次性护理垫垫于老人臀下 3. 放置便盆 （1）检查便盆清洁、完好 （2）再次叮嘱老人屈膝抬臀，同时一手托起老人骶尾部，另一手	

续表

项目	实操技能	具体要求
关键操作技能	将便盆放置于老人臀下，便盆窄口朝向足部 （3）询问老人便盆放置位置是否合适 （4）询问老人有无不适 （5）在会阴上覆盖一次性护理垫 （6）为老人盖好盖被保暖，拉起近侧床挡 （7）操作中应注意放置便盆时不可硬塞，以免损伤老人皮肤 （8）操作中注意动作轻柔，避免拖、拉、拽 （9）操作中注意与老人沟通交流 （10）操作中注意观察老人的反应 4. 撤去便盆 （1）放下近侧床挡 （2）打开盖被，暴露下身，盖住上身保暖，在不违背原则的情况下，可采取其他方式保暖（包括但不限于调节室温、毛巾保暖等） （3）操作中注意与老人交流解释 （4）撤去覆盖在会阴部的一次性护理垫 （5）右手扶稳便盆，左手协助老人向左侧卧，取出便盆放于地上 （6）右手取卫生纸从会阴向肛门的方向擦净肛门 （7）右手将老人身下护理垫向臀下方向折叠，再将右侧裤腰部分向上拉至腰部 （8）左手协助老人身体右倾，右手取出老人身下的一次性护理垫 （9）右手再将裤子左侧部分向上拉至腰部 5. 整理床铺 （1）协助老人取舒适体位 （2）盖好被子 （3）拉起床挡 （4）开窗通风	
健康宣教	针对本次操作中老人的沟通和健康宣教： 1. 尽量使用生活化语言 2. 方式与方法得当，简单易懂 3. 表述准确、逻辑清晰 4. 适合老人的需要和理解能力 5. 健康教育建议不少于 3 条 6. 内容与方式恰当，结合老人的具体情况（如职业、性格、爱好、家庭等）	在照护过程中结合老人的情况开展健康宣教，如疾病预防和康复、健康生活方式等（将结合具体案例进行具体化和明确化）
评价照护效果	询问老人有无其他需求、是否满意（反馈）	尽量使用生活化语言
	整理各项操作物品：倾倒并冲洗、消毒便盆，晾干备用	有动作
	规范洗手	有动作
	记录：排便次数、性状与软硬度、颜色、内容物、气味	不漏项，包括评估阳性结果
操作中的注意事项	1. 使用便盆前检查便盆是否洁净完好 2. 协助老人排便，避免长时间暴露老人的身体，导致受凉 3. 放置便盆时不可硬塞，以免损伤老人的皮肤 4. 冬季便盆较凉时，可将温水倒入便盆，温暖便盆后，倒出余水，再给老人使用	操作过程中通过沟通、解释的方式说明

续表

项目	实操技能	具体要求
综合评判	操作过程中的安全性：操作流畅、安全、规范，避免老人害怕、疼痛等伤害，过程中未出现致老人于危险环境的操作动作或行为	
	沟通力：顺畅自然、有效沟通，表达信息方式符合老人的社会文化背景，能正确理解老人反馈的信息，避免盲目否定或其他语言暴力	
	创新性：能综合应用传统技艺、先进技术等为老人提供所需的照护措施，解决老人的问题，促进老人的健康，提升老人的幸福感	
	职业防护：做好自身职业防护，能运用节力原则，妥善利用力的杠杆作用，调整重心，减少摩擦力，利用惯性等方法	
	人文关怀：能及时关注到老人的各方面变化，能针对老人的心理和情绪作出恰当的反应，给予支持，例如不可急躁，言行举止有尊老、敬老、爱老、护老的意识	
	鼓励：利用语言和非语言方式鼓励老人参与照护，加强自我管理，发挥残存功能，提升自理能力	
	灵活性：对临场突发状况能快速应变，根据老人及现场条件灵活机动地实施照护，具有很强的解决问题的能力	

任务十四　为老人更换一次性护理垫

【任务导入】

王奶奶，现入住某某福利院特护科 B102 房间 /1 床。

照护评估中的基本信息：

出生年月：1938 年 9 月；身高：160 厘米；体重：60 千克；文化程度：本科；婚姻状况：丧偶。

经济状况：退休金 15000 元 / 月，有积蓄，子女经济条件好。

兴趣爱好：弹钢琴、唱歌。

饮食喜好：糖包子、红烧鱼、回锅肉、喝咖啡、喝茶。

性格特点：开朗热情，喜欢与人交流。

工作经历：大学教授。

家庭情况：1 个儿子、2 个女儿，均在本地工作。

既往病史：高血压病史 10 年、糖尿病病史 5 年，3 个月前突发脑卒中。

目前情况：老人左侧肢体活动良好，右侧肢体活动不灵，在协助下能勉强坐立，以卧床为主，能正常交流。目前，老人大小便失禁，需要使用一次性护理垫。老人因使用一次性护理垫感到很自卑，情绪不佳，对照护有抵触情绪。养老护理员需要为老人进行心理疏导并更换一次性护理垫。

【任务要求】

为老人更换一次性护理垫，要求养老护理员用口头语言和肢体语言疏导老人的不良情绪或鼓励、表扬老人，增强老人提高生活自理能力的信心，将沟通交流、安全照护、心理支持、人文关怀、职业安全与保护等贯穿于照护服务全过程。

【任务目标】

- 了解一次性护理垫使用的情况

- 熟悉一次性护理垫的性能
- 掌握一次性护理垫使用的方法
- 能在必要的场景下帮老人更换一次性护理垫

【任务分析】

部分老人存在尿失禁或意识不清的情况，为保护床单、被褥不被污染，必要时应为老人使用一次性护理垫。当老人无法控制尿液时，一次性护理垫能够起到一定的作用，保障老人卧床时的舒适度。

一、为老人更换一次性护理垫的要求

养老护理员应选择适合老人尺寸的护理垫，并加强巡视，一旦护理垫被污染，就应及时为老人更换，并观察老人尿液的情况。

二、为老人更换一次性护理垫的方法

（1）关好门窗、床帘，保护老人的隐私。

（2）协助老人改变体位至侧卧位。

（3）反折被污染的护理垫，并用湿毛巾对老人的背部、臀部、会阴部进行清洁。

（4）将清洁的护理垫放置于老人身下，并拉平护理垫。

（5）整理好床单位，注意保暖。

【任务实施】

项目	实操技能	具体要求
工作准备	操作过程中不缺用物，能满足完成整个操作 物品准备：一次性护理垫 1 张、智能测温水壶、水盆 2 个、污水桶、毛巾、橡胶手套、洗手液、笔、记录单	不需要口头汇报
	环境准备：环境安静整洁、温湿度适宜，关闭门窗，必要时用屏风遮挡	以检查动作指向行为或沟通交流方式进行
	老人准备：老人意识清醒，平卧于床	以沟通交流方式进行
	个人准备：着装规范、规范洗手、戴口罩	洗手有动作
沟通解释评估	向老人问好、自我介绍、友好微笑、称呼恰当	礼貌用语、举止得体
	核对照护对象基本信息：房间号、床号、姓名、性别、年龄	核对方式不限

续表

项目	实操技能	具体要求
沟通解释评估	与照护对象及家属建立信任关系	有效的沟通交流
	介绍照护任务及目的：有效防止排泄物因发生侧漏而污染床单、被子，保持会阴及臀部清洁干燥，防止产生尿布疹或压疮	尽量使用生活化语言
	介绍操作时间（根据具体操作而定）、关键步骤；讲解需要老人注意和（或）配合的内容	尽量使用生活化语言
	询问老人对操作过程是否存在疑问	尽量使用生活化语言
	征询老人对更换一次性护理垫的环境是否满意	尽量使用生活化语言
	对老人进行综合评估： 1. 全身情况：精神状态、饮食、二便、睡眠等 2. 局部情况：肢体活动度、检查护理垫浸湿的情况、有无异味、皮肤情况等	以检查动作指向行为或沟通交流方式进行
	询问老人有无其他需求（如厕等）	尽量使用生活化语言
	询问老人是否可以开始操作	尽量使用生活化语言
关键操作技能	1. 测试水壶内的水温为 40 ~ 45℃，先将温水倒入水盆内，再将水盆放在床旁座椅上 2. 打开盖被 （1）放下床挡 （2）打开下身盖被，"S"形折叠至对侧，暴露下身，盖住上身保暖，在不违背原则的情况下，可采取其他方式保暖（包括但不限于调节室温、毛巾保暖等） （3）操作中注意与老人交流解释 3. 擦洗会阴 （1）双手戴上橡胶手套，将毛巾在水盆里浸湿并拧干 （2）将毛巾折叠，为老人擦拭会阴 （3）擦洗顺序正确：由阴阜向下至尿道口、阴道口、肛门（男性老人擦洗顺序为尿道外口、阴茎、阴囊、腹股沟、肛门），边擦边转动毛巾，洗净毛巾后分别擦洗两侧腹股沟 （4）随时投洗毛巾，直至局部清洁、无异味 （5）观察老人会阴部皮肤情况 （6）将水盆内用过的污水倒入污水桶 （7）脱下手套放在护理车下层水盆内 4. 协助变换体位 （1）养老护理员一手扶住老人左侧肩部，另一手扶住老人左侧臀部，翻转老人身体呈右侧卧位 （2）观察老人臀部皮肤情况 （3）操作中注意动作轻柔，避免拖、拉、拽 （4）操作中注意与老人沟通交流 5. 擦洗臀部 （1）将水壶内清洁温水倒入水盆内，双手戴上橡胶手套，将毛巾在水盆里浸湿并拧干 （2）环形擦拭臀部两侧，直至清洁、无异味	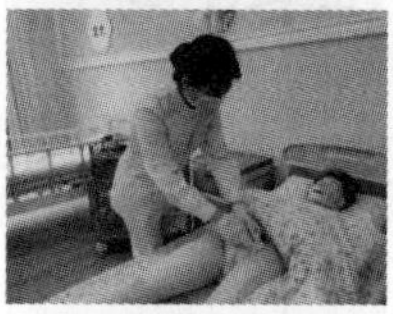 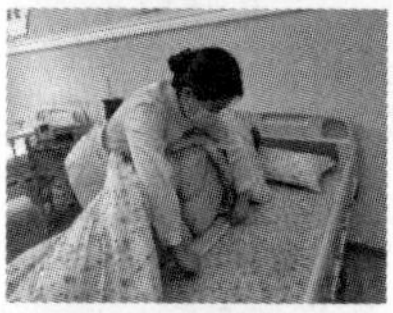 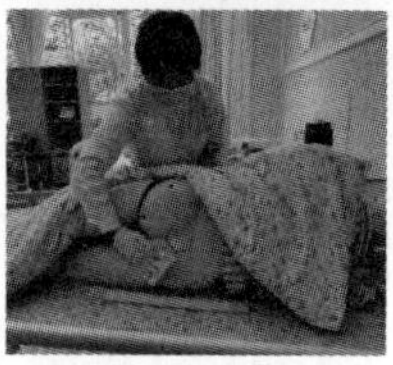 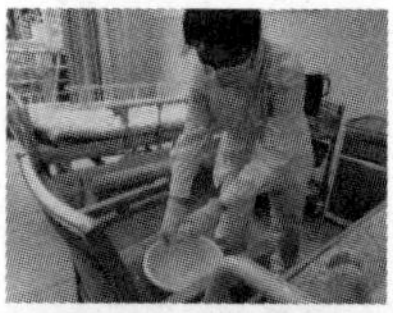

续表

项目	实操技能	具体要求
关键操作技能	(3)将毛巾放入水盆内 (4)观察老人臀部皮肤情况 (5)脱下手套放在护理车下层水盆内 6. 更换一次性护理垫 (1)将身下被污染的一次性护理垫向侧卧方向折叠 (2)将清洁的一次性护理垫一半平铺，一半卷折，垫于老人臀下 (3)翻转老人呈平卧位，轻抬近侧臀部，撤下被污染的一次性护理垫放入专用污物桶 (4)拉平清洁的一次性护理垫 7. 整理床铺 (1)协助老人取舒适体位 (2)盖好被子，整理床单位 (3)拉起床挡，开窗通风	
健康宣教	针对本次操作中老人的沟通和健康宣教： 1. 尽量使用生活化语言 2. 方式与方法得当，简单易懂 3. 表达准确、逻辑清晰 4. 适合老人的需要和理解能力 5. 健康教育建议不少于 3 条 6. 内容与方式恰当，结合老人的具体情况（如职业、性格、爱好、家庭等）	在照护过程中结合老人的情况开展健康宣教，如疾病预防和康复、健康生活方式等（将结合具体案例进行具体化和明确化）
评价照护效果	询问老人有无其他需求、是否满意（反馈）	尽量使用生活化语言
	整理各项操作物品： 1. 投洗毛巾，刷洗水盆 2. 物品放回原处备用	有动作
	规范洗手	有动作
	记录：更换时间、会阴部皮肤有无异常	不漏项，包括评估阳性结果
操作中的注意事项	1. 每隔 2 小时查看一次性护理垫浸湿情况，根据一次性护理垫锁水能力及表层干爽度选择是否进行更换，防止产生尿布疹或压疮 2. 更换一次性护理垫，应关闭门窗、动作轻稳，避免老人受凉 3. 一次性护理垫被污染时，应及时更换，增加老人的舒适感，减少房间异味 4. 当老人患有传染性疾病时，被污染的一次性护理垫应作为医疗垃圾集中回收处理	操作过程中通过沟通、解释的方式说明
综合评判	操作过程中的安全性：操作流畅、安全、规范，避免老人害怕、疼痛等伤害，过程中未出现致老人于危险环境的操作动作或行为	
	沟通力：顺畅自然、有效沟通，表达信息方式符合老人的社会文化背景，能正确理解老人反馈的信息，避免盲目否定或其他语言暴力	
	创新性：能综合应用传统技艺、先进技术等为老人提供所需的照护措施，解决老人的问题，促进老人的健康，提升老人的幸福感	

续表

项目	实操技能	具体要求
综合评判	职业防护：做好自身职业防护，能运用节力原则，妥善利用力的杠杆作用，调整重心，减少摩擦力，利用惯性等方法	
	人文关怀：能及时关注到老人的各方面变化，能针对老人的心理和情绪作出恰当的反应，给予支持，例如不可急躁，言行举止有尊老、敬老、爱老、护老的意识	
	鼓励：利用语言和非语言方式鼓励老人参与照护，加强自我管理，发挥残存功能，提升自理能力	
	灵活性：对临场突发状况能快速应变，根据老人及现场条件灵活机动地实施照护，具有很强的解决问题的能力	

任务十五 为老人更换纸尿裤

【任务导入】

郭爷爷，现入住某某福利院特护科 B103 房间 /1 床。

照护评估中的基本信息：

出生年月：1938 年 9 月；身高：171 厘米；体重：67 千克；文化程度：本科；婚姻状况：丧偶。

经济状况：退休金 7000 元 / 月，有积蓄，儿子经济条件一般。

兴趣爱好：旅游、书法、收藏。

饮食喜好：火爆腰花、红烧肉、喝酒。

性格特点：豁达、开朗热情。

工作经历：退休教师。

家庭情况：1 个儿子、2 个孙子，在本地工作。

既往病史：双膝骨性关节炎病史 10 余年、高血压病史 10 年、阿尔茨海默病病史 2 年。

目前状况：郭爷爷能独立平地行走，能在指导下完成床椅转移。老人时而清醒，时而糊涂，常忘事，总怀疑别人偷他的东西，每次说谁偷东西，都有板有眼的，并且不愿参加集体活动。最近，老人记忆力越来越差，常常找不到自己的房间，并出现饮水、进食呛咳、随地大小便等情况，有时还随处涂抹。近期老人的症状加重，出现小便失禁现象，只能使用纸尿裤，养老护理员为老人更换纸尿裤时老人有抵触情绪。

【任务要求】

协助老人更换纸尿裤，要求养老护理员用口头语言和肢体语言疏导老人的不良情绪或鼓励、表扬老人，增强老人提高生活自理能力的信心，将沟通交流、安全照护、心理支持、人文关怀、职业安全与保护等贯穿于照护服务全过程。

【任务目标】

• 了解老人需要使用纸尿裤的原因

- 熟悉老人穿脱纸尿裤的流程
- 掌握纸尿裤更换的方法
- 能协助老人正常地更换纸尿裤

【任务分析】

人的身体在衰老的过程中，泌尿系统会出现不同程度的退化，部分老人会出现大小便失禁等情况，为维护老人的尊严，保障老人日常生活尽可能不受到影响，引导老人使用纸尿裤是很有必要的。在使用纸尿裤的过程中，养老护理员应及时帮助老人更换纸尿裤，提高老人的舒适度，并减少泌尿系统方面疾病发生的概率。

一、为老人更换纸尿裤的要求

（一）选择纸尿裤的要求

养老护理员应根据老人的实际身高、体重、体态等情况，选择一款适合老人的纸尿裤，松紧度适宜，长时间穿戴不会出现勒大腿、腰围过紧的情况，也不会出现尺寸过大导致尿液、粪便漏出污染衣物、床单位的情况。

（二）对养老护理员的要求

（1）养老护理员应及时发现老人需要更换纸尿裤的时机，不得长时间不更换，让老人长时间穿戴被污染的纸尿裤。

（2）养老护理员应每日检查纸尿裤的尺寸是否适合，当老人出于各种原因而体重发生变化后应及时更换适合的尺寸。

（3）更换纸尿裤过程中应注意清洁卫生，注意老人臀部的护理。

（4）注意保护老人的隐私。

二、更换纸尿裤的方法

（1）调整老人的体位，以平卧为主，身下垫防水布或一次性隔尿垫。

（2）将被污染的纸尿裤卷起，压在老人臀下，用湿纸巾清洁老人的外阴、肛门，如遇污染物过多，可在清洁后用湿毛巾进行清洗，再用干毛巾擦干水。

（3）使用护臀膏保护老人的臀部，避免出现红臀现象，并观察受压部位是否出现压疮。

（4）将被污染的纸尿裤取出后，替换进新的纸尿裤，注意臀下部分应彻底展平，避免出现褶皱增加局部压力。

（5）处理被污染的纸尿裤、毛巾、隔尿垫等物品，如遇衣物或床单被污染，应及时更换，同时开窗通风、更换新鲜空气。

【任务实施】

项目	实操技能	具体要求
工作准备	操作过程中不缺用物，能满足完成整个操作 物品准备：纸尿裤、卫生纸、智能测温水壶、水盆、水温计、毛巾、手套、洗手液、笔、记录单	不需要口头汇报
	环境准备：室内环境整洁、温湿度适宜，关闭门窗，必要时备屏风	以检查动作指向行为或沟通交流方式进行
	老人准备：老人状态良好，可以配合操作	以沟通交流方式进行
	个人准备：着装规范、规范洗手并温暖双手、戴口罩	洗手有动作
沟通解释评估	向老人问好、自我介绍、友好微笑、称呼恰当	礼貌用语、举止得体
	核对照护对象基本信息：房间号、床号、姓名、性别、年龄	核对方式不限
	与照护对象及家属建立信任关系	有效的沟通交流
	介绍照护任务及目的：有效防止排泄物因发生侧漏而污染床单、被子，保持会阴及臀部清洁干燥，防止产生尿布疹或压疮	尽量使用生活化语言
	介绍操作时间（根据具体操作而定）、关键步骤；讲解需要老人注意和（或）配合的内容	尽量使用生活化语言
	询问老人对操作过程是否存在疑问	尽量使用生活化语言
	征询老人对更换纸尿裤的环境是否满意	尽量使用生活化语言
	对老人进行综合评估： 1. 全身情况：精神状态、饮食、二便、睡眠等 2. 局部情况：肢体活动度、检查纸尿裤浸湿的情况、有无异味、皮肤情况等	以检查动作指向行为或沟通交流方式进行
	询问老人有无其他需求（如厕等）	尽量使用生活化语言
	询问老人是否可以开始操作	尽量使用生活化语言
关键操作技能	1. 测试水壶内的水温为 40 ~ 45℃，先将温水倒入水盆内，再将水盆放在床旁座椅上 2. 打开盖被 （1）放下床挡 （2）打开下身盖被，"S" 形折叠至对侧，暴露下身，盖住上身保暖，在不违背原则的情况下，可采取其他方式保暖（包括但不限于调节室温、毛巾保暖等） （3）操作中注意与老人交流解释 3. 脱裤子 （1）协助老人双腿屈膝，双脚掌支撑在床面上	

续表

项目	实操技能	具体要求
关键操作技能	(2)叮嘱老人用力抬起臀部，养老护理员用双手将老人的裤腰向下拉至膝部 (3)协助老人双腿伸直放在床上 4. 擦拭会阴 (1)解开纸尿裤粘扣，将前片从两腿间后侧 (2)双手戴上橡胶手套，用纸巾擦拭老人会阴部尿便污渍 (3)将毛巾在水盆里浸湿并拧干 (4)将毛巾折叠，为老人擦拭会阴 (5)擦洗顺序正确：尿道外口、阴茎、阴囊、腹股沟、肛门（女性老人擦拭顺序由阴阜向下至尿道口、阴道口、肛门、腹股沟），边擦边转动毛巾 (6)随时投洗毛巾，直至局部清洁无异味 (7)观察老人会阴部皮肤情况 (8)将水盆内用过的污水倒入污水桶内 (9)脱下手套放在护理车下层水盆内 5. 变换体位 (1)养老护理员一手扶住老人左侧肩部，另一手扶住老人左侧臀部，翻转老人身体呈右侧卧位 (2)戴上橡胶手套，将被污染的纸尿裤内面对折于臀下，再用纸巾擦拭老人臀部尿便污渍 (3)将毛巾在水盆里浸湿并拧干，环形擦拭老人臀部两侧，直至清洁、无异味 (4)将毛巾放入水盆内，撤下被污染的纸尿裤，脱下手套放在护理车下层水盆内 (5)观察老人臀部皮肤情况 (6)操作中注意动作轻柔，避免拖、拉、拽 (7)操作中注意与老人沟通交流 6. 更换纸尿裤 (1)辨别清洁纸尿裤前后片，将清洁纸尿裤前后两片纵向对折（紧贴皮肤面朝内），平铺于老人臀上，从两腿间将纸尿裤前片向前拉 (2)协助老人呈平卧位，将前片两翼向两侧拉紧，后片粘扣粘贴于纸尿裤前片粘贴区 (3)整理老人大腿内侧纸尿裤边缘至服帖 7. 整理床铺 (1)协助老人取舒适体位 (2)盖好被子，整理床单位 (3)拉起床挡，开窗通风	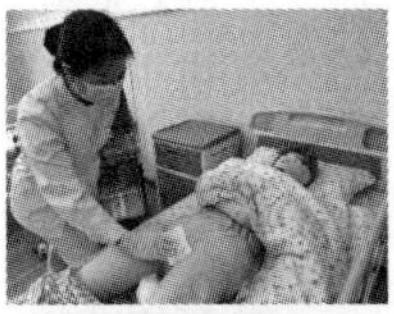 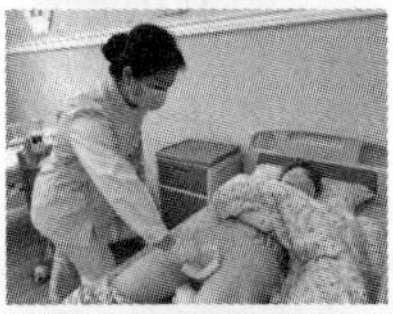 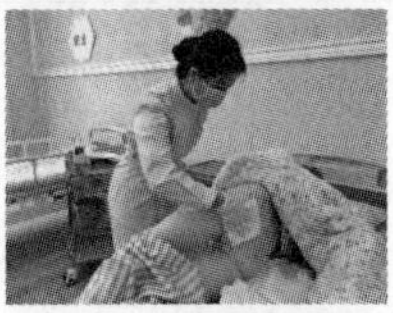 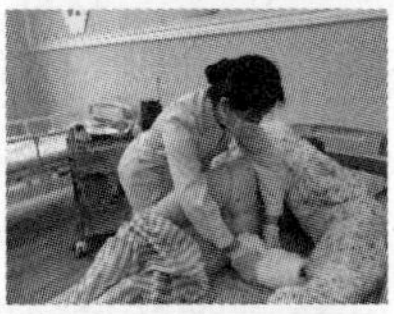 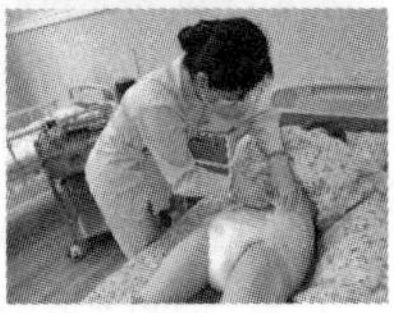 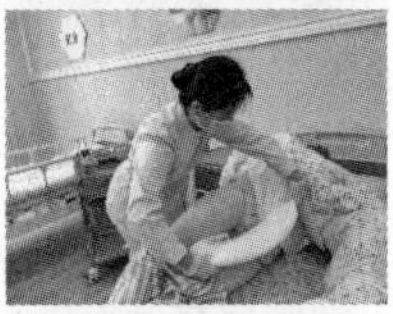
健康宣教	针对本次操作中老人的沟通和健康宣教： 1. 尽量使用生活化语言 2. 方式与方法得当，简单易懂 3. 表述准确、逻辑清晰 4. 适合老人的需要和理解能力 5. 健康教育建议不少于3条 6. 内容与方式恰当，结合老人的具体情况（如职业、性格、爱好、家庭等）	在照护过程中结合老人的情况开展健康宣教，如疾病预防和康复、健康生活方式等（将结合具体案例进行具体化和明确化）

续表

项目	实操技能	具体要求
评价照护效果	询问老人有无其他需求、是否满意（反馈）	尽量使用生活化语言
	整理各项操作物品： 1. 投洗毛巾，刷洗水盆 2. 物品放回原处备用	有动作
	规范洗手	有动作
	记录：更换时间、会阴部皮肤有无异常	不漏项，包括评估阳性结果
操作中的注意事项	1. 更换纸尿裤时，将老人大腿内侧纸尿裤边缘整理服帖，防止侧漏 2. 根据老人胖瘦情况选择尺寸适宜的纸尿裤 3. 纸尿裤被污染后应及时更换，以保持皮肤清洁卫生，提高老人的舒适度，减少房间的异味 4. 当老人患有传染性疾病时，用过的纸尿裤应作为医疗垃圾集中回收处理	操作过程中通过沟通、解释的方式说明
综合评判	操作过程中的安全性：操作流畅、安全、规范，避免老人害怕、疼痛等伤害，过程中未出现致老人于危险环境的操作动作或行为	
	沟通力：顺畅自然、有效沟通，表达信息方式符合老人的社会文化背景，能正确理解老人反馈的信息，避免盲目否定或其他语言暴力	
	创新性：能综合应用传统技艺、先进技术等为老人提供所需的照护措施，解决老人的问题，促进老人的健康，提升老人的幸福感	
	职业防护：做好自身职业防护，能运用节力原则，妥善利用力的杠杆作用，调整重心，减少摩擦力，利用惯性等方法	
	人文关怀：能及时关注到老人的各方面变化，能针对老人的心理和情绪作出恰当的反应，给予支持，例如不可急躁，言行举止有尊老、敬老、爱老、护老的意识	
	鼓励：利用语言和非语言方式鼓励老人参与照护，加强自我管理，发挥残存功能，提升自理能力	
	灵活性：对临场突发状况能快速应变，根据老人及现场条件灵活机动地实施照护，具有很强的解决问题的能力	

任务十六　使用开塞露辅助老人排便

【任务导入】

王爷爷，现入住某某福利院特护科 B308 房间 /1 床。

照护评估中的基本信息：

出生年月：1941 年 3 月；身高：168 厘米；体重：67 千克；文化程度：初中；婚姻状况：已婚。

经济状况：退休金 8000 元 / 月，子女经济条件好。

兴趣爱好：喜欢下棋、看电视，退休前每餐喝酒，少运动。

饮食喜好：喜荤菜，少食蔬菜，不爱喝水。

性格特点：脾气急躁，不善沟通。

工作经历：铁路段工作 30 多年。

家庭情况：2 个儿子、1 个女儿，均在外地。

既往病史：糖尿病病史 20 余年、冠心病病史 20 余年、脑梗死后 2 个月。

目前状况：王爷爷现右侧肢体仍活动不灵，左侧肢体活动无力，能正常沟通，以卧床为主，日常生活不能自理，吃饭、穿衣、大小便等均需他人帮助。老人因患有糖尿病、冠心病，均需控制饮食。近期老人对控制饮食不满，要求多吃荤菜，有时不愿进食，情绪波动较大，时常对养老护理员发脾气，有时还会把自己关在房间里， 拒绝任何人进入，拒绝外出参加任何娱乐活动。老人因疾病、饮食、情绪等长期便秘，已经长达 10 天没有排便了，养老护理员需要使用开塞露帮助老人排便并及时疏导老人的不良情绪。

【任务要求】

帮助老人使用开塞露排便，要求养老护理员用口头语言和肢体语言疏导老人的不良情绪或鼓励、表扬老人，增强老人提高生活自理能力的信心，将沟通交流、安全照护、心理支持、人文关怀、职业安全与保护等贯穿于照护服务全过程。

【任务目标】

- 了解老人使用开塞露的原因
- 熟悉开塞露使用过程中的注意事项
- 掌握开塞露的正确使用方法
- 能协助老人使用开塞露

【任务分析】

老人肠道蠕动速度变慢，日常活动量减少，水分及膳食纤维摄入较少，加之服用某些特殊药物，均会引起老人便秘的情况。部分老人便秘较为严重且顽固，日常缓解便秘的方法使用后效果不佳，为缓解老人便秘的情况，提高老人的生活舒适度，必要的时候可以使用开塞露缓解便秘。

一、使用开塞露辅助老人排便开始前的要求

养老护理员应先向老人进行解释，使老人明白自己已经便秘时间过久，存在影响自身健康的风险，因尝试其他方式缓解便秘效果不佳，现实施开塞露辅助排便，并向老人讲解开塞露的使用方法及使用过程中的注意事项，取得老人的理解与配合。

二、使用开塞露辅助老人排便的方法

（1）向老人解释使用开塞露的目的及方法，取得老人的理解。

（2）关好门窗、床帘，注意保护老人的隐私，脱去老人的裤子，臀下垫防水布或隔尿垫，调整老人的体位，能够俯卧位的，建议使用俯卧位，无法俯卧的老人，可以采用左侧卧位。

（3）剪开开塞露的开口端，并使用润滑油润滑前段。

（4）养老护理员一手掰开肛门，另一手持开塞露，插入前提醒老人放松，切勿突然插入，待前段全部缓慢插入后，挤压球部，使药液能够全部进入肛门。

（5）药液使用完毕后，缓慢抽出开塞露外壳，要求老人保持原体位 10 分钟左右，鼓励老人尽量多保持一会儿，等待药液充分发挥药效。

（6）药效发作后，养老护理员需要协助能够独立排便的老人进入厕所进行排便，为无法下床的老人准备好便盆备用。

（7）排便结束后，协助老人清洁肛门，穿好裤子，洗手，开门窗通风换气。

【任务实施】

项目	实操技能	具体要求
工作准备	操作过程中不缺用物，能满足完成整个操作 物品准备：开塞露、便盆、一次性护理垫2张、卫生纸、必要时备温水、水盆、毛巾、洗手液、笔、记录单	不需要口头汇报 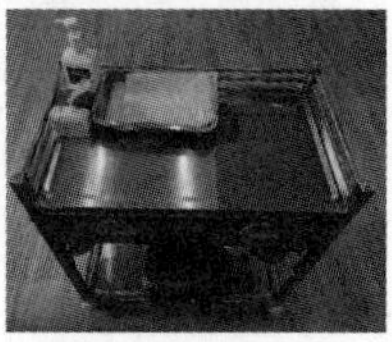
	环境准备：室内环境整洁、温湿度适宜，关闭门窗，必要时用屏风遮挡	以检查动作指向行为或沟通交流方式进行
	老人准备：老人平卧于床，可以配合操作	以沟通交流方式进行
	个人准备：着装规范、规范洗手并温暖双手、戴口罩	洗手有动作
沟通解释评估	向老人问好、自我介绍、友好微笑、称呼恰当	礼貌用语、举止得体
	核对照护对象基本信息：房间号、床号、姓名、性别、年龄	核对方式不限
	与照护对象及家属建立信任关系	有效的沟通交流
	介绍照护任务及目的：促进肠道蠕动、软化粪便，改善便秘	尽量使用生活化语言
	介绍操作时间（根据老人便秘严重程度而定）、关键步骤；讲解需要老人注意和（或）配合的内容	尽量使用生活化语言
	询问老人对操作过程是否存在疑问	尽量使用生活化语言
	征询老人对排便的环境是否满意	尽量使用生活化语言
	对老人进行综合评估： 1. 全身情况：精神状态、饮食、二便、睡眠等 2. 局部情况：肢体活动度、皮肤情况等 3. 特殊情况：是否有痔疮、是否用过开塞露、是否对开塞露过敏、是否过敏体质	以检查动作指向行为或沟通交流方式进行
	询问老人有无其他需求（如厕等）	尽量使用生活化语言
	询问老人是否可以开始操作	尽量使用生活化语言
关键操作技能	1. 打开盖被 （1）放下近侧床挡，按压并检查对侧床挡已拉起且牢固 （2）打开下身盖被，"S"形折叠至对侧，暴露下身，盖住上身保暖，在不违背原则的情况下，可采取其他方式保暖（包括但不限于调节室温、毛巾保暖等） （3）操作中注意与老人交流解释 2. 摆放体位 （1）协助老人身体左倾，将裤子右侧部分向下拉至臀下，再协助老人身体右倾，将裤子左侧部分向下拉至臀下 （2）协助老人双腿屈膝，再脱下裤子至膝部	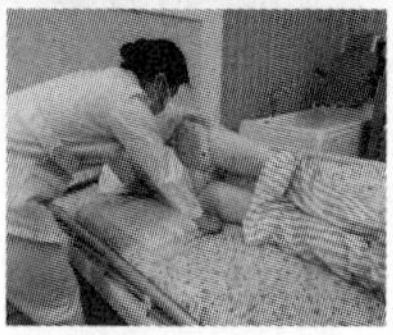 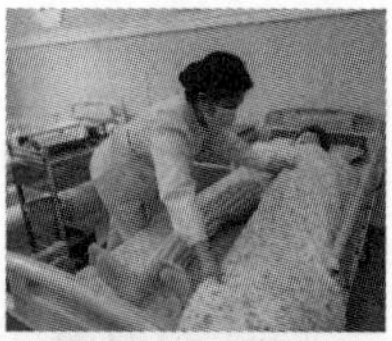

续表

项目	实操技能	具体要求
关键操作技能	（3）协助老人健侧手握住患侧手，一手扶住老人近侧肩部，另一手扶住老人近侧髋部，使老人翻身背向养老护理员呈左侧卧位 （4）使老人的臀部靠近床边，将护理垫一半平铺，一半卷折，垫于老人臀下 3. 注入药液 （1）检查开塞露：包装完好、在有效期内、前端圆润光滑 （2）拧开开塞露的盖帽，左手垫卫生纸，分开老人臀部 （3）右手持开塞露塑料壳球部，挤出少量药液润滑开塞露的前端及肛门口 （4）将开塞露细管部分沿直肠壁插入肛门 （5）嘱咐老人深吸气，将药液全部挤入肛门 （6）退出开塞露细管，同时将左手卫生纸移至肛门按压 5 分钟 （7）患有痔疮的老人使用开塞露时，操作应更加轻缓并充分润滑 （8）老人主诉有便意时，指导其深呼吸，提肛（收紧肛门） （9）叮嘱老人保持体位 10 分钟后排便 4. 放置便盆 （1）10 分钟后协助老人排便 （2）将便盆紧贴老人臀部竖扣并扶稳，便盆窄口朝向足部，将老人及便盆同时恢复呈平卧位 （3）将另一半卷折的护理垫整理拉平，使之无褶皱 （4）询问老人便盆放置位置是否合适、有无不适 （5）在会阴上覆盖一次性护理垫，盖好盖被保暖，拉起近侧床挡 （6）操作中应注意放置便盆时不可硬塞，以免损伤老人的皮肤 （7）操作中注意动作轻柔，避免拖、拉、拽 5. 撤去便盆 （1）放下近侧床挡 （2）打开下身盖被，“S”形折叠至对侧，暴露下身，盖住上身保暖，在不违背原则的情况下，可采取其他方式保暖（包括但不限于调节室温、毛巾保暖等） （3）操作中注意与老人交流解释 （4）撤去覆盖在老人会阴部的护理垫 （5）养老护理员右手扶稳便盆，左手协助老人向左侧卧，取出便盆放于地上 （6）右手取卫生纸从老人会阴向肛门的方向擦净肛门 （7）右手将老人身下的护理垫向臀下方向折叠，再将右侧裤腰部分向上拉至腰部 （8）左手协助老人身体右倾，右手取出老人身下的护理垫 （9）右手将老人的裤子左侧部分向上拉至腰部 6. 整理床铺 （1）协助老人取舒适体位 （2）盖好被子 （3）拉起床挡 （4）开窗通风	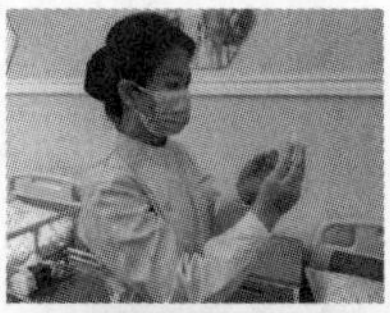 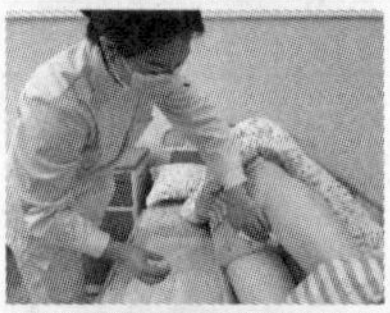 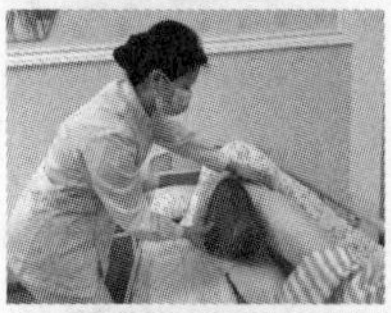 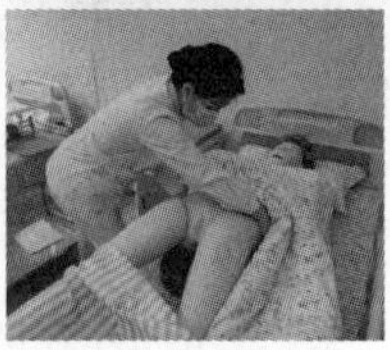 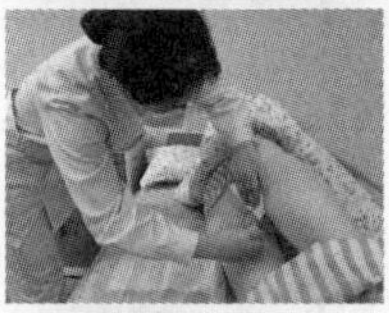
健康宣教	针对本次操作中老人的沟通和健康宣教： 1. 尽量使用生活化语言 2. 方式与方法得当，简单易懂	在照护过程中结合老人的情况开展健康宣教，如疾病预防和康复、健康生活方式等

续表

项目	实操技能	具体要求
健康宣教	3. 表述准确、逻辑清晰 4. 适合老人的需要和理解能力 5. 健康教育建议不少于 3 条 6. 内容与方式恰当，结合老人的具体情况（如职业、性格、爱好、家庭等）	（将结合具体案例进行具体化和明确化）
评价照护效果	询问老人有无其他需求、是否满意（反馈）	尽量使用生活化语言
	整理各项操作物品：倾倒并冲洗、消毒便盆，晾干备用	
	有动作	
	规范洗手	有动作
	记录：排便时间，大便的形状与软硬度、颜色、内容物、气味	不漏项，包括评估阳性结果
操作中的注意事项	1. 使用开塞露前，检查开塞露前端是否圆润光滑，以免损伤肛门周围组织 2. 患有痔疮的老人使用开塞露时，操作应轻缓并充分润滑 3. 对本品过敏者禁用，过敏体质者慎用 4. 开塞露不可长期使用，以免耐受而失去作用	操作过程中通过沟通、解释的方式说明
综合评判	操作过程中的安全性：操作流畅、安全、规范，避免老人害怕、疼痛等伤害，过程中未出现致老人于危险环境的操作动作或行为	
	沟通力：顺畅自然、有效沟通，表达信息方式符合老人的社会文化背景，能正确理解老人反馈的信息，避免盲目否定或其他语言暴力	
	创新性：能综合应用传统技艺、先进技术等为老人提供所需的照护措施，解决老人的问题，促进老人的健康，提升老人的幸福感	
	职业防护：做好自身职业防护，能运用节力原则，妥善利用力的杠杆作用，调整重心，减少摩擦力，利用惯性等方法	
	人文关怀：能及时关注到老人的各方面变化，能针对老人的心理和情绪作出恰当的反应，给予支持，例如不可急躁，言行举止有尊老、敬老、爱老、护老的意识	
	鼓励：利用语言和非语言方式鼓励老人参与照护，加强自我管理，发挥残存功能，提升自理能力	
	灵活性：对临场突发状况能快速应变，根据老人及现场条件灵活机动地实施照护，具有很强的解决问题的能力	

任务十七　为卧床老人翻身预防压疮

【任务导入】

浦奶奶，现入住某某福利院特护科 40 房间 /2 床。

照护评估中的基本信息：

出生年月：1940 年 5 月；身高：164 厘米；体重：50 千克；文化程度：中专；婚姻状况：丧偶。

经济状况：退休金 8000 元 / 月，有积蓄，女儿经济条件好，两个儿子经济条件一般。

兴趣爱好：看电视、种花草。

饮食喜好：挑食、饮食清淡、不爱吃肉。

性格特点：孤僻，脾气不好。

工作经历：事业单位干部。

家庭情况：2 个儿子、1 个女儿。

既往病史：帕金森病史 10 年、高血压病史 10 年、糖尿病病史 6 年、脑出血后 6 个月。

目前情况：浦奶奶由于脑出血留有后遗症，右侧肢体活动不灵，左侧肢体活动基本正常。目前老人能正常交流，但基本生活不能自理，以卧床为主，自述翻身困难。因病痛折磨，老人情绪不佳，经常发脾气，并拒绝服用药物，近期血压波动幅度较大。为避免老人产生压疮，养老护理员需要为老人进行心理疏导并协助老人翻身预防压疮。

【任务要求】

为卧床老人翻身预防压疮，要求养老护理员用口头语言和肢体语言疏导老人的不良情绪或鼓励、表扬老人，增强老人提高生活自理能力的信心，将沟通交流、安全照护、心理支持、人文关怀、职业安全与保护等贯穿于照护服务全过程。

【任务目标】

- 了解卧床老人翻身的重要性

- 熟悉卧床老人翻身的流程
- 掌握协助老人翻身的方法
- 能正确为无法自主翻身的老人翻身

【任务分析】

卧床老人长期躺着，缺乏活动会导致局部组织部位长期受压，局部位置血液循环受限，再加上老人日常营养摄入不足，局部位置长期缺血缺氧，最终会导致出现软组织红肿、溃烂、坏死，缺乏脂肪层保护的位置或肌肉较薄的位置尤其明显。因此，养老护理员要协助无法自主翻身的老人翻身，避免产生压疮。

一、为卧床老人翻身预防压疮的要求

养老护理员应定时为老人翻身，及时记录每次翻身的时间，并观察受压部位的情况，勤按摩、勤检查。在翻身过程中，养老护理员应动作轻柔，切忌出现拖、拉、拽等生硬情况，加重老人皮肤或局部位置的摩擦，增加破溃的风险。在翻身过程中，养老护理员应注意保持床单位的整洁，避免床单上出现杂物或褶皱，增加老人局部受压的情况，并及时更换被污染的床上用品。

二、为卧床老人翻身预防压疮的方法

（1）调节床的高度，养老护理员靠近床旁，放下床挡，向老人解释操作的目的，如夜间翻身则尽量减少沟通，避免干扰老人睡眠。

（2）清洁并温暖双手，在被子内将老人的手放置于前胸，养老护理员一手扶住老人远侧的肩部，另一手扶住其髋部，向近侧翻转，使仰卧位改变为侧卧位。

（3）在老人胸前放置软枕，将其远侧手臂放置于软枕上，近侧手臂掌心向上放置于近侧枕旁。

（4）掀开老人后背的上衣，检查背部受压情况，必要时叩背或按摩缓解受压情况，褪去裤腰检查臀部及髋部受压情况，必要时可用温水进行擦洗。

（5）检查完毕后在老人后背放置软枕，支持老人背部，并在其颈后放置小软枕，调整老人腿部姿势，使远侧腿呈迈步状，腿下放置软枕缓解压力。

（6）盖好盖被，询问老人需求，调节床的高度，拉上床挡。

【任务实施】

项目	实操技能	具体要求
工作准备	操作过程中不缺用物，能满足完成整个操作 物品准备：软枕数个、智能测温水壶1个、脸盆1个、毛巾1条、浴巾1条、洗手液、笔、记录单	不需要口头汇报 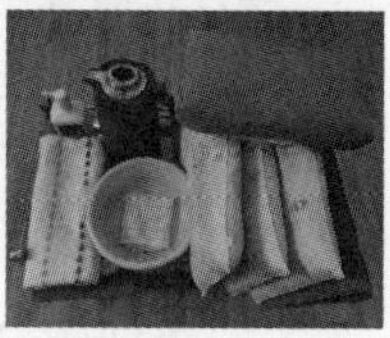
	环境准备：室内环境整洁、温湿度适宜，关闭门窗，必要时用屏风遮挡	以检查动作指向行为或沟通交流方式进行
	老人准备：老人平卧于床，可以配合操作	以沟通交流方式进行
	个人准备：着装规范、规范洗手，并温暖双手	洗手有动作
沟通解释评估	向老人问好、自我介绍、友好微笑、称呼恰当	礼貌用语、举止得体
	核对照护对象基本信息：房间号、床号、姓名、性别、年龄	核对方式不限
	与照护对象及家属建立信任关系	有效的沟通交流
	介绍照护任务及目的：定时变换体位，可以促进血液循环，预防压疮、坠积性肺炎、尿路感染、肌肉萎缩、关节变形、肢体挛缩等并发症的发生	尽量使用生活化语言
	介绍操作时间（根据操作情况而定）、关键步骤；讲解需要老人注意和（或）配合的内容	尽量使用生活化语言
	询问老人对操作过程是否存在疑问	尽量使用生活化语言
	征询老人对翻身的环境是否满意	尽量使用生活化语言
	对老人进行综合评估： 1. 全身情况：精神状态、饮食、二便、睡眠等 2. 局部情况：肢体活动度、受压部位皮肤情况等 3. 特殊情况：疾病情况、营养状况	以检查动作指向行为或沟通交流方式进行
	询问老人有无其他需求（如厕等）	尽量使用生活化语言
	询问老人是否可以开始操作	尽量使用生活化语言
关键操作技能	1. 变换体位 （1）放下近侧床挡 （2）养老护理员将手伸进盖被内轻握老人右侧手臂放于近侧枕边，左侧手臂放于胸前 （3）在盖被内将左侧下肢搭在右侧下肢上、双手分别扶住老人的肩和髋部向近右侧翻转，呈侧卧位（在不违背原则情况下，协助老人翻身侧卧方式不限） （4）双手环抱住老人的臀部移至床中线位置 （5）翻身时将老人抬起，避免拖、拉、推，以免挫伤皮肤	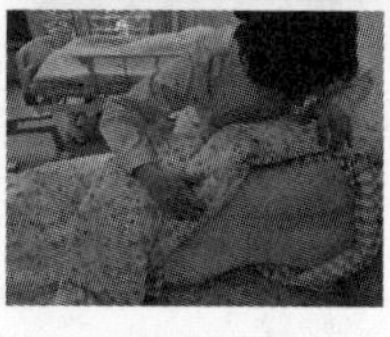 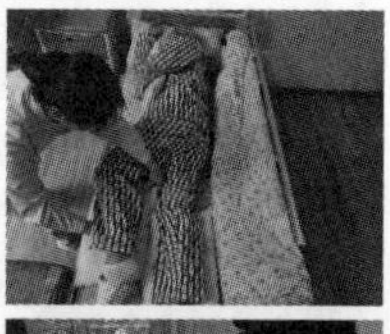

续表

项目	实操技能	具体要求
关键操作技能	(6)卧床老人，一般情况下2小时翻身一次，必要时1小时翻身一次 2. 垫软枕 (1)在老人颈肩部垫软枕 (2)在老人胸前置软枕 (3)使老人左侧手臂手心向下搭于软枕上，并在其左侧小腿中部垫软枕 (4)保持体位稳定、舒适 (5)将后背被子向上折起，暴露背臀部，胸前及下肢盖好盖被，注意保暖 (6)检查背臀部皮肤情况 3. 擦洗背臀部 (1)将浴巾铺于背臀下，向上反折遮盖背臀部，注意保暖 (2)测试水壶内的水温为40 ~ 45℃，先将温水倒入水盆内，再将水盆放在床旁座椅上 (3)将毛巾浸湿拧干，包裹在手上 (4)打开浴巾暴露背臀部，由腰骶部沿脊柱向上至肩颈部，再螺旋形向下擦洗背部一侧 (5)同样的方法擦洗背部另一侧 (6)分别环形擦洗两侧臀部 (7)擦拭后用浴巾遮盖 (8)用浴巾擦干背臀部水分，撤去浴巾 (9)检查床单、衣裤是否被水打湿(如被打湿，应及时更换) (10)拉平上衣，用软枕支撑背臀部 4. 整理床铺 (1)盖好被子 (2)拉起床挡	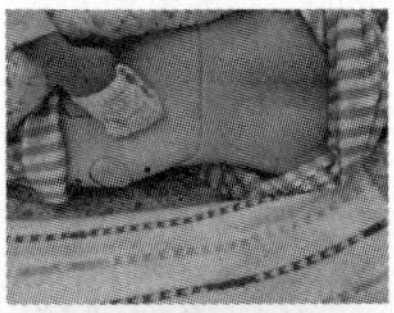 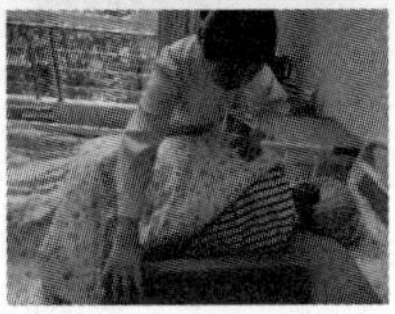 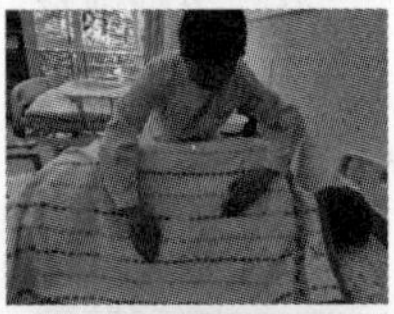
健康宣教	针对本次操作中老人的沟通和健康宣教： 1. 尽量使用生活化语言 2. 方式与方法得当，简单易懂 3. 表述准确、逻辑清晰 4. 适合老人的需要和理解能力 5. 健康教育建议不少于3条 6. 内容与方式恰当，结合老人的具体情况(如职业、性格、爱好、家庭等)	在照护过程中结合老人的情况开展健康宣教，如疾病预防和康复、健康生活方式等(将结合具体案例进行具体化和明确化)
评价照护效果	询问老人有无其他需求、是否满意(反馈)	尽量使用生活化语言
	整理各项操作物品： 1. 倾倒并清洗水盆 2. 毛巾、浴巾清洗、晾干 3. 物品放回原位备用	有动作
	规范洗手	有动作
	记录：翻身时间、体位、皮肤情况(潮湿、压红消退时间、水泡、破溃、感染等)；发现异常及时报告	不漏项，包括评估阳性结果

续表

项目	实操技能	具体要求
操作中的注意事项	1. 翻身时应将老人抬起，避免拖、拉、推等动作，以免挫伤皮肤 2. 卧床老人，一般情况下 2 小时翻身一次，必要时 1 小时翻身一次	操作过程中通过沟通、解释的方式说明
综合评判	操作过程中的安全性：操作流畅、安全、规范，避免老人害怕、疼痛等伤害，过程中未出现致老人于危险环境的操作动作或行为	
	沟通力：顺畅自然、有效沟通，表达信息方式符合老人的社会文化背景，能正确理解老人反馈的信息，避免盲目否定或其他语言暴力	
	创新性：能综合应用传统技艺、先进技术等为老人提供所需的照护措施，解决老人的问题，促进老人的健康，提升老人的幸福感	
	职业防护：做好自身职业防护，能运用节力原则，妥善利用力的杠杆作用，调整重心，减少摩擦力，利用惯性等方法	
	人文关怀：能及时关注到老人的各方面变化，能针对老人的心理和情绪作出恰当的反应，给予支持，例如不可急躁，言行举止有尊老、敬老、爱老、护老的意识	
	鼓励：利用语言和非语言方式鼓励老人参与照护，加强自我管理，发挥残存功能，提升自理能力	
	灵活性：对临场突发状况能快速应变，根据老人及现场条件灵活机动地实施照护，具有很强的解决问题的能力	

任务十八　为老人坐位洗头

【任务导入】

李爷爷，现入住某某福利院特护科 B408 房间 /1 床。

照护评估中的基本信息：

出生年月：1938 年 10 月；身高：170 厘米；体重：71 千克；文化程度：大专；婚姻状况：已婚。

经济状况：退休金 6000 元 / 月，有积蓄，子女经济条件尚可，能给予经济支持。

兴趣爱好：书法、收藏、阅读史书、喝咖啡。

饮食喜好：回锅肉、咸烧白、喝酒。

性格特点：性格孤僻，不爱与人交往。

工作经历：图书馆管理员。

家庭情况：2 个儿子、2 个孙女，均在本地。

既往病史：高脂血症病史 20 年、高血压病史 10 年、脑卒中后 1 年。

目前状况：李爷爷意识清醒，言语欠利，记忆力、计算力、定向力、逻辑思维能力有下降，左侧肢体活动不灵，右侧肢体活动正常。在康复医生的指导下，李爷爷能每日坚持进行康复训练。目前，李爷爷左侧肢体肌力基本恢复达到 4 级，能独立坐在椅上，借助拐杖可以自主行走，但洗头、洗澡、如厕等均需协助。老人感觉康复进度太慢，心里有点着急。老人有一周没有洗头了，感觉头皮发痒，老是用手抓头皮。养老护理员需要为李爷爷进行坐位洗头并疏导其不良情绪。

【任务要求】

为李爷爷坐位洗头，要求养老护理员用口头语言和肢体语言疏导老人的不良情绪或鼓励、表扬老人，增强老人提高生活自理能力的信心，将沟通交流、安全照护、心理支持、人文关怀、职业安全与保护等贯穿于照护服务全过程。

【任务目标】

- 了解老人坐位洗头的目的
- 熟悉老人坐位洗头的流程
- 掌握老人坐位洗头的方法
- 能协助老人正常进行坐位洗头

【任务分析】

老人定期进行头发清洁，可以提高老人的生活质量。根据发质、季节不同，出油量多或天气炎热时，可以 1 ~ 2 天洗一次头发；出油量较少或天气寒冷时，可以每周进行 1 ~ 2 次清洁。头皮过于干燥的老人可以 5 天左右进行一次清洁，具体时间可以根据老人的实际情况进行调整，无需过于刻板要求。能够进行坐位的老人可以采用坐位洗头的方式进行头部清洁。

一、为老人坐位洗头的要求

（一）对养老护理员的要求

养老护理员应注意个人指甲的修剪，避免在为老人洗头的过程中划伤老人的头皮。在日常照护老人的过程中，养老护理员应适当增加对老人头发有益的食品，日常勤为老人梳头或进行头部按摩，促进老人头皮健康。

（二）坐位洗头的要求

（1）养老护理员提前准备温水，通常水温控制在 38 ~ 42℃比较合适。

（2）根据老人的发质情况，选择适合老人的洗发水。

（3）调节好室温，关好门窗，避免在洗头过程中受风着凉。

二、为老人坐位洗头的方法

（1）协助老人完成坐姿体位，并在颈肩处围上毛巾做好洗头准备。

（2）和老人确认洗发水、水温是否合适。

（3）协助老人身体前倾，双手可以借助水盆的边缘进行支撑，低头闭眼。

（4）先用水将头发全部打湿，打湿后可以涂抹洗发水，养老护理员应避免用指甲接触老人的头皮，而是采用指腹按摩老人的头皮，充分揉搓，避免泡沫进入老人耳内，并不时询问老人是否有不适感。

（5）用清水将泡沫洗净，洗净后迅速用毛巾擦干老人面部、颈部的水渍，用毛巾擦干头发，必要时可以使用吹风机加速头发的干燥，协助老人将头发梳理整齐。

（6）协助老人回到床上或桌椅旁休息，询问老人是否有不适感。

【任务实施】

项目	实操技能	具体要求
工作准备	操作过程中不缺用物，能满足完成整个操作 物品准备：毛巾3条、洗发液1瓶、梳子1把、脸盆1个、暖瓶1只、水壶1个（盛装38～40℃温水）、水温计、无菌脱脂棉球、无菌纱布1张、污水桶1个、方凳、洗手液、笔、记录单，必要时备吹风机1个	不需要口头汇报
	环境准备：关闭门窗、温湿度适宜，光线明亮，空气清新	以检查动作指向行为或沟通交流方式进行
	老人准备：老人排空大小便，坐在椅子	以沟通交流方式进行
	个人准备：着装规范、规范洗手	洗手有动作
沟通解释评估	向老人问好、自我介绍、友好微笑、称呼恰当	礼貌用语、举止得体
	核对照护对象基本信息：房间号、床号、姓名、性别、年龄	核对方式不限
	与照护对象及家属建立信任关系	有效的沟通交流
	介绍照护任务及目的： （1）去除头皮屑和污秽，保持头发清洁，减少感染机会 （2）按摩头皮，促进血液循环，促进头发生长和代谢	尽量使用生活化语言
	介绍操作时间（根据具体操作而定）、关键步骤；讲解需要老人注意和（或）配合的内容	尽量使用生活化语言
	询问老人对操作过程是否存在疑问	尽量使用生活化语言
	征询老人对洗头的环境是否满意	尽量使用生活化语言
	对老人进行综合评估： 1. 全身情况：精神状态、饮食、二便、睡眠等 2. 局部情况：肢体活动度，有无头皮屑、抓痕、擦伤、皮疹、瘙痒等	以检查动作指向行为或沟通交流方式进行
	询问老人有无其他需求（如厕等）	尽量使用生活化语言
	询问老人是否可以开始操作	
关键操作技能	1. 摆放体位 （1）将方凳放置在老人面前，脸盆放在方凳上 （2）将老人衣领内折，暴露颈部，毛巾围于老人的肩背部 （3）用水温计测量水壶内水温为38～40℃，眼睛与水温计刻度保持同一水平线 （4）将棉球塞入老人耳朵内，防止洗发过程中水流入耳内 （5）嘱咐老人身体前倾，双手扶稳方凳两侧，低头闭眼，头部位于脸盆上方	

续表

<table>
<tr><th>项目</th><th>实操技能</th><th>具体要求</th></tr>
<tr><td>关键操作技能</td><td>2. 协助洗头
（1）养老护理员一手持水壶用少量温水淋湿另一只手，试水温，然后再缓慢倾倒温水浸湿老人头发，另一手揉搓头发至全部淋湿，同时询问老人水温是否合适
（2）取适量洗发液在掌心揉搓至有泡沫后涂于老人头发上
（3）养老护理员用双手指腹揉搓头发、按摩头皮（力量适中，由四周发际边缘向头顶部揉搓）
（4）注意观察老人的面色并询问其有无不适
（5）操作时动作轻快，减少老人的不适和疲劳
3. 清洗头发
（1）养老护理员取干净毛巾擦干净手上洗发液，再用少量温水交替冲洗双手，同时感受水温是否合适，如偏凉，立即用热水勾兑至水温合适
（2）养老护理员一手持水壶缓慢倾倒温水，另一手揉搓老人的头发至洗发液全部冲净
4. 擦干头发
（1）取干净毛巾擦干老人面部的水痕
（2）再用毛巾包裹住老人的头发，并嘱咐老人抬起头，取舒适坐位
（3）用毛巾擦干头发，必要时用吹风机吹干头发
（4）取出耳朵内的棉球
5. 梳理头发、整理衣物
（1）协助老人将头发梳理整齐
（2）撤下围在肩部的毛巾
（3）翻出衣领，将衣服整理整齐
6. 摆放体位：协助老人取舒适体位</td><td></td></tr>
<tr><td>健康宣教</td><td>针对本次操作中老人的沟通和健康宣教：
1. 尽量使用生活化语言
2. 方式与方法得当，简单易懂
3. 表述准确、逻辑清晰
4. 适合老人的需要和理解能力
5. 健康教育建议不少于 3 条
6. 内容与方式恰当，结合老人的具体情况（如职业、性格、爱好、家庭等）</td><td>在照护过程中结合老人的情况开展健康宣教，如疾病预防和康复、健康生活方式等（将结合具体案例进行具体化和明确化）</td></tr>
<tr><td rowspan="4">评价照护效果</td><td>询问老人有无其他需求、是否满意（反馈）</td><td>尽量使用生活化语言</td></tr>
<tr><td>整理各项操作物品：
1. 将用物放回原处
2. 将污水倒入水池
3. 清洗水盆及污水桶
4. 清洗毛巾并悬挂晾干</td><td>有动作</td></tr>
<tr><td>规范洗手</td><td>有动作</td></tr>
<tr><td>记录：洗头的时间、老人有无异常情况等</td><td>不漏项，包括评估阳性结果</td></tr>
</table>

续表

项目	实操技能	具体要求
操作中的注意事项	1. 在洗发过程中，观察并询问老人有无不适，以便及时调整操作方法 2. 注意室温、水温变化，及时擦干头发，防止老人受凉 3. 洗发操作轻快，减少老人的不适和疲劳	操作过程中通过沟通、解释的方式说明
综合评判	操作过程中的安全性：操作流畅、安全、规范，避免老人害怕、疼痛等伤害，过程中未出现致老人于危险环境的操作动作或行为	
	沟通力：顺畅自然、有效沟通，表达信息方式符合老人的社会文化背景，能正确理解老人反馈的信息，避免盲目否定或其他语言暴力	
	创新性：能综合应用传统技艺、先进技术等为老人提供所需的照护措施，解决老人的问题，促进老人的健康，提升老人的幸福感	
	职业防护：做好自身职业防护，能运用节力原则，妥善利用力的杠杆作用，调整重心，减少摩擦力，利用惯性等方法	
	人文关怀：能及时关注到老人的各方面变化，能针对老人的心理和情绪作出恰当的反应，给予支持，例如不可急躁，言行举止有尊老、敬老、爱老、护老的意识	
	鼓励：利用语言和非语言方式鼓励老人参与照护，加强自我管理，发挥残存功能，提升自理能力	
	灵活性：对临场突发状况能快速应变，根据老人及现场条件灵活机动地实施照护，具有很强的解决问题的能力	

任务十九 为老人进行床上擦浴

【任务导入】

邓奶奶，现入住某某福利院特护科 104 房间 /1 床。

照护评估中的基本信息：

出生年月：1947 年 1 月；身高：156 厘米；体重：66 千克；文化程度：小学；婚姻状况：丧偶。

经济状况：无积蓄，无经济来源，主要靠儿子和女儿补贴。

兴趣爱好：打麻将、编织草帽。

饮食喜好：口味偏重、喜食肉。

性格特点：性格开朗，为人豪爽。

工作经历：务农。

家庭情况：1 个儿子、1 个女儿，均在本地。

既往病史：糖尿病病史 15 年、冠心病病史 10 余年、高血压病史 10 年、脑梗死后 6 个月。

目前状况：老人左侧肢体活动良好，右侧上肢屈曲于胸前，右侧下肢仅能抬离床面，能正常交流，长期卧床。目前，老人生活不能自理，吃饭、穿衣、沐浴、排泄等均在床上。老人因病痛折磨和经济压力，整日闷闷不乐，不愿意与人交流，对照护有抵触情绪。养老护理员今日查房闻到老人身体有异味，决定午后为老人进行床上擦浴，并疏导其不良情绪。

【任务要求】

为老人进行床上擦浴，要求养老护理员用口头语言和肢体语言疏导老人的不良情绪或鼓励、表扬老人，增强老人提高生活自理能力的信心，将沟通交流、安全照护、心理支持、人文关怀、职业安全与保护等贯穿于照护服务全过程。

【任务目标】

- 了解老人床上擦浴的目的

- 熟悉老人床上擦浴的过程
- 掌握老人床上擦浴过程中的注意事项
- 能正确地协助老人完成床上擦浴

【任务分析】

定期为老人进行擦浴可以帮助老人保持皮肤清洁，消除疲劳感，提高舒适度，在擦浴过程中配合适当的手法可以达到按摩的效果，加速老人的血液循环，改善新陈代谢，提高睡眠质量，对不能进行淋浴或无法自主洗浴的老人，养老护理员应协助老人进行床上擦浴。

一、为老人进行床上擦浴的要求

（一）对养老护理员的要求

养老护理员应当定期为行动不便、长期卧床的老人进行床上擦浴，及时和老人沟通操作目的，取得老人的同意，在擦浴过程中应注意保护老人的隐私，注意保暖，手法要轻柔，让老人感受到身心舒适。

（二）进行床上擦浴的要求

（1）室温保持在 24~26℃，擦浴前关闭门窗，擦浴中注意保暖，必要时采用屏风或床帘遮挡保护老人的隐私。

（2）擦浴水温保持在 38~42℃，备好脸盆、毛巾、暖水壶等物品。

二、为老人进行床上擦浴方法

（1）评估老人的情况，解释说明擦浴的要求和注意事项以取得老人的配合。

（2）准备好适合擦浴的环境，确保不会暴露老人的隐私，不会在擦浴过程中着凉。

（3）先进行面部、颈部的清洁，由内向外、由上至下。

（4）擦拭手臂时，注意遮挡老人的前胸，注意保暖，及时擦干水。

（5）擦拭胸部时，打开盖被，用浴巾对胸前进行遮挡，若是女性老人应注意胸部下垂褶皱处的清洁卫生。

（6）擦拭腹部时，可以采用螺旋打圈的方式进行擦拭，促进肠胃蠕动。

（7）擦拭背臀部时，以螺旋向下的方式进行，并注意观察背臀部皮肤情况。

（8）擦拭下肢时，协助老人屈膝，观察老人是否存在不适。

（9）擦拭足部时，可以将老人足部浸泡在水中，注意清洁趾甲缝。

（10）擦洗会阴部时，女性老人应注意尿道口护理，避免出现上行感染，男性老人应注意生殖器褶皱处的清洁。

【任务实施】

项目	实操技能	具体要求
工作准备	操作过程中不缺用物，能满足完成整个操作 物品准备：智能测温水壶 1 个、脸盆 3 个（身体、足部、会阴部）、小方巾 3 条（身体、足部、会阴部）、毛巾 2 条（足部、会阴部）、大浴巾 1 条、橡胶手套、浴液 1 瓶、一次性护理垫 2 张、清洁衣裤 1 套、暖瓶 1 个、污水桶 1 个、指甲剪、洗手液、笔、记录单	不需要口头汇报
	环境准备：室内环境整洁、温湿度适宜，关闭门窗，必要时用屏风遮挡	以检查动作指向行为或沟通交流方式进行
	老人准备：老人平卧于床，可以配合操作	以沟通交流方式进行
	个人准备：着装规范、规范洗手，并温暖双手	洗手有动作
沟通解释评估	向老人问好、自我介绍、友好微笑、称呼恰当	礼貌用语、举止得体
	核对照护对象基本信息：房间号、床号、姓名、性别、年龄	核对方式不限
	与照护对象及家属建立信任关系	有效的沟通交流
	介绍照护任务及目的：可以清洁身体表面，通过对肌肤的清洗揉搓，达到消除疲劳、促进血液循环、改善睡眠、高皮肤新陈代谢速度和增强抗病能力的目的	尽量使用生活化语言
	介绍操作时间（根据操作情况而定）、关键步骤；讲解需要老人注意和（或）配合的内容	尽量使用生活化语言
	询问老人对操作过程是否存在疑问	尽量使用生活化语言
	征询老人对擦浴的环境是否满意	尽量使用生活化语言
	对老人进行综合评估： 1. 全身情况：精神状态、饮食、二便、睡眠等 2. 局部情况：肢体活动度、受压部位皮肤情况等	以检查动作指向行为或沟通交流方式进行
	询问老人有无其他需求（如厕等）	尽量使用生活化语言
	询问老人是否可以开始操作	尽量使用生活化语言
关键操作技能	1. 携用物至床旁（多人同住一室，用屏风或隔帘遮挡），协助老人脱去衣裤，盖好被子 2. 测试水壶内的水温为 40~45℃，先将温水倒入水盆内，再将水盆放在床旁座椅上 3. 擦拭顺序及方法 （1）擦洗面部：将浴巾覆盖在枕巾及胸前被子上。擦拭顺序为眼、额、鼻、鼻翼两侧至唇周、面颊、颈、耳及耳后 1）眼：将小方巾浸湿后拧干，横向对折，再纵向对折，用小方巾的四个角分别擦拭双眼的内眼角和外眼角 2）额：清洗小方巾，拧干后裹成手套状，由中间分别向左再向右 3）鼻：清洗小方巾，拧干后裹成手套状，由鼻根向鼻尖 4）鼻翼两侧至唇周：清洗小方巾，拧干后裹成手套状，由鼻翼一	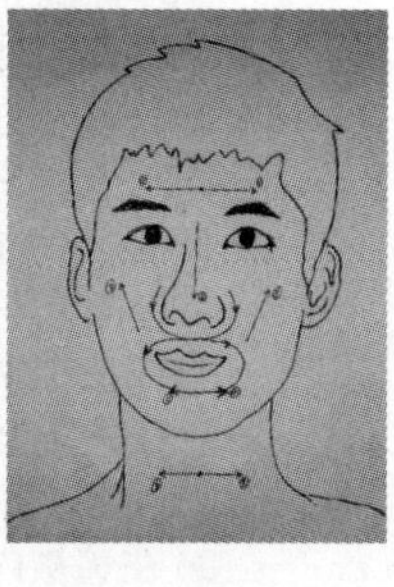

续表

项目	实操技能	具体要求
关键操作技能	侧向下至鼻唇部横向擦，沿一侧唇角向下再横向擦拭下颌 5）面颊：清洗小方巾，拧干后裹成手套状，由唇角向鬓角方向擦拭，同样方法擦拭另一侧 6）颈：清洗小方巾，拧干后裹成手套状，由中间分别向左、向右擦拭 7）耳及耳后：清洗小方巾，拧干后裹成手套状，由上向下擦拭耳及耳后 （2）擦拭手臂 1）暴露近侧手臂，将大浴巾半铺半盖于手臂上，用小方巾包手，涂上浴液，打开浴巾由前臂向上臂擦拭，擦拭后用浴巾遮盖，洗净小方巾，以同样的手法擦净手臂浴液，再用浴巾包裹擦干手臂上的水分 2）以同样的手法擦拭另一侧手臂 3）协助老人面向养老护理员，将浴巾对折置于床边，置脸盆于浴巾上，协助老人将手浸于脸盆中，洗净并擦干 （3）擦拭胸部 1）将被子向下折叠暴露胸部，用浴巾遮盖胸部 2）洗净将小方巾包裹在手上倒上浴液，打开浴巾上部，环形擦拭老人胸部。注意擦净皮肤皱褶处（如腋窝、女性乳房下垂部位），擦拭后用浴巾遮盖，洗净小方巾，以同样的手法擦净胸部浴液，再用浴巾擦干胸部水分 （4）擦拭腹部 1）将盖被向下折至大腿上部，用浴巾遮盖胸腹部 2）将小方巾包裹在手上，涂上浴液，打开浴巾下角向老人胸部反折，暴露老人腹部，顺时针螺旋形擦拭腹部，由上向下擦拭腹部两侧，擦拭后浴巾遮盖，洗净小方巾，以同样的手法擦净腹部浴液，再用浴巾擦干腹部水分，盖好被子，从被子内撤下浴巾 （5）擦拭背臀部 1）协助老人翻身侧卧，面部朝向养老护理员，将被子向上折起，暴露背臀部，将浴巾一侧边缘铺于背臀下，向上反折遮盖背臀部 2）洗净小方巾包裹在手上，倒上浴液，打开浴巾，暴露背臀部，由腰骶部沿脊柱向上擦至肩颈部，螺旋形向下擦洗背部一侧，以同样的手法擦洗另一侧，分别环形擦洗臀部，擦拭后用浴巾遮盖，洗净小方巾，以同样的手法擦净背臀部浴液，再用浴巾擦干背臀部的水分 3）协助老人平卧，穿上清洁上衣，盖好被子 （6）擦洗下肢 1）暴露一侧下肢，将浴巾半铺半盖于腿上 2）洗净小方巾包裹在手上，倒上浴液，打开浴巾，暴露下肢，一手固定老人下肢踝部呈屈膝状，另一手由小腿向大腿方向擦洗，擦拭后用浴巾遮盖，洗净小方巾，以同样的手法擦净下肢浴液，再用浴巾擦干下肢的水分 3）同法擦洗另一侧下肢 （7）擦洗会阴 1）使用专用水盆，盛 1/3 温水 2）在盖被内协助老人双腿屈膝，一手抬起老人的臀部，另一手将一次性护理垫垫于老人臀部	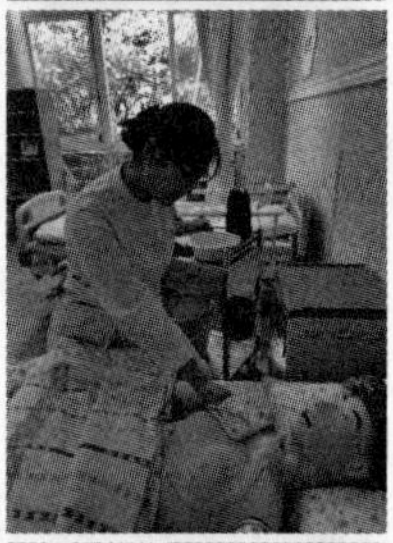 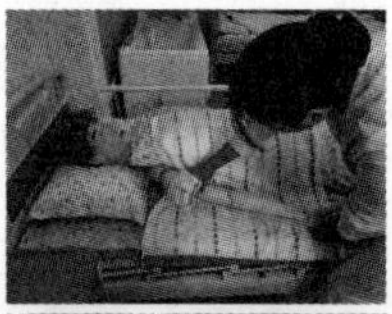 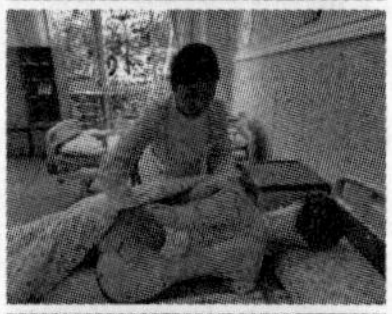 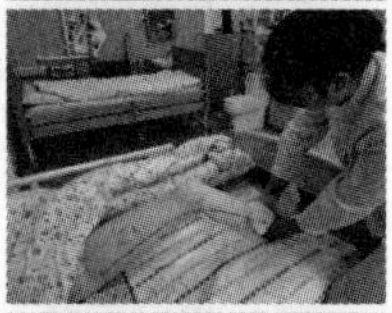 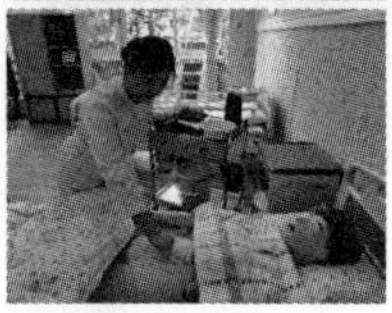

续表

项目	实操技能	具体要求
关键操作技能	3）暴露近侧下肢及会阴部，展开浴巾盖在近侧下肢上，远侧下肢盖好盖被保暖 4）戴上橡胶手套，将专用小方巾浸湿拧干，进行擦拭： 女性老人擦拭顺序为阴阜、尿道口、阴道口、肛门，边擦洗边转动小方巾，清洗毛巾后分别擦洗左右侧腹股沟部位，随时清洗毛巾，直至清洁无异味 男性老人擦拭顺序为尿道外口、阴茎、阴囊、腹股沟和肛门，随时清洗毛巾，直至清洁无异味 5）洗净后用专用小方巾擦干会阴部 6）撤去护理垫和浴巾，盖好被子 （8）清洗足部 1）更换水盆（脚盆）和小方巾，盛装 38 ~ 40℃温水约 1/2 满，将老人被子的被尾向一侧打开，暴露双足，取软枕垫在老人腘窝下支撑 2）足下铺一次性护理垫，水盆放在护理垫上，将老人一只脚浸没在水中搓洗，然后抬起，涂擦浴液，并揉搓脚掌、脚背、足跟、趾缝、脚踝，将老人的脚再次浸没在水中，洗净沐浴液，用专用毛巾擦干脚部，放于被子内。以同样的手法清洗另一只脚 3）撤去水盆、一次性护理垫、大浴巾 4）协助老人穿好清洁裤子 4. 在擦洗过程中应随时添加热水或更换污水 5. 在擦洗过程中要注意观察老人的反应，如出现寒战、面色苍白等情况，应立即停止擦浴并报告 6. 整理床铺 （1）盖好被子 （2）拉起床挡	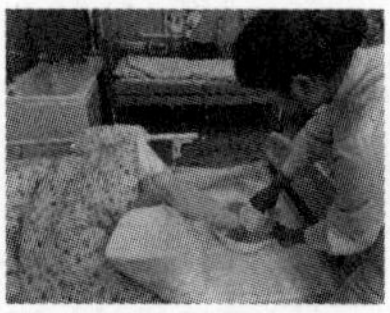
健康宣教	针对本次操作中老人的沟通和健康宣教： 1. 尽量使用生活化语言 2. 方式与方法得当，简单易懂 3. 表述准确、逻辑清晰 4. 适合老人的需要和理解能力 5. 健康教育建议不少于 3 条 6. 内容与方式恰当，结合老人的具体情况（如职业、性格、爱好、家庭等）	在照护过程中结合老人的情况开展健康宣教，如疾病预防和康复、健康生活方式等（将结合具体案例进行具体化和明确化）
评价照护效果	询问老人有无其他需求、是否满意（反馈）	尽量使用生活化语言
	整理各项操作物品： 1. 倾倒并清洗水桶、水盆 2. 衣裤、毛巾、浴巾清洗并晾干 3. 物品放回原位备用	有动作
	规范洗手	有动作
	记录：床上擦浴的时间、受压部位皮肤情况、老人有无异常	不漏项，包括评估阳性结果

续表

项目	实操技能	具体要求
操作中的注意事项	1. 多人同住一室时，应隔帘遮挡 2. 在擦浴过程中，动作要轻柔，要及时遮盖老人暴露部位，以防着凉 3. 随时添加温水，调整温水，并更换污水 4. 在擦洗过程中，要观察老人的反应，如出现寒战、面色苍白等情况，应立即停止擦浴并报告	操作过程中通过沟通、解释的方式说明
综合评判	操作过程中的安全性：操作流畅、安全、规范，避免老人害怕、疼痛等伤害，过程中未出现致老人于危险环境的操作动作或行为	
	沟通力：顺畅自然、有效沟通，表达信息方式符合老人的社会文化背景，能正确理解老人反馈的信息，避免盲目否定或其他语言暴力	
	创新性：能综合应用传统技艺、先进技术等为老人提供所需的照护措施，解决老人的问题，促进老人的健康，提升老人的幸福感	
	职业防护：做好自身职业防护，能运用节力原则，妥善利用力的杠杆作用，调整重心，减少摩擦力，利用惯性等方法	
	人文关怀：能及时关注到老人的各方面变化，能针对老人的心理和情绪作出恰当的反应，给予支持，例如不可急躁，言行举止有尊老、敬老、爱老、护老的意识	
	鼓励：利用语言和非语言方式鼓励老人参与照护，加强自我管理，发挥残存功能，提升自理能力	
	灵活性：对临场突发状况能快速应变，根据老人及现场条件灵活机动地实施照护，具有很强的解决问题的能力	

第二部分

基础护理

任务一　帮助老人翻身、叩背促进排痰

【任务导入】

刘爷爷，居住在某某小区 5 栋 102 室，目前由某某社区中心实施居家照护。

照护评估中的基本信息：

出生年月：1950 年 12 月；身高：175 厘米；体重：60 千克；文化程度：大专；婚姻状况：已婚。

经济状况：退休金 5000 元 / 月，有积蓄，子女经济条件尚可。

兴趣爱好：打台球、养花，吸烟。

饮食喜好：鹌鹑蛋、土豆烧肥肠、甜烧白，不爱喝水。

性格特点：性格开朗、喜欢交流。

工作经历：公交车司机。

家庭情况：1 个儿子、1 个女儿、2 个孙子、1 个外孙女，均在本地。

既往病史：高血压病史 10 年、慢性阻塞性肺病病史 5 年、糖尿病病史 5 年、脑出血后 2 年。

目前状况：老人右耳听力明显下降，右侧肢体偏瘫，左侧肢体活动正常，能正常交流，长期卧床，翻身困难。一周前着凉后，刘爷爷出现胸闷、咳嗽且痰多不易咳出的情况，同时伴有失眠、疲乏、精神紊乱等症。子女因工作不能提供日常照护，老伴因身体不好需要有人协助照顾刘爷爷，特申请居家上门照护。老人因病痛折磨，情绪不佳，经常对家人发脾气。养老护理员需要为刘爷爷翻身、叩背促进排痰，并教会家属翻身、叩背促进排痰的方法。

【任务要求】

为刘爷爷翻身、叩背促进排痰，要求养老护理员用口头语言和肢体语言疏导老人的不良情绪或鼓励、表扬老人，增强老人提高生活自理能力的信心，将沟通交流、安全照护、心理支持、人文关怀、职业安全与保护等贯穿于照护服务全过程。

【任务目标】

- 了解为老人翻身、叩背促进排痰的方法
- 熟悉为老人翻身、叩背促进排痰过程中的注意事项
- 掌握为老人翻身、叩背促进排痰的操作要点
- 能为老人翻身、叩背促进排痰

【任务分析】

翻身、叩背促进排痰是一种通过叩背使胸壁振动气道，使附着在肺、支气管内的分泌物脱落，并通过翻身的体位引流，使分泌物到达细支气管，通过老人咳嗽将痰液排出体外的物理方法。老人常发生肺部炎症，由于咳嗽力弱，肺深部痰液无法被有效咳出，从而使感染加重。翻身、叩背能够有效帮助老人排出肺深部的痰液，从而减轻肺部感染。

一、帮助老人翻身、叩背促进排痰的要求

（一）帮助老人翻身的要求

（1）房间内环境整洁，温湿度适宜，关闭门窗。

（2）养老护理员衣着整齐，洗净双手，准备支撑用体位垫若干。

（3）养老护理员翻身前需向老人说明整个操作以取得老人的理解与配合，在操作过程中养老护理员应动作轻柔，避免拖、拉、拽等暴力动作造成老人皮肤破损及卧位不适。

（二）帮助老人叩背促进排痰的要求

（1）老人长期卧床，咳嗽无力时或有肺部感染指征时需执行此项操作。

（2）操作时，养老护理员需戴口罩、洗净双手，双手手指并拢，手背隆起，手指关节微曲，掌内与手指成 120°。

（3）养老护理员指腹与大小鱼际着落，利用腕关节力量，由下至上、由外向内，有节律地叩击老人背部。

（4）同时嘱咐老人用力深吸气、屏气，并用力将痰液咳出。

二、帮助老人翻身、叩背促进排痰的注意事项

（1）叩背时手应中空，避免平掌拍打在老人后背处，让老人感到疼痛。

（2）既可单手叩背，也可双手交替叩击，频率要快。

（3）不可叩击老人的脊柱、肩胛骨及双侧肾区。

（4）有心脏疾病的老人慎叩背，有肋骨骨折的老人禁止叩背。

（5）只能使用腕部力量，切勿用蛮力叩击，以免造成老人肋骨骨折。

【任务实施】

项目	实操技能	具体要求
工作准备	简述情境、老人照护问题和任务等	口头汇报
	操作过程中不缺用物，能满足完成整个操作 物品准备：软枕数个、毛巾、弯盘、纸巾、洗手液、笔、记录单	不需要口头汇报
	环境准备：室内环境整洁、温湿度适宜、空气清新、关闭门窗	以检查动作指向行为或沟通交流方式进行
	老人准备：老人平卧于床，可以配合操作	以沟通交流方式进行
	个人准备：着装规范、穿上鞋套上门服务、规范洗手	洗手有动作
沟通解释评估	向老人问好、自我介绍、友好微笑、称呼恰当	礼貌用语、举止得体
	核对照护对象基本信息：家庭地址、姓名、疾病等	核对方式不限
	与照护对象及家属建立信任关系	有效的沟通交流
	介绍照护任务及目的：可通过适宜频率利用重力及机械的力量，使粘贴在气管壁的痰液脱落，易于排出体外，从而减轻肺部感染	尽量使用生活化语言
	介绍操作时间（5~15 分钟）、关键步骤；讲解需要老人注意和（或）配合的内容	尽量使用生活化语言
	询问老人对操作过程是否存在疑问	尽量使用生活化语言
	征询老人对翻身叩背的环境是否满意	尽量使用生活化语言
	对老人进行综合评估： 1. 全身情况：精神状态、饮食、二便、睡眠等 2. 局部情况：肢体活动度、有无肋骨骨折、受压部位皮肤情况等 3. 特殊情况：有无心脏病、进餐时间是否超过 2 小时且距下一餐时间是否在半小时以上	以检查动作指向行为或沟通交流方式进行
	询问老人有无其他需求（如厕等）	尽量使用生活化语言
	询问老人是否可以开始操作	尽量使用生活化语言
关键操作技能	1. 协助翻身 （1）放下床挡，打开盖被，“S” 形折叠至对侧或床尾 （2）抬起老人颈肩部，将枕头移向左侧 （3）嘱咐老人右手掌按压床面，右下肢屈曲，右脚掌撑住床面，尽力用健侧肢体带动患侧肢体向床的左侧移动，平卧于对侧的床边位置 （4）将右下肢平放于床面，左手握住右手，左下肢屈膝，左脚掌撑住床面	

续表

<table>
<tr><th>项目</th><th>实操技能</th><th>具体要求</th></tr>
<tr><td>关键操作技能</td><td>（5）在操作中，要注意保暖，避免老人受凉
（6）养老护理员一手扶住老人肩部，另一手扶住老人左侧膝部，将老人向右侧整体翻身至床中线位置
（7）在老人右颈肩部垫一软枕、右侧肘部下垫一软枕、左上臂与左胸部之间垫一软枕，分别在左、右小腿下垫软枕
（8）盖好盖被，再将背部被子向上折起，暴露背臀部，胸前及下肢盖好盖被
2. 叩背促进排痰
（1）在老人口部下方垫上毛巾，将弯盘放置在口部下方的毛巾上
（2）检查老人背部皮肤有无破损
（3）背部叩击，从背部第十肋向上至肩部，两侧交替进行
（4）五指并拢呈弓形，掌心与手指成 120°，由下至上、由两侧到中央，有节律地叩击老人背部
（5）叩击的相邻部位应重叠 1/3，力量中等，以老人耐受为准，每分钟叩击 120 ~ 180 次，持续 3 ~ 6 分钟，每天叩击 3 ~ 5 次
（6）餐后 2 小时至下一餐前 30 分钟进行
（7）叩击时注意避开双肾、骨隆突处、脊柱、心脏等区域
（8）在操作中注意观察老人的反应，如有不适，立即停止
（9）叩击的同时嘱咐老人用力深吸气后再屏气，并用力将痰液咳出
（10）擦去老人口周的痰液
3. 整理用物
（1）用软枕支撑老人背部，盖好盖被
（2）整理床单位，支起床挡</td><td> 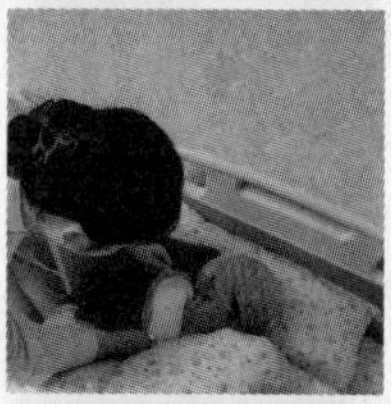 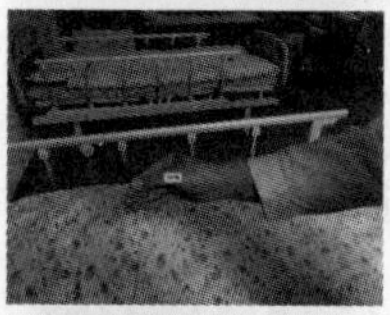 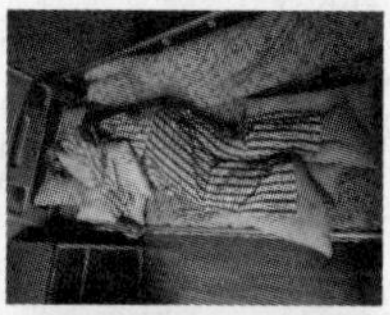 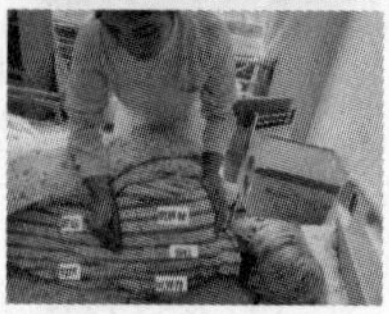</td></tr>
<tr><td>健康宣教</td><td>针对本次操作中老人的沟通和健康宣教：
1. 尽量使用生活化语言
2. 方式与方法得当，简单易懂
3. 表述准确、逻辑清晰
4. 适合老人的需要和理解能力
5. 健康教育建议不少于 3 条
6. 内容与方式恰当，结合老人的具体情况（如职业、性格、爱好、家庭等）</td><td>在照护过程中结合老人的情况开展健康宣教，如疾病预防和康复、健康生活方式等（将结合具体案例进行具体化和明确化）</td></tr>
<tr><td rowspan="4">评价照护效果</td><td>询问老人有无其他需求、是否满意（反馈）</td><td>尽量使用生活化语言</td></tr>
<tr><td>整理各项操作物品：
1. 弯盘清洗消毒备用
2. 物品放回原位备用</td><td>有动作</td></tr>
<tr><td>规范洗手</td><td>有动作</td></tr>
<tr><td>记录：叩背时间、老人的反应、痰液情况，如有异常情况立即报告医护人员</td><td>不漏项，包括评估阳性结果</td></tr>
<tr><td>指导家属</td><td>在操作过程中指导家属日常照护要点：
1. 指导贯穿于护理全过程
2. 重点部分特别提示
3. 讲解与示范相结合</td><td></td></tr>
</table>

续表

项目	实操技能	具体要求
操作中的注意事项	1. 叩背时手应中空，避免平掌拍打在老人后背处，引起老人疼痛 2. 既可单手叩背，也可双手交替叩击，频率要快 3. 不可叩击老人脊柱及肾区 4. 有心脏疾病的老人慎做叩背，有肋骨骨折的老人禁止叩背 5. 只能使用腕部力量，切勿用蛮力叩击，以免造成老人肋骨骨折	操作过程中通过沟通、解释的方式说明
综合评判	操作过程中的安全性：操作流畅、安全、规范，避免老人害怕、疼痛等伤害，过程中未出现致老人于危险环境的操作动作或行为	
	沟通力：顺畅自然、有效沟通，表达信息方式符合老人的社会文化背景，能正确理解老人反馈的信息，避免盲目否定或其他语言暴力	
	创新性：能综合应用传统技艺、先进技术等为老人提供所需的照护措施，解决老人的问题，促进老人的健康，提升老人的幸福感	
	职业防护：做好自身职业防护，能运用节力原则，妥善利用力的杠杆作用，调整重心，减少摩擦力，利用惯性等方法	
	人文关怀：能及时关注到老人的各方面变化，能针对老人的心理和情绪作出恰当的反应，给予支持，例如不可急躁，言行举止有尊老、敬老、爱老、护老的意识	
	鼓励：利用语言和非语言方式鼓励老人参与照护，加强自我管理，发挥残存功能，提升自理能力	
	灵活性：对临场突发状况能快速应变，根据老人及现场条件灵活机动地实施照护，具有很强的解决问题的能力	

任务二　使用热水袋为老人保暖

【任务导入】

王奶奶，现居住于某某花园小区5栋2单元1203室，由某某居家社区中心实施居家照护。

照护评估中的基本信息：

出生年月：1926年3月；身高：175厘米；体重：80千克；文化程度：大专；婚姻状况：丧偶。

经济状况：退休金3000元/月，子女经济条件一般。

兴趣爱好：下棋、看书。

饮食喜好：喜欢吃素菜、甜食。

性格特点：性格内向。

工作经历：图书管理员。

家庭情况：1个儿子、1个孙子、1个孙女，均在本地。

既往病史：类风湿性关节炎病史20余年、骨质疏松病史20余年、高血压病史16年、脑卒中后1年。

目前状况：老人意识清醒，能正常交流，右上肢僵直，肘关节屈曲难，右下肢无力，左侧因类风湿性关节炎而手指功能活动受限，左侧下肢活动良好，以卧床为主。老人平时由保姆照顾，1年前老人脑卒中后，为获得更专业的照顾，申请了居家上门照顾。最近天气转冷，老人感觉浑身发冷。养老护理员上门需要为老人使用热水袋保暖并教会保姆使用。

【任务要求】

使用热水袋为老人保暖，要求养老护理员用口头语言和肢体语言疏导老人的不良情绪或鼓励、表扬老人，增强老人提高生活自理能力的信心，将沟通交流、安全照护、心理支持、人文关怀、职业安全与保护等贯穿于照护服务全过程。

【任务目标】

- 了解取暖物品的类型
- 了解老人使用热水袋可能出现的危害
- 熟悉老人使用热水袋的方法
- 掌握热水袋的温度控制
- 能使用热水袋为老人保暖

【任务分析】

使用热水袋为老人保暖是常用的一种热疗法。热疗法是利用高于人体皮肤温度的物质作用于体表皮肤，使局部血管扩张，以促进血液循环，将热带至全身使体温升高，让老人感到舒适的护理方法。常用于保暖的用物就是热水袋。热水袋是以橡胶制成的袋囊，在袋囊中装入热水，再将热水袋装入热水袋套内或用毛巾包裹放置在所需部位，以达到取暖的目的。对老人来说，热水袋的温度不可超过 50℃，要特别注意避免低温烫伤的情况发生。

一、使用热水袋为老人保暖的要求

（一）热疗（使用热水袋）的禁忌证

（1）面部危险三角区感染化脓时不可使用，因为热疗会使血管扩张，细菌和毒素进入血液循环，使炎症扩散，造成严重的颅内感染。

（2）未明确诊断的急腹症不可使用，因为热疗缓解疼痛的同时会掩盖病情，从而延误诊断和治疗。

（3）皮肤湿疹、细菌性结膜炎不可使用，因为热疗后可使局部温度升高，有利于细菌繁殖和分泌物增多而加重病情。

（4）各种脏器出血者不可使用，因为热疗后可使局部血管扩张，增加脏器的血流量和血管的通透性而加重出血。

（5）软组织挫伤、扭伤初期（48 小时内）不可使用，因为热疗会促进血液循环，增加皮下出血、肿胀和疼痛。

（二）使用热水袋时要特别注意防止出现低温烫伤

烫伤不是高温的专利，一般而言，皮肤接触 70℃左右的物体，持续一分钟即可对皮肤造成烫伤；而皮肤接触 60℃的温度时，5 分钟以上也可造成烫伤。这种由皮肤长时间接触高于体温的低温物体而造成的烫伤，被称为低温烫伤。因此，使用热水袋时里面盛装热水的温度不能超过 50℃，热水袋里的热气要赶走，并把瓶盖拧紧，另外热水袋要隔热使用，不能长时间持续使用。

二、使用热水袋为老人保暖的注意事项

（1）水温计水银端插入水壶中测量水温时，应避免触碰壶壁及壶底。养老护理员应平视刻度线准确读数。

（2）往热水袋中灌入热水时，水位至热水袋总量的 1/2 ～ 2/3 处即可，灌入热水后检查热水袋是否旋紧螺旋塞，避免袋身破损或螺旋塞未旋紧而造成漏水。

（3）灌入的热水水温应控制在 50℃以内，热水袋使用时应装入布套内或包裹毛巾，避免与老人皮肤直接接触，防止低温烫伤。

（4）在老人使用热水袋的过程中，养老护理员要每 15 分钟巡视一次，如发生烫伤，应立即停止使用，进行局部降温并及时报告医护人员。

（5）老人应避免长时间使用热水袋，时间以 30 ～ 60 分钟为宜。

（6）热水袋使用后需倒挂晾干吹入空气，旋紧螺旋塞，放在阴凉干燥处备用。

【任务实施】

项目	实操技能	具体要求
工作准备	简述情境、老人照护问题和任务等	口头汇报
	操作过程中不缺用物，能满足完成整个操作 物品准备：热水袋、热水袋套、暖水壶（内有 50℃左右的温水）、水温计、纱布、毛巾 、洗手液、笔、记录单	不需要口头汇报 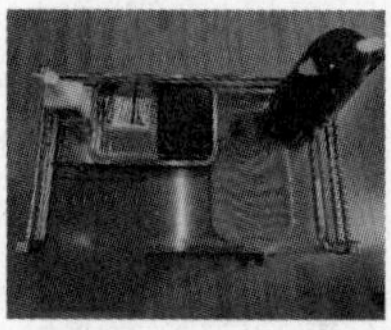
	环境准备：室内环境整洁、温湿度适宜、空气清新、关闭门窗	以检查动作指向行为或沟通交流方式进行
	老人准备：老人平卧于床，可以配合操作	以沟通交流方式进行
	个人准备：着装规范、穿上鞋套上门服务、规范洗手	洗手有动作
沟通解释评估	向老人问好、自我介绍、友好微笑、称呼恰当	礼貌用语、举止得体
	核对照护对象基本信息：家庭地址、姓名、疾病等	核对方式不限
	与照护对象及家属建立信任关系	有效的沟通交流
	介绍照护任务及目的：保暖及促进局部血液循环	尽量使用生活化语言
	介绍操作时间（30~60 分钟）、关键步骤；讲解需要老人注意和（或）配合的内容	尽量使用生活化语言
	询问老人对操作过程是否存在疑问	尽量使用生活化语言
	征询老人对使用热水袋保暖的环境是否满意	尽量使用生活化语言

续表

项目	实操技能	具体要求
沟通解释评估	对老人进行综合评估: 1. 全身情况:精神状态、饮食、二便、睡眠等 2. 局部情况:肢体活动度、有无感知觉、有无痛觉、有无温觉、使用热水袋部位皮肤有无破损等 3. 特殊情况:有无糖尿病、有无脊髓损伤或脑卒中	以检查动作指向行为或沟通交流方式进行
	询问老人有无其他需求(如厕等)	尽量使用生活化语言
	询问老人是否可以开始操作	尽量使用生活化语言
关键操作技能	1. 检查热水袋 (1)热水袋弹性良好、无破损、无漏气、袋面颜色鲜艳 (2)螺旋塞紧密、无松动 2. 测量水温 (1)将水温计插入水壶中测量水温,平视水温计刻度线,调节水温至50℃ (2)水温计不碰触壶底和壶壁 (3)用纱布擦干水温计,收起 3. 灌装热水袋 (1)放平热水袋,拧开螺旋塞,一手捏住热水袋袋口一侧高出的边缘部分,另一手持水壶缓慢灌入热水,边灌边提高热水袋,使水不至于溢出,灌水1/2 ~ 2/3满 (2)排尽袋内空气,将热水袋缓慢放平,排出袋内空气拧紧螺旋塞 4. 检查有无漏水:用毛巾擦干热水袋及袋口水痕,热水袋袋口朝下,双手进行挤压,检查袋口有无漏水 5. 将热水袋装入袋套内,系紧袋口 6. 放置热水袋 (1)与老人交流,再次核对老人的信息 (2)将热水袋放于距足部或身体10厘米的位置(袋口朝身体外侧) (3)告知老人热水袋摆放的位置,提醒老人变换体位时避免肢体触及 (4)及时关注并回应老人的照护需求 (5)每隔15分钟巡视检查一次,查看用热情况、皮肤情况等	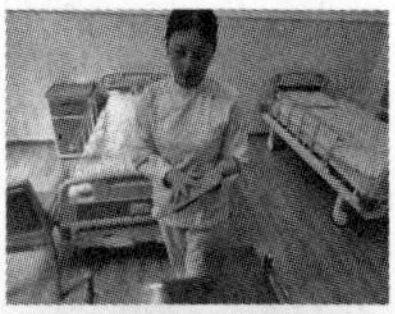 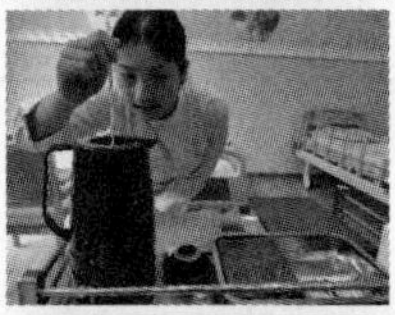 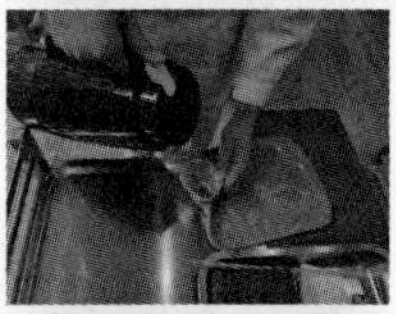 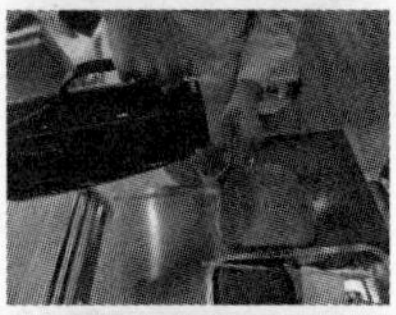 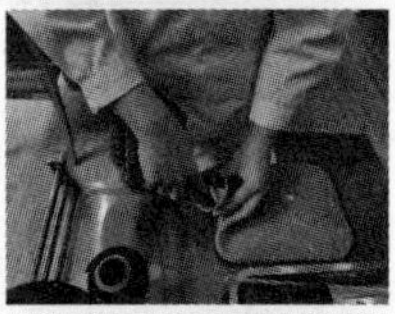 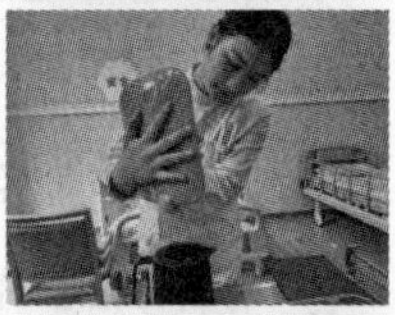 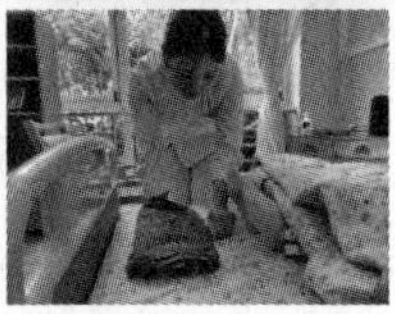

续表

项目	实操技能	具体要求
关键操作技能	7. 取出热水袋 （1）30 ~ 60 分钟后取出热水袋 （2）查看盖被内的温度、床单位是否干燥、热水袋的温度，询问老人是否继续使用 （3）观察老人靠近热水袋处的肢体是否温暖，皮肤有无发红、水泡等低温烫伤 （4）如果发生烫伤，应立即停止使用，进行局部降温并及时报告医护人员 8. 整理床单位 （1）协助老人取舒适体位 （2）盖好盖被，整理床铺，拉上床挡	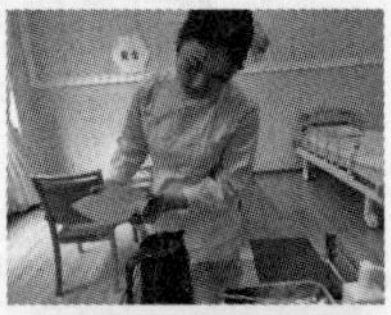 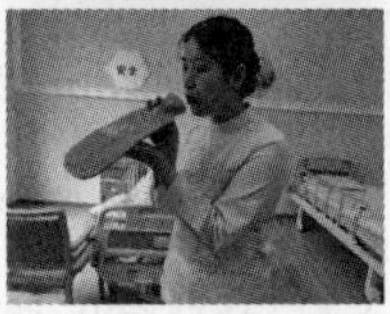
健康宣教	针对本次操作中老人的沟通和健康宣教： 1. 尽量使用生活化语言 2. 方式与方法得当，简单易懂 3. 表述准确、逻辑清晰 4. 适合老人的需要和理解能力 5. 健康教育建议不少于 3 条 6. 内容与方式恰当，结合老人的具体情况（如职业、性格、爱好、家庭等）	在照护过程中结合老人的情况开展健康宣教，如疾病预防和康复、健康生活方式等（将结合具体案例进行具体化和明确化）
评价照护效果	询问老人有无其他需求、是否满意（反馈）	尽量使用生活化语言
	整理各项操作物品： 1. 将热水袋内的水倒空，倒挂晾干后吹入空气，旋紧螺旋塞，放在阴凉处备用 2. 热水袋套洗净备用 3. 其他物品放回原位备用	有动作
	规范洗手	有动作
	记录：热水袋放置时间、取出时间、老人用热后全身及局部情况，如有异常情况立即报告医护人员	不漏项，包括评估阳性结果
	在操作过程中指导家属日常照护要点： 1. 指导贯穿于护理全过程 2. 重点部分特别提示 3. 讲解与示范相结合	
操作中的注意事项	1. 水温计水银端插入水壶中测量水温时，应避免触碰壶壁及壶底，平视刻度线，准确读数 2. 灌入热水后检查热水袋是否旋紧螺旋塞，避免袋身破损或螺旋塞未旋紧而造成漏水 3. 水温应控制在 50℃以内，热水袋装入布套内或包裹毛巾，避免与皮肤直接接触，防止低温烫伤 4. 在老人使用热水袋的过程中，养老护理员要每 15 分钟巡视一次，如发生烫伤，应立即停止使用，进行局部降温并及时报告医护人员 5. 老人应避免长时间使用热水袋，时间以 30 ~ 60 分钟为宜	

续表

项目	实操技能	具体要求
综合评判	操作过程中的安全性：操作流畅、安全、规范，避免老人害怕、疼痛等伤害，过程中未出现致老人于危险环境的操作动作或行为	
	沟通力：顺畅自然、有效沟通，表达信息方式符合老人的社会文化背景，能正确理解老人反馈的信息，避免盲目否定或其他语言暴力	
	创新性：能综合应用传统技艺、先进技术等为老人提供所需的照护措施，解决老人的问题，促进老人的健康，提升老人的幸福感	
	职业防护：做好自身职业防护，能运用节力原则，妥善利用力的杠杆作用，调整重心，减少摩擦力，利用惯性等方法	
	人文关怀：能及时关注到老人的各方面变化，能针对老人的心理和情绪作出恰当的反应，给予支持，例如不可急躁，言行举止有尊老、敬老、爱老、护老的意识	
	鼓励：利用语言和非语言方式鼓励老人参与照护，加强自我管理，发挥残存功能，提升自理能力	
	灵活性：对临场突发状况能快速应变，根据老人及现场条件灵活机动地实施照护，具有很强的解决问题的能力	

任务三　使用温水擦浴为高热老人降温

【任务导入】

何爷爷，现居住在某某福利院 401 房间 /1 床。

照护评估中的基本信息：

出生年月：1939 年 7 月；身高：173 厘米；体重：68 千克；文化程度：中专；婚姻状况：已婚，配偶入住疗养院。

经济状况：退休金较高、有积蓄。

兴趣爱好：喝茶、看电视、打麻将、吸烟。

饮食喜好：稀饭、米粉、糖包子、红烧鱼、蔬菜、花生米。

性格特点：开朗热情、幽默，喜欢与人交流沟通。

工作经历：某某民政局办公室主任。

家庭情况：2 个儿子、1 个女儿，大儿子去世；2 个孙子、1 个外孙。

既往病史：帕金森病史 3 年、腔隙性脑梗死后 1 年。

目前状况：何爷爷 1 月前摔倒造成胸 12 椎压缩性骨折、尾椎骨折，经住院治疗病情稳定后出院，现入住养老机构。复查显示老人骨折部位恢复良好，老人持续进行康复训练计划，但因长期卧床养病，出现焦虑情绪和睡眠障碍。一周前，老人着凉后出现咳嗽、咳白色浓痰，咳嗽时伴右侧胸痛，服用阿莫西林、盐酸溴已新片后，症状无好转。近两日老人咳嗽、咳痰加重，出现发热恶寒，体温高达 39℃，伴头痛、周身疼痛。医生结合实验室检查和胸部 X 线检查后诊断为肺部感染引起，并将老人转入养老机构医院进行治疗，同时让养老护理员使用温水擦浴为老人降温，老人非常紧张，养老护理员应及时给予心理支持。

【任务要求】

使用温水擦浴为老人降温，要求养老护理员用口头语言和肢体语言疏导老人的不良情绪或鼓励、表扬老人，增强老人提高生活自理能力的信心，将沟通交流、安全照护、心理支持、人文关怀、职业安全与保护等贯穿于照护服务全过程。

【任务目标】

- 了解温水擦浴的概念
- 熟悉温水擦浴的要求
- 掌握温水擦浴的温度
- 能使用温水擦浴为高热老人进行物理降温

【任务分析】

物理降温是除药物治疗外，最简便、有效、安全、舒适的降温方法，常用的物理降温方法有温水擦浴物理降温和使用冰袋物理降温。其中，使用温水擦浴为高热老人物理降温的原理是通过温水使皮肤表面毛细血管扩张，并在皮肤上蒸发，吸收和带走机体大量的热，从而降低体温，有利于身体的康复。

一、使用温水擦浴为高热老人降温的要求

（一）物理降温的禁忌

（1）老人有慢性炎症或深部有化脓病灶时，不宜冷疗，以免使局部血流量减少，影响炎症吸收。

（2）老人有大面积组织受损、局部血液循环不良或感染性休克、微循环障碍、皮肤颜色青紫时，不宜用冷敷，以免加重微循环障碍，加速组织坏死。

（3）忌用冷的部位。枕后、耳郭、阴囊处忌用冷，以防冻伤；心前区忌冷，以防反射性心率减慢，心房、心室纤颤及房室传导阻滞；腹部忌冷，以防腹泻；足底忌冷，以防反射性末梢血管收缩，影响散热或引起一过性的冠状动脉收缩。

（二）温水擦浴的要求

（1）水温：32 ~ 34℃。

（2）技巧：先加冷水 → 再加热水 → 测定水温。

（3）手法：离心方向边拍边按摩。

（4）时间：15 ~ 20 分钟。

（5）其他：为高热老人温水擦浴时，应在头部置冰袋，足底置热水袋。

二、使用温水擦浴为高热老人降温的注意事项

（1）温水擦浴过程中应注意保暖。

（2）温水擦浴过程中应注意保护老人的隐私，避免暴露过多。

（3）温水擦浴过程中应注意保护老人的安全，避免坠床。

（4）在擦浴过程中，应注意观察老人局部皮肤情况及老人的反应，如有异常，立即停止操作。

（5）每侧（四肢、背腰部）需擦拭 3 分钟，全过程控制在 20 分钟以内。

（6）擦浴时，以轻拍的方式进行，避免用摩擦的方式，因摩擦易生热。

（7）禁止温水擦浴的部位有枕后、耳郭、阴囊处、心前区、腹部和足底。

【任务实施】

项目	实操技能	具体要求
工作准备	简述情境、老人照护问题和任务等	口头汇报
	操作过程中不缺用物，能满足完成整个操作 物品准备：水盆（内盛装 32 ~ 34℃温水），内浸纱布或小毛巾 2 块、大毛巾 1 块、冰袋 1 个、热水袋 1 个、布套或小巾 2 块、屏风 1 个、必要时可备干净衣裤一套、体温计 1 个、体温记录单 1 份、洗手液、笔、记录单	不需要口头汇报
	环境准备：室内环境整洁、温湿度适宜、酌情关闭门窗，避免对流风直吹老人	以检查动作指向行为或沟通交流方式进行
	老人准备：老人平卧于床，可以配合操作	以沟通交流方式进行
	个人准备：着装规范、规范洗手	洗手有动作
沟通解释评估	向老人问好、自我介绍、友好微笑、称呼恰当	礼貌用语、举止得体
	核对照护对象基本信息：房间号、床号、姓名、性别、年龄	核对方式不限
	与照护对象及家属建立信任关系	有效的沟通交流
	介绍照护任务及目的：为高热老人降温	尽量使用生活化语言
	介绍操作时间（20 分钟以内）、关键步骤；讲解需要老人注意和（或）配合的内容	尽量使用生活化语言
	询问老人对操作过程是否存在疑问	尽量使用生活化语言
	征询老人对温水擦浴的环境是否满意	尽量使用生活化语言
	对老人进行综合评估： 1. 全身情况：精神状态、饮食、二便、睡眠等 2. 局部情况：肢体活动度、有无血液循环障碍、慢性炎症、组织损伤、深部化脓病灶、破裂、开放性的伤口等 3. 特殊情况：是否对冷过敏	以检查动作指向行为或沟通交流方式进行
	询问老人有无其他需求（如厕等）	尽量使用生活化语言
	询问老人是否可以开始操作	尽量使用生活化语言

续表

项目	实操技能	具体要求
关键操作技能	1. 摆放体位：放下床挡，协助老人取仰卧位 2. 放置冰袋及热水袋：在老人头部放置冰袋、脚下放置热水袋 3. 擦浴 协助老人在被内脱去衣裤，露出擦拭部位，下面垫大毛巾，拧干浸湿的小毛巾缠在手上成手套式，以离心方向、轻拍的方式进行擦拭，其顺序如下： 1）双上肢：露出一侧上肢，下面垫大毛巾，拧干浸湿的小毛巾缠在手上成手套式，以轻拍的方式擦拭： ①颈外侧—肩—肩上臂外侧—前臂外侧—手背，再将小毛巾投水，拧干浸湿的小毛巾 ②侧胸—腋窝—上臂内侧—前臂内侧—手心，每擦拭一面肢体投洗一次小毛巾 将大毛巾垫在另一侧上肢下，以同样的方法擦拭另一侧上肢 2）腰背部：协助老人转换为左侧卧，露出背部，将大毛巾垫于老人腰背下，将小毛巾投水，拧干浸湿的小毛巾缠在手上成手套式，从颈下肩部以轻拍的方式擦至臀部。擦干腰背部水分，为老人穿好衣服，协助老人取仰卧位 3）双下肢：露出一侧下肢，下面垫大毛巾，将小毛巾投水，拧干浸湿的小毛巾缠在手上成手套式，以轻拍的方式擦拭： ①外侧：髋部—下肢外侧擦—足背 ②内侧：腹股沟—下肢内侧擦—踝部 ③后侧：臀下—腘窝—足跟 每擦拭一侧肢体投洗一次小毛巾，将大毛巾垫在另一侧下肢下，以同样的方法擦拭另一下肢，擦干下肢后穿好裤子，禁止擦浴的部位有枕后、耳郭、阴囊处、心前区、腹部和足底	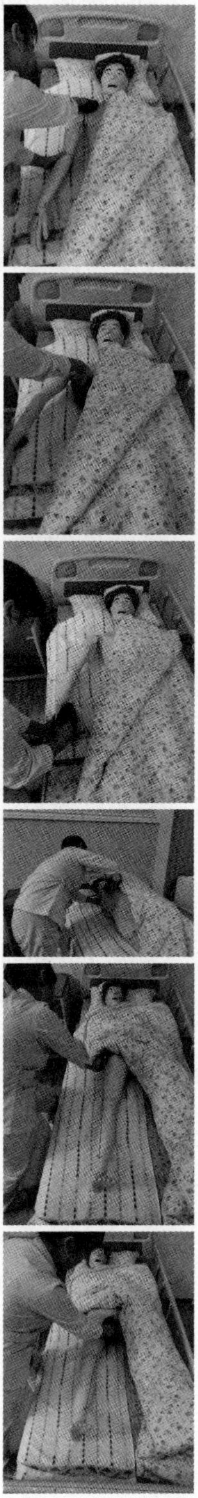

续表

项目	实操技能	具体要求
关键操作技能	4. 每侧(四肢、腰背部)擦拭3分钟,全过程控制在20分钟以内,擦拭完毕取下热水袋 5. 协助老人盖好被子,拉上床帘 6. 复测体温:擦浴30分钟后测量体温,如体温降至39℃以下,取下头部冰袋 7. 整理床单位 (1)协助老人取舒适体位 (2)盖好盖被,整理床铺,拉上床挡 (3)询问老人的需求	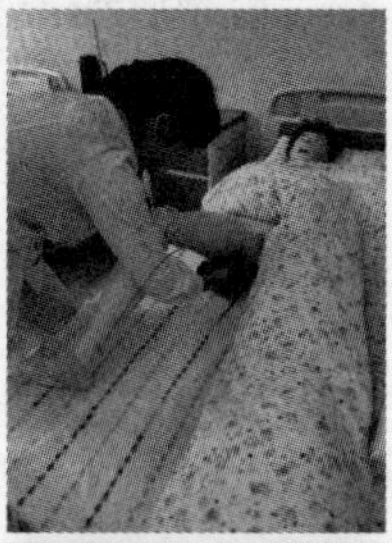 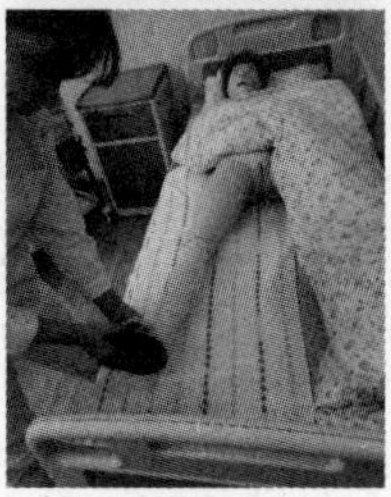
健康宣教	针对本次操作中老人的沟通和健康宣教: 1. 尽量使用生活化语言 2. 方式与方法得当,简单易懂 3. 表述准确、逻辑清晰 4. 适合老人的需要和理解能力 5. 健康教育建议不少于3条 6. 内容与方式恰当,结合老人的具体情况(如职业、性格、爱好、家庭等)	在照护过程中结合老人的情况开展健康宣教,如疾病预防和康复、健康生活方式等(将结合具体案例进行具体化和明确化)
评价照护效果	询问老人有无其他需求、是否满意(反馈)	尽量使用生活化语言
	整理各项操作物品: 1. 倾倒并清洗水盆 2. 清洗毛巾、袋套、浴巾,晾干备用 3. 将热水袋内的水倒空,倒挂晾干后吹入空气,旋紧螺旋塞,放在阴凉处备用 4. 体温计放入盛有75%医用酒精的消毒盒内浸泡30分钟以上 5. 其他物品放回原位备用	有动作
	规范洗手	有动作
	记录:温水擦浴的时间、温水擦浴前后体温情况、老人有无异常	不漏项,包括评估阳性结果
操作中的注意事项	1. 在擦浴过程中注意观察老人局部皮肤情况及老人的反应,如有异常,立即停止操作 2. 每侧(四肢、腰背部)擦拭3分钟,全过程控制在20分钟以内 3. 擦浴时,以轻拍的方式进行,避免用摩擦的方式,因摩擦易生热	操作过程中通过沟通、解释的方式说明
综合评判	操作过程中的安全性:操作流畅、安全、规范,避免老人害怕、疼痛等伤害,过程中未出现致老人于危险环境的操作动作或行为	

续表

项目	实操技能	具体要求
综合评判	沟通力: 顺畅自然、有效沟通, 表达信息方式符合老人的社会文化背景, 能正确理解老人反馈的信息, 避免盲目否定或其他语言暴力	
	创新性: 能综合应用传统技艺、先进技术等为老人提供所需的照护措施, 解决老人的问题, 促进老人的健康, 提升老人的幸福感	
	职业防护: 做好自身职业防护, 能运用节力原则, 妥善利用力的杠杆作用, 调整重心, 减少摩擦力, 利用惯性等方法	
	人文关怀: 能及时关注到老人的各方面变化, 能针对老人的心理和情绪作出恰当的反应, 给予支持, 例如不可急躁, 言行举止有尊老、敬老、爱老、护老的意识	
	鼓励: 利用语言和非语言方式鼓励老人参与照护, 加强自我管理, 发挥残存功能, 提升自理能力	
	灵活性: 对临场突发状况能快速应变, 根据老人及现场条件灵活机动地实施照护, 具有很强的解决问题的能力	

任务四　为老人进行湿热敷

【任务导入】

蒋爷爷，现居住在某某养老机构 403 室。

照护评估中的基本信息：

出生年月：1925 年 11 月；身高：177 厘米；体重：75 千克；文化程度：本科；婚姻状况：丧偶。

经济状况：退休金 3000 元 / 月，有积蓄，经济条件较好。

兴趣爱好：集邮、打麻将。

饮食喜好：面食、甜食。

性格特点：性格刚毅，做事果断。

工作经历：个体户。

家庭情况：1 个儿子、1 个女儿、1 个外孙、1 个孙女。

既往病史：糖尿病病史 10 年、高脂血症病史 10 年、高血压病史 15 年。

目前状况：老人能自理，长期遵医嘱服用药物，定期检测血糖、血压、血脂，目前病情控制稳定，半个月前老伴去世后入住养老机构。3 天前凌晨 1 点左右老人起床上厕所时不慎将右侧膝盖碰到椅子上。值班医生赶到后立即查看伤处，发现老人皮肤未出现破损，但膝盖处发红且压之有痛感。老人主诉除右侧膝盖处稍有痛感外其他无异常。第二天早上 8 点小王查房时发现老人右侧膝盖出现青紫及肿胀，立即报告医生。医生让养老护理员 48 小时后对蒋爷爷的右侧膝盖进行湿热敷处理。

【任务要求】

为老人进行湿热敷，要求养老护理员用口头语言和肢体语言疏导老人的不良情绪或鼓励、表扬老人，增强老人提高生活自理能力的信心，将沟通交流、安全照护、心理支持、人文关怀、职业安全与保护等贯穿于照护服务全过程。

【任务目标】

- 了解老人湿热敷的应用范围
- 熟悉老人湿热敷的禁忌
- 掌握老人湿热敷的温度控制
- 能为老人进行湿热敷

【任务分析】

湿热敷是老人照护过程中常用的一种热疗方式，其穿透力强，能利用热传导促进血液循环，帮助炎症吸收或促进消散，可作用于人体深层组织，使老人痉挛的肌肉松弛而止痛。湿热敷常用于老人的慢性炎症及痛症（患处无发红或发热的症状），如慢性腰颈痛、慢性退化性膝关节炎、肌肉疲劳或痉挛等。另外，在中医推拿的运用上，常于手法操作后辅以湿热敷，有祛风散寒、温经通络、活血止痛的作用，还可以加强手法治疗效果、减轻手法刺激所产生的局部不良反应。

一、为老人进行湿热敷的要求

（一）湿热敷的禁忌证

患有急性炎症、皮肤炎、血栓性静脉炎、外周血管疾病的老人，新生皮肤、患处有伤口、肢体和皮肤过分疼痛或肿胀、失去分辨冷热能力（如部分糖尿病老人）、不能明白指示（如患有严重阿尔茨海默病）、瘫痪的老人等都不宜使用湿热敷。软组织扭伤、挫伤早期、未经确诊的急腹痛、鼻周围三角区感染、脏器出血、恶性肿瘤、有金属移植物的老人禁用湿热敷。

（二）湿热敷的要求

（1）房间内环境整洁，温湿度适宜，关闭门窗。

（2）养老护理员衣着整齐，洗净双手，物品准备齐全。

（3）温度：水温控制在 50 ~ 60℃。

（4）时间：20 ~ 30 分钟。

（5）要点：暴露治疗部位，局部皮肤涂上凡士林（范围大于敷布）后，盖上一层敷布；将热水中浸湿的毛巾拿起并拧干，抖开，用手腕试温，以不烫手为准，折叠后敷于患处，敷布上盖以棉垫，以维持温度。在湿热敷过程中如老人感到烫热，可揭开敷布的一角散热，每 3 ~ 5 分钟更换一次敷布，有异常情况立即停止并报告医生。

二、为老人进行湿热敷的注意事项

（1）在湿热敷期间，应严密观察湿热敷部位皮肤有无红肿、起水泡等情况，防止烫伤。

（2）瘫痪、糖尿病、血液循环障碍、感觉不灵敏的老人不得使用湿热敷，以免发生意外。

（3）面部湿热敷的老人，敷后半小时方能外出，以防感冒。

（4）在操作过程中注意老人的保暖和安全。

【任务实施】

项目	实操技能	具体要求
工作准备	简述情境、老人照护问题和任务等	口头汇报
	操作过程中不缺用物，能满足完成整个操作 物品准备：水盆、暖水壶（内有50～60℃的热水）、水温计、毛巾2块、浴巾1条、一次性护理垫、敷布、纱布、量杯、凡士林、棉签、大镊子、洗手液、笔、记录单	不需要口头汇报 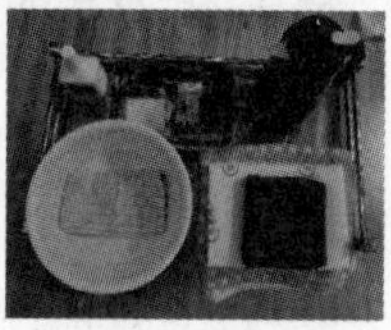
	环境准备：室内环境整洁、温湿度适宜、关闭门窗	以检查动作指向行为或沟通交流方式进行
	老人准备：老人平卧于床，可以配合操作	以沟通交流方式进行
	个人准备：着装规范、规范洗手	洗手有动作
沟通解释评估	向老人问好、自我介绍、友好微笑、称呼恰当	礼貌用语、举止得体
	核对照护对象基本信息：房间号、床号、姓名、性别、年龄	核对方式不限
	与照护对象及家属建立信任关系	有效的沟通交流
	介绍照护任务及目的：促进局部血液循环、消炎、消肿、减轻疼痛	尽量使用生活化语言
	介绍操作时间（20～30分钟）、关键步骤；讲解需要老人注意和（或）配合的内容	尽量使用生活化语言
	询问老人对操作过程是否存在疑问	尽量使用生活化语言
	征询老人对湿热敷的环境是否满意	尽量使用生活化语言
	对老人进行综合评估： 1. 全身情况：精神状态、饮食、二便、睡眠等 2. 局部情况：肢体活动度、湿热敷处有无感知觉、有无痛觉、有无温觉、湿热敷的部位皮肤有无破损等 3. 特殊情况：有无糖尿病、瘫痪、肾炎	以检查动作指向行为或沟通交流方式进行
	询问老人有无其他需求（如厕等）	尽量使用生活化语言
	询问老人是否可以开始操作	尽量使用生活化语言

续表

项目	实操技能	具体要求
关键操作技能	1. 湿热敷的过程 (1)备齐物品，摆放合理 (2)打开床挡，协助老人取平卧位 (3)掀开盖被，充分暴露右侧下肢，上身及左侧下肢盖好盖被，注意保暖 (4)左手托起老人腘窝部，右手铺好一次性护理垫和浴巾 (5)将老人右侧裤腿向大腿方向卷起，充分暴露右侧膝关节部位 (6)用棉签涂凡士林在老人膝盖上且面积大于敷布，将纱布抖开盖在膝盖上 (7)将水温计插入热水壶测试水温，平视水温计刻度，将水温调至 50 ~ 60℃，用纱布擦干水温计收起 (8)将水倒入水盆中，将敷布放在水盆中浸透，双手持大镊子拧干敷布，不滴水为宜 (9)在手腕内侧测试温度，以不烫手为宜，将敷布放于老人膝关节部位纱布上 (10)将干毛巾盖在敷布上面，以防散热过快，询问老人有无不适 (11)老人感觉过热可揭开毛巾一角放出热气，最后用浴巾保温 (12)若热敷部位有伤口，需按无菌技术处理伤口 (13)每 3 ~ 5 分钟更换一次敷布(要求更换一次敷布)，湿热敷时间为 20 ~ 30 分钟 (14)水盆内随时加热水保持温度 2. 观察 (1)湿敷期间观察局部皮肤有无发红、烫伤等情况 (2)如有异常立即停止并报告 3. 湿热敷完毕 (1)先打开浴巾，再打开毛巾，撤去敷布放入水盆 (2)用纱布擦干油渍，用毛巾轻轻拭干皮肤水痕 (3)左手拖起老人腘窝处，右手取出一次性护理垫和浴巾 (4)协助老人整理衣裤，同时检查裤子及床单有无污染 4. 整理床单位 (1)协助老人取舒适体位 (2)盖好盖被，整理床铺，拉上床挡 (3)询问老人需求	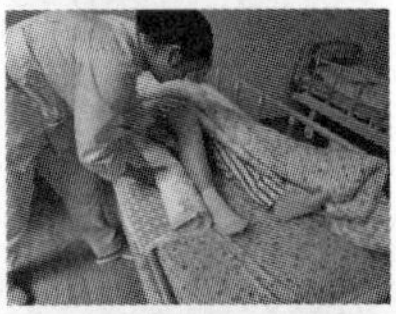 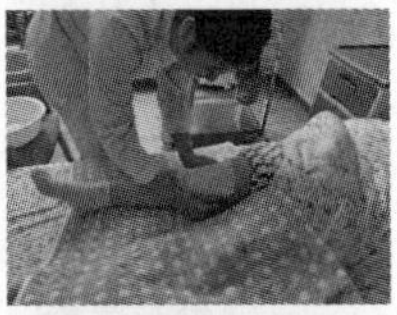 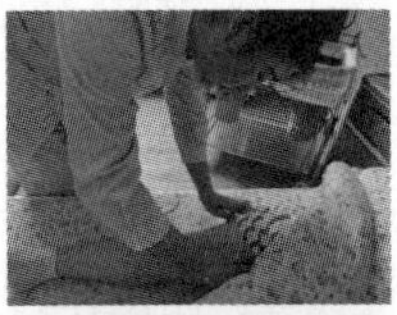 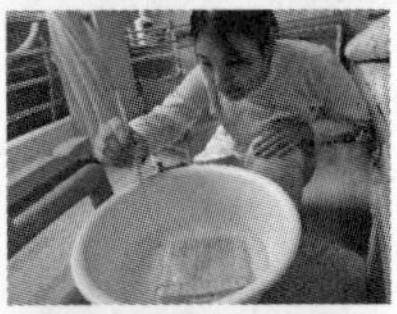 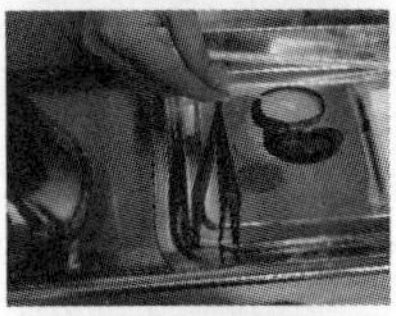 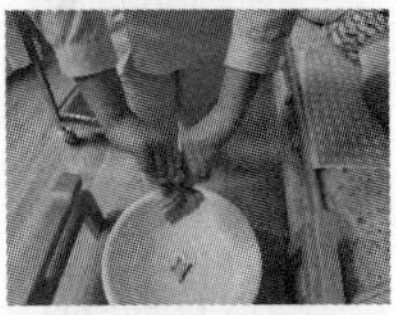 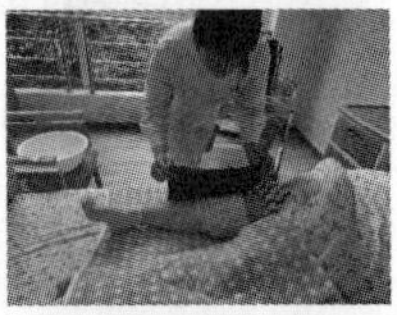 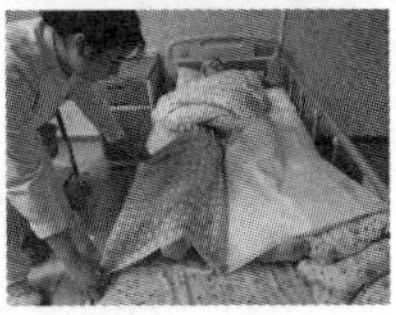
健康宣教	针对本次操作中老人的沟通和健康宣教： 1. 尽量使用生活化语言 2. 方式与方法得当，简单易懂 3. 表述准确、逻辑清晰 4. 适合老人的需要和理解能力	在照护过程中结合老人的情况开展健康宣教，如疾病预防和康复、健康生活方式等

续表

项目	实操技能	具体要求
健康宣教	5. 健康教育建议不少于 3 条 6. 内容与方式恰当，结合老人的具体情况（如职业、性格、爱好、家庭等）	（将结合具体案例进行具体化和明确化）
评价照护效果	询问老人有无其他需求、是否满意（反馈）	尽量使用生活化语言
	整理各项操作物品： 1. 倾倒并清洗水盆 2. 毛巾、敷布、浴巾清洗，晾干备用 3. 物品放回原位备用	有动作
	规范洗手	有动作
	记录：湿热敷的时间、湿热敷前后局部皮肤情况、老人有无异常	不漏项，包括评估阳性结果
操作中的注意事项	1. 严密观察湿热敷部位皮肤状况，防止烫伤 2. 瘫痪、糖尿病、肾炎等血液循环障碍或感知觉异常的老人不可使用湿热敷，以免发生意外	操作过程中通过沟通、解释的方式说明
综合评判	操作过程中的安全性：操作流畅、安全、规范，避免老人害怕、疼痛等伤害，过程中未出现致老人于危险环境的操作动作或行为	
	沟通力：顺畅自然、有效沟通，表达信息方式符合老人的社会文化背景，能正确理解老人反馈的信息，避免盲目否定或其他语言暴力	
	创新性：能综合应用传统技艺、先进技术等为老人提供所需的照护措施，解决老人的问题，促进老人的健康，提升老人的幸福感	
	职业防护：做好自身职业防护，能运用节力原则，妥善利用力的杠杆作用，调整重心，减少摩擦力，利用惯性等方法	
	人文关怀：能及时关注到老人的各方面变化，能针对老人的心理和情绪作出恰当的反应，给予支持，例如不可急躁，言行举止有尊老、敬老、爱老、护老的意识	
	鼓励：利用语言和非语言方式鼓励老人参与照护，加强自我管理，发挥残存功能，提升自理能力	
	灵活性：对临场突发状况能快速应变，根据老人及现场条件灵活机动地实施照护，具有很强的解决问题的能力	

任务五　为老人测量体温（水银体温计）

【任务导入】

严爷爷，现入住某某福利院特护科 B106 房间 /1 床。

照护评估中的基本信息：

出生年月：1925 年 10 月；身高：172 厘米；体重：76 千克；文化程度：研究生；婚姻状况：丧偶。

经济状况：退休金 12000 元 / 月，有积蓄。

兴趣爱好：看科普文章、养花、喝咖啡。

饮食喜好：喜欢吃面食、甜食。

性格特点：随和、健谈。

工作经历：大学教授。

家庭情况：1 儿子、1 个女儿、2 个孙子、1 个外孙，均在国外。

既往病史：糖尿病病史 15 年、高脂血症病史 10 年、高血压病史 10 年、脑梗死后 1 年。

目前状况：老人意识清醒，能正常交流，左上肢屈曲于胸前，左下肢无力，右侧肢体活动正常，以卧床为主，留置尿管。老人因疾病折磨及想念孙子，情绪不佳，对照护有抵触情绪。最近天气转凉，今早查房时老人自述感觉全身酸痛且有畏寒的症状，同时养老护理员发现老人面色潮红，精神状态不佳。养老护理员立即报告医生，医生根据老人的情况，让养老护理员为老人测量体温并疏导其不良情绪。

【任务要求】

使用水银体温计为老人测量体温，要求养老护理员用口头语言和肢体语言疏导老人的不良情绪或鼓励、表扬老人，增强老人提高生活自理能力的信心，将沟通交流、安全照护、心理支持、人文关怀、职业安全与保护等贯穿于照护服务全过程。

【任务目标】

- 了解体温的概念

- 熟悉体温正常值和影响因素
- 掌握水银体温计的测量方法
- 掌握水银外漏的处理方法
- 能为老人用水银体温计测量体温

【任务分析】

体温是四大生命体征之一，是老人机体内在活动的一种客观反映，是衡量老人机体身心状况的可靠指标。正常人体温在一定范围内相对稳定，养老护理员通过认真仔细地为老人测量体温，可以获得老人生理状态的基本资料，为了解老人疾病的发生、发展及转归提供依据，有利于老人身体健康。为老人测量体温（水银体温计），是养老护理员日常工作中最基础且最重要的工作之一。

一、为老人测量体温（水银体温计）的要求

（一）熟知体温的基础知识

身体内部胸腔、腹腔和中枢神经的温度，较高且稳定，称为体核温度。皮肤温度也称为体表温度，低于体核温度，可随环境温度和衣着厚薄而变化，养老护理员可通过测量老人体表温度来监测老人的温度变化，帮助判断有无发热。正常体温是一个温度范围，而不是一个温度固定值。临床上通常以测量口腔、腋下和直肠的温度为标准。其中直肠温度最接近人体体核温度，但在日常工作中，以测量口腔、腋下温度更为常见、方便。正常体温范围：口腔温度为 36.3 ~ 37.2℃；腋下温度为 36 ~ 37℃，比口腔温度低 0.2 ~ 0.4℃；直肠温度为 36.5 ~ 37.7℃，比口腔温度高 0.3 ~ 0.5℃。

需注意的是，体温并不是固定不变的，体温可随昼夜、性别、年龄、运动和情绪等因素的变化而有所波动，但这种改变一般在正常范围内，其变动范围为 0.5 ~ 1℃。此外，外界气温、进食、药物等均可使体温产生波动。老人的基础体温较正常成年人低，如果午后体温比清晨高 1℃以上，应视为发热。

（二）水银体温计的使用要点

（1）水银体温计需定期检查，以保证准确性。具体方法：将所有体温计的水银柱甩至 35℃以下，于同一时间放入已经测试过的 40℃以下的温水内，3 分钟后取出检视。若读数相差 0.2℃以上、玻璃管有裂隙、水银柱自动下降的体温计则取出，不再使用。

（2）使用水银体温计测量温度之前，要用 75℃医用酒精擦拭体温计并擦干。

（3）观察体温计水银柱是否在 35℃以下，如果水银柱不在 35℃以下，要先将水银柱调整至 35℃以下后再使用。

（4）水银体温计易破碎，存在水银（汞）污染的可能，因此必须妥善保管，注意轻

拿轻放，避免剧烈震动，避免滚动滑落。

二、水银体温计的回收、清洁与消毒方法

（1）水银体温计使用完毕，养老护理员用纱布包裹回收擦拭后全部浸泡于消毒容器内，5 分钟后取出，用冷开水冲洗后，将体温计的水银柱甩至 35℃以下，再放入另一盛有消毒液（75% 医用酒精或 1 ∶ 500 的泡腾片溶液）容器内浸泡，30 分钟后取出，用冷开水冲洗，擦干后存放于清洁的容器内备用。

（2）切忌将体温计放在 40℃以上的温水中清洗，以免爆破。

（3）口温表、腋温表、肛温表应分别消毒、清洗与存放。

（4）消毒液和冷开水须每日更换，盛放的容器应每周消毒一次。

【任务实施】

项目	实操技能	具体要求
工作准备	简述情境、老人照护问题和任务等	口头汇报
	操作过程中不缺用物，能满足完成整个操作 物品准备：治疗盘、水银体温计、清洁体温计存放盒、体温计消毒盒（内盛 75% 医用酒精）、纱布、毛巾 1 条、体温记录单、洗手液、笔	不需要口头汇报
	环境准备：室内环境整洁、温湿度适宜、光线明亮、空气清新	以检查动作指向行为或沟通交流方式进行
	老人准备：老人平卧于床，可以配合操作	以沟通交流方式进行
	个人准备：着装规范、规范洗手	洗手有动作
沟通解释评估	向老人问好、自我介绍、友好微笑、称呼恰当	礼貌用语、举止得体
	核对照护对象基本信息：房间号、床号、姓名、性别、年龄	核对方式不限
	与照护对象及家属建立信任关系	有效的沟通交流
	介绍照护任务及目的：判断体温有无异常；动态监测体温变化，分析热型及伴随症状；协助诊断，为预防、治疗、康复和护理提供依据	尽量使用生活化语言
	介绍操作时间（10 分钟）、关键步骤；讲解需要老人注意和（或）配合的内容	尽量使用生活化语言
	询问老人对操作过程是否存在疑问	尽量使用生活化语言
	征询老人对测量体温的环境是否满意	尽量使用生活化语言

续表

项目	实操技能	具体要求
沟通解释评估	对老人进行综合评估： 1. 全身情况：精神状态、饮食、二便、睡眠等 2. 局部情况：肢体活动度、腋窝有无创伤、手术、炎症、汗液，肩关节有无受伤及过度消瘦等 3. 特殊情况：30 分钟内有无剧烈运动、未喝过冷热饮、未洗过热水澡、未喝过酒等	以检查动作指向行为或沟通交流方式进行
	询问老人有无其他需求（如厕等）	尽量使用生活化语言
	询问老人是否可以开始操作	尽量使用生活化语言
关键操作技能	1. 检查体温计 （1）检查体温计有无破损 （2）查看水银柱所对应的温度是否在 35℃以下，若在 35℃以上则将水银柱甩至 35℃以下（甩体温计时保证周围无物，以免打碎体温计） 2. 测量体温 （1）根据老人的情况，取舒适体位 （2）打开被头一角，暴露老人需测量部位，注意保暖 （3）解开老人衣扣，用干毛巾擦干腋下汗液 （4）将体温计水银端放于腋窝深处紧贴皮肤，协助老人右上肢屈臂过胸夹紧体温计，并告知老人测量的时间为 10 分钟 （5）为老人盖好盖被，支起床挡，记录时间 （6）告知老人保持原位不动，防止体温计滑脱，体温计如果滑脱了，应重新计时测量 （7）老人若有躁动，需专人守护，以免弄破体温计，一旦发现体温计破碎、水银外流，养老护理员应立即戴口罩、手套用硬纸收集包裹并按医疗垃圾处理 3. 取出体温计 （1）10 分钟后，掀开被角，取出体温计，再用纱布擦净体温计汗渍，盖好盖被 （2）右手横拿体温计，远离水银柱端，眼睛与水银刻度在同一水平线上，读取体温正确数值，告知老人正常的体温为 36 ~ 37℃ （3）将体温计甩至 35℃以下，甩体温计时确保周围无物 （4）将体温计放入盛有 75% 医用酒精的消毒盒内消毒 30 分钟 4. 整理衣服 （1）为老人系好衣扣 （2）盖好盖被，支起床挡	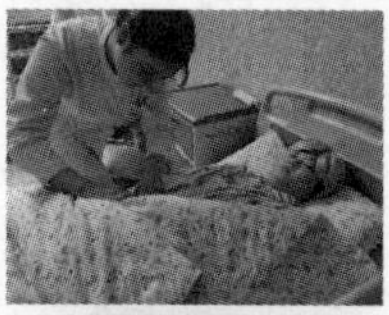 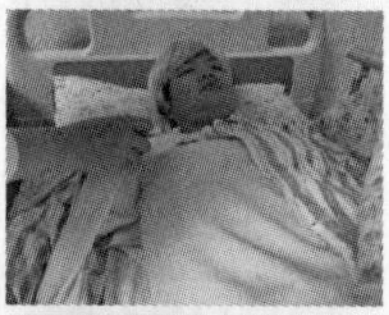 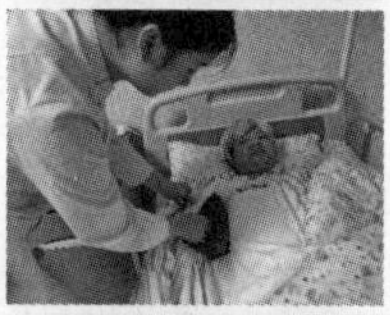 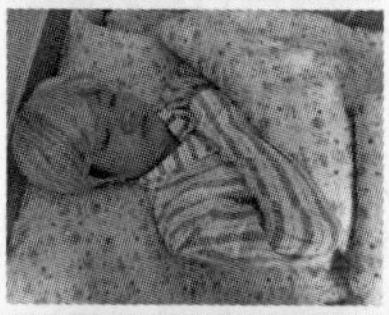 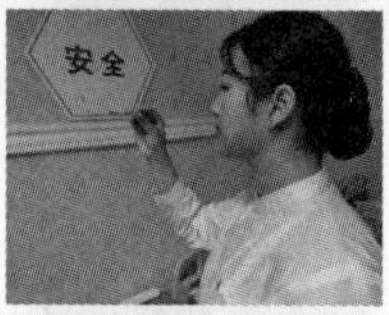 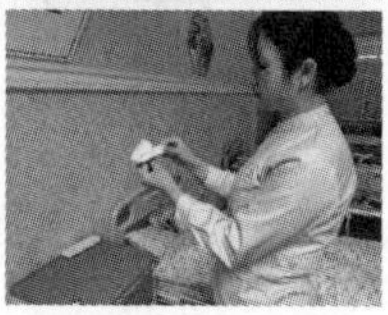 安全
健康宣教	针对本次操作中老人的沟通和健康宣教： 1. 尽量使用生活化语言 2. 方式与方法得当，简单易懂 3. 表述准确、逻辑清晰 4. 适合老人的需要和理解能力 5. 健康教育建议不少于 3 条 6. 内容与方式恰当，结合老人的具体情况（如职业、性格、爱好、家庭等）	在照护过程中结合老人的情况开展健康宣教，如疾病预防和康复、健康生活方式等（将结合具体案例进行具体化和明确化）

续表

项目	实操技能	具体要求
评价照护效果	询问老人有无其他需求、是否满意（反馈）	尽量使用生活化语言
	整理各项操作物品： 1. 毛巾清洗、晾干备用 2. 体温计放入盛有 75% 医用酒精的消毒盒内浸泡 30 分钟以上 3. 其他物品放回原位备用	有动作
	规范洗手	有动作
	记录：测量体温的时间、测量的数值、老人感受，如有异常立即报告老人及家属	不漏项，包括评估阳性结果
操作中的注意事项	1. 测量体温前务必保证体温计水银柱在 35℃以下，以免造成测量数据错误 2. 体温计水银头须完全被包裹在老人腋下 3. 甩体温计时务必保证周围无物，以免将体温计打碎 4. 老人若有躁动，需专人守护，以免弄破水银体温计 5. 避免影响体温测量的各种因素，如运动、进食、冷热饮、冷热敷、洗澡、坐浴、灌肠等	操作过程中通过沟通、解释的方式说明
综合评判	操作过程中的安全性：操作流畅、安全、规范，避免老人害怕、疼痛等伤害，过程中未出现致老人于危险环境的操作动作或行为	
	沟通力：顺畅自然、有效沟通，表达信息方式符合老人的社会文化背景，能正确理解老人反馈的信息，避免盲目否定或其他语言暴力	
	创新性：能综合应用传统技艺、先进技术等为老人提供所需的照护措施，解决老人的问题，促进老人的健康，提升老人的幸福感	
	职业防护：做好自身职业防护，能运用节力原则，妥善利用力的杠杆作用，调整重心，减少摩擦力，利用惯性等方法	
	人文关怀：能及时关注到老人的各方面变化，能针对老人的心理和情绪作出恰当的反应，给予支持，例如不可急躁，言行举止有尊老、敬老、爱老、护老的意识	
	鼓励：利用语言和非语言方式鼓励老人参与照护，加强自我管理，发挥残存功能，提升自理能力	
	灵活性：对临场突发状况能快速应变，根据老人及现场条件灵活机动地实施照护，具有很强的解决问题的能力	

任务六 协助老人吸氧（氧气筒装置吸氧）

【任务导入】

母爷爷，现居住在某某福利院特护科 B110 房间 /2 床。

照护评估中的基本信息：

出生年月：1938 年 1 月；身高：170 厘米；体重：71 千克；文化程度：初中；婚姻状况：丧偶。

经济状况：3000 元 / 月，无积蓄，子女经济条件好，能给予支持。

兴趣爱好：看电视、喝茶、吸烟。

饮食喜好：腌腊制品、麻辣萝卜干。

性格特点：性格开朗、喜欢交朋友。

工作经历：中学食堂工作人员。

家庭情况：2 个女儿、2 个外孙，均在本地。

既往病史：慢性支气管炎病史 20 年、高血压病史 10 年、慢性阻塞性肺疾病病史 5 年。

目前状况：20 年前老人着凉后出现咳嗽、咳痰、喘息，予抗炎止咳对症治疗后好转，此后每年多于秋冬季节着凉后发病，每年病程持续 2 ~ 3 个月。5 年前老人出现活动后气促，并逐渐加重，现休息时也感胸闷气短。医生建议长期家庭氧疗每天 15 小时以上，平素常服茶碱片治疗。老人因长期吸氧，增加了家庭经济负担，觉得自己拖累了女儿，经常闷闷不乐，不愿意讲话。养老护理员需要协助老人吸氧缓解其缺氧症状并疏导其不良情绪。

【任务要求】

使用氧气筒装置为老人吸氧，要求养老护理员用口头语言和肢体语言疏导老人的不良情绪或鼓励、表扬老人，增强老人提高生活自理能力的信心，将沟通交流、安全照护、心理支持、人文关怀、职业安全与保护等贯穿于照护服务全过程。

【任务目标】

- 了解老人缺氧的表现

- 熟悉安全使用氧气筒的注意事项
- 掌握清洁鼻孔、固定氧气管或面罩吸氧的方法
- 掌握为老人进行氧气吸入的操作方法
- 能协助为老人进行氧气吸入操作

【任务分析】

协助老人吸氧是通过给老人吸入高于空气中氧气浓度的氧气，以改善老人缺氧为目的的一种治疗方法。养老护理员在日常工作中，常用到的协助老人吸氧的方法有氧气筒装置吸氧、中心供氧装置吸氧和家庭制氧机吸氧三种。

吸氧是为了纠正各种原因造成的缺氧状态，提高动脉血氧分压和动脉血氧饱和度，增加动脉血氧含量，促进组织的新陈代谢，维持机体的生命活动。

老人轻度缺氧时一般不需要吸氧，如出现呼吸困难时需给予低流量吸氧，中、重度缺氧需要给予中、高流量吸氧。养老护理员发现老人有缺氧的表现，应立即报告，协助医护人员为老人吸氧。

一、协助老人吸氧（氧气筒装置吸氧）的要求

（一）能够识别老人常见的缺氧表现

（1）头晕、头痛：老人缺氧后普遍存在的症状。

（2）呼吸困难：如果老人缺氧严重，很容易意识不清、血压下降、昏迷，甚至引起呼吸困难的现象。

（3）认知功能下降：主要表现为老人记忆力减退、思维迟滞，以及对新鲜事物的接受较缓慢。

（4）行动迟缓：老人缺氧会导致行动变得迟缓。

（5）精神症状：老人脑缺氧会造成血管性共济失调等一系列供血不足的情况，缺血、缺氧的范围较大甚至可引起意识不清或其他精神症状等严重的并发症。

（6）血管性抑郁、焦虑：一种常见的情绪障碍。

（二）熟知吸氧不当的危害

（1）吸收性肺不张：吸入空气时，肺内含有大量不被血液吸收的氮气，构成肺内气体的主要成分，但高浓度吸氧时，肺气泡中的氮逐渐被氧取代，肺气泡内的气体易被血液吸收而发生萎缩。

（2）氧中毒：长时间吸高浓度氧可产生氧的毒性作用。一般情况下，连续吸纯氧 6 小就会出现恶心、烦躁不安、咳嗽、胸痛等症状，连续吸氧 24 小时肺活量就会减少，连续吸氧 1 ~ 4 天就会发生进行性呼吸困难。

（3）呼吸道分泌物干燥：氧气是一种干燥气体，吸入后可导致呼吸道黏膜干燥，分泌物黏稠，不易咳出。

（4）呼吸抑制：慢性呼吸衰竭的老人需要长期吸氧，吸入高浓度氧会降低缺氧对呼吸的刺激作用，加重呼吸抑制，甚至导致呼吸停止。因此，慢性呼吸衰竭的老人长期吸氧时应低流量、低浓度给氧。

二、协助老人吸氧（氧气筒装置吸氧）的注意事项

（1）氧气筒是一圆柱形无缝钢筒，筒内可耐高压容纳氧气 6000 升，在使用时需严格遵守操作规程，注意用氧安全，做好“四防”（防火、防震、防热、防油）。

①在搬运氧气筒时，避免倾倒，勿撞击，以防爆炸，因氧气筒内的氧气是以 14.7 兆帕灌入的，压力很高。

②氧气筒应放在阴凉处，在筒的周围严禁烟火和放置易燃品，距火炉至少 5 米、暖气 1 米。

③氧气表及螺旋口上勿涂油，也不可用带油的手装卸，以免引起燃烧。

（2）使用时，应先调节氧流量，再插管应用；停用时，应先拔管，再关氧气开关；中途改变氧流量时，应先将氧气管与吸氧管分开，调节好氧流量后再接上，以免因开错开关，使大量气体突然冲入呼吸道而损伤老人的肺组织。

（3）氧气筒内氧气不可用尽，压力表指针降至 0.5 兆帕时，即不可再用，以防灰尘进入，再次充气时发生爆炸。

（4）对已用空和未用的氧气筒，应分别挂“空”或“满”的标识，以方便及时调换氧气筒，以免急用时因搬错氧气筒而影响抢救速度。

【任务实施】

项目	实操技能	具体要求
工作准备	简述情境、老人照护问题和任务等	口头汇报
	操作过程中不缺用物，能满足完成整个操作 物品准备：氧气筒氧气吸入装置 1 套、流量表 1 个、湿化瓶（内装灭菌蒸馏水或冷开水，液量为湿化瓶容量的 1/2）1 个、吸氧管（双管头）1 根或吸氧面罩 1 个、弯盘 1 个、小药杯 1 个（内装 20 毫升灭菌蒸馏水）、棉签 1 包、洗手液、笔、记录单	不需要口头汇报
	环境准备：室内环境整洁、温湿度适宜、光线明亮、空气清新	以检查动作指向行为或沟通交流方式进行
	老人准备：老人平卧于床，可以配合操作	以沟通交流方式进行
	个人准备：着装规范、规范洗手	洗手有动作

续表

项目	实操技能	具体要求
沟通解释评估	向老人问好、自我介绍、友好微笑、称呼恰当	礼貌用语、举止得体
	核对照护对象基本信息：房间号、床号、姓名、性别、年龄	核对方式不限
	与照护对象及家属建立信任关系	有效的沟通交流
	介绍照护任务及目的：纠正各种原因造成的缺氧状态，提高动脉血氧分压和动脉血氧饱和度，增加动脉血氧含量，促进组织的新陈代谢，维持机体的生命活动	尽量使用生活化语言
	介绍操作时间（根据病情需求而定）、关键步骤；讲解需要老人注意和（或）配合的内容	尽量使用生活化语言
	询问老人对操作过程是否存在疑问	尽量使用生活化语言
	征询老人对吸氧的环境是否满意	尽量使用生活化语言
	对老人进行综合评估： 1. 全身情况：精神状态、饮食、二便、睡眠等 2. 局部情况：肢体活动度、双侧鼻孔是否柔软、有无硬结、通不通、痛不痛、是否有血痂等 3. 特殊情况：有没有鼻部疾病、有没有做过鼻部手术	以检查动作指向行为或沟通交流方式进行
	询问老人有无其他需求（如厕等）	尽量使用生活化语言
	询问老人是否可以开始操作	尽量使用生活化语言
关键操作技能	1. 放置氧气筒 （1）将氧气筒置于架上或放于地面 （2）用扳手夹紧总开关旋钮逆时针旋转，将总开关打开，使少量氧气从气门冲出 （3）随即顺时针旋转关好总开关，以达到清洁该处的目的，避免灰尘吹入氧气表内 （4）装氧气压力表，将氧气压力表的螺帽与氧气筒的螺丝接头衔接，用手向下旋紧，将表稍向后倾，再用扳手进一步向下旋紧 （5）检查通气，旋开总开关，再向上旋转打开流量调节阀，检查氧气流出是否通畅，全套装置有无漏气，最后向下旋转，关闭流量调节阀 （6）将氧气筒推至床旁待用 （7）协助老人取舒适体位 2. 清洁鼻孔 （1）取一根棉签蘸蒸馏水或冷开水伸入一侧鼻孔约 2 厘米，紧贴鼻腔黏膜轻轻旋转，清洁鼻腔 （2）以同样的方法清洁另一侧鼻孔 （3）清洁一侧鼻孔时可使用多根棉签，以清洁干净为准，但不可用同一根棉签清洁双侧鼻孔 3. 连接吸氧管：取吸氧管与氧气流量表出口接头相连，将鼻氧管单头插至流量表出口接头的底部	

续表

项目	实操技能	具体要求
关键操作技能	4. 检查氧气管路是否通畅 (1)面感：打开流量调节阀后，将吸氧管头贴近操作者面部，感觉是否有气流吹出 (2)观察气泡：将鼻氧管单头放入装有灭菌蒸馏水或冷水的瓶中，观察是否有气泡冒出 5. 给氧固定 (1)遵医嘱旋转流量旋钮，调节氧流量，使流量表内浮球所指的刻度与医嘱规定的氧流量数值一致 (2)将鼻氧管双头插入老人双侧鼻孔，导管绕过老人双耳至下颌锁住，或至头顶锁住，并妥善固定（或将吸氧面罩扣住老人口鼻，窄头朝鼻侧，将面罩两侧松紧带绕到头后侧固定面罩） (3)嘱咐老人在吸氧过程中，不要随意摘除鼻氧管（吸氧面罩）或调解氧流量，如感到鼻干或胸闷、憋气时，要及时告知医护人员 6. 观察缺氧症状是否缓解 (1)观察老人口唇、口腔黏膜、牙床、颊部、鼻尖、耳郭、甲床等部位发绀是否减轻，即这些部位的颜色是否转红润 (2)烦躁不安的老人是否安静，意识障碍的老人能否回应，能否准确回答询问的问题 (3)询问老人头晕、头痛、心慌等症状是否缓解 7. 停止吸氧 (1)松开氧气管的锁圈，摘下吸氧管（或轻轻摘下面罩的松紧带，顺势取下面罩），擦净鼻部分泌物 (2)关闭流量调节阀，取下吸氧管，缠绕成圈，放入袋内避污保存 (3)用扳手关闭氧气筒总开关，打开流量表调节阀，放尽余气 (4)持续吸氧老人的鼻氧管应每日更换 1 ~ 2 次 8. 整理床单位 (1)协助老人取舒适体位 (2)整理床单，拉上床挡 (3)询问老人的感受	
健康宣教	针对本次操作中老人的沟通和健康宣教： 1. 尽量使用生活化语言 2. 方式与方法得当，简单易懂 3. 表述准确、逻辑清晰 4. 适合老人的需要和理解能力 5. 健康教育建议不少于 3 条 6. 内容与方式恰当，结合老人的具体情况（如职业、性格、爱好、家庭等）	在照护过程中结合老人的情况开展健康宣教，如疾病预防和康复、健康生活方式等（将结合具体案例进行具体化和明确化）
评价照护效果	询问老人有无其他需求、是否满意（反馈）	尽量使用生活化语言
	整理各项操作物品： 1. 湿化瓶、弯盘、小药杯清洗、消毒备用 2. 吸氧管或吸氧面罩放回避污袋备用 3. 其他物品放回原位备用	有动作
	规范洗手	有动作

续表

项目	实操技能	具体要求
评价照护效果	记录：开始时间、氧流量、氧气吸入后老人的表现、结束的时间，如有异常立即报告家属或医生	不漏项，包括评估阳性结果
操作中的注意事项	1. 严格遵守操作规程，防止交叉感染，尽量用一次性物品，重复使用物品应定期消毒更换 2. 注意用氧安全和湿化，切实做到防火、防震、防油、防热。氧气一定要先湿化再吸入，以减轻氧气的干燥和刺激作用 3. 使用氧气前，应先调节好流量再连接鼻氧管，停止用氧时要先取下鼻氧管，再关流量表 4. 持续吸氧老人的鼻氧管每日应更换 1 ~ 2 次，并及时清理鼻腔分泌物。使用单腔鼻氧管吸氧者，双侧鼻孔应交替使用，以减少对鼻黏膜的刺激和压迫 5. 做好氧疗监护，注意观察老人缺氧症状有无改善、氧气装置有无漏气、输氧管是否通畅、是否出现氧疗副作用等	操作过程中通过沟通、解释的方式说明
综合评判	操作过程中的安全性：操作流畅、安全、规范，避免老人害怕、疼痛等伤害，过程中未出现致老人于危险环境的操作动作或行为	
	沟通力：顺畅自然、有效沟通，表达信息方式符合老人的社会文化背景，能正确理解老人反馈的信息，避免盲目否定或其他语言暴力	
	创新性：能综合应用传统技艺、先进技术等为老人提供所需的照护措施，解决老人的问题，促进老人的健康，提升老人的幸福感	
	职业防护：做好自身职业防护，能运用节力原则，妥善利用力的杠杆作用，调整重心，减少摩擦力，利用惯性等方法	
	人文关怀：能及时关注到老人的各方面变化，能针对老人的心理和情绪作出恰当的反应，给予支持，例如不可急躁，言行举止有尊老、敬老、爱老、护老的意识	
	鼓励：利用语言和非语言方式鼓励老人参与照护，加强自我管理，发挥残存功能，提升自理能力	
	灵活性：对临场突发状况能快速应变，根据老人及现场条件灵活机动地实施照护，具有很强的解决问题的能力	

任务七　为老人测量血压（水银血压计）

【任务导入】

王奶奶，现居住在某某福利院疗养科 110 房间 /2 床。

照护评估中的基本信息：

出生年月：1936 年 4 月；身高：165 厘米；体重：66 千克；文化程度：大专；婚姻状况：丧偶。

经济状况：退休金 3000 元 / 月，无积蓄，女儿经济条件好，能给予一定支持。

兴趣爱好：看电视、打麻将。

饮食喜好：喜欢吃肉食、辛辣食物。

性格特点：性情急躁。

工作经历：环卫工人。

家庭情况：1 个儿子、1 个女儿、2 个孙子、1 个外孙，均在本地。

既往病史：高血压病史 20 年、高脂血症病史 20 年、脑出血后 1 年。

目前状况：老人脑出血住院治疗康复后回家休养，右侧肢体活动良好，左侧肢体活动不灵，血压控制平稳，以卧床为主。平时子女工作比较繁忙，一直由老伴照顾。半个月前老伴因病去世，子女将老人送到某某福利院疗养科。老人因想念老伴，出现悲伤、沮丧、焦虑等情绪，导致食欲不佳、睡眠障碍、精神状态差等症状。今早养老护理员查房时，老人自述有头晕、头痛、胸闷不适、心慌心悸、面部潮红等症状。养老护理员需要为老人测量血压并及时疏导其不良情绪。

【任务要求】

使用水银血压计为老人测量血压，要求养老护理员用口头语言和肢体语言疏导老人的不良情绪或鼓励、表扬老人，增强老人提高生活自理能力的信心，将沟通交流、安全照护、心理支持、人文关怀、职业安全与保护等贯穿于照护服务全过程。

【任务目标】

- 了解血压计的种类和构造
- 熟悉正常血压的范围和异常判断标准
- 掌握水银血压计测量的方法
- 能为老人进行血压测量，协助诊断，为预防、康复、护理提供依据

【任务分析】

血压是四大生命体征之一，是老人机体内在活动的一种客观反映，是衡量老人机体身心状况的可靠指标。养老护理员通过认真仔细地为老人测量血压，可以获得反映出老人血液循环情况的一手资料，为了解老人身体状况提供依据。为老人测量血压（水银血压计），是养老护理员日常工作中最基础且最重要的工作之一。

一、为老人测量血压（水银血压计）的要求

（一）熟知血压的基础知识

血压是血液在血管内流动时对单位面积血管壁造成的侧压力，如无特别注明，均指肱动脉的血压。当心室收缩时，血液射入主动脉，血压上升到最高值，称收缩压；当心室舒张时，动脉管壁弹性回缩，动脉血压下降达最低值，称舒张压。收缩压与舒张压之差为脉压。血压包括收缩压和舒张压，正常成年人安静状态下，血压正常范围为：收缩压 90 ~ 140 毫米汞柱，舒张压 60 ~ 90 毫米汞柱。老人血压大多偏高一些，平均血压范围为：收缩压 140 ~ 160 毫米汞柱，舒张压 80 ~ 90 毫米汞柱。为保证老人供血良好，血压控制范围以医生依据老人身体情况建议的最佳血压控制范围为准。

（二）水银血压计的使用要点

水银血压计，即汞柱式血压计，是利用柯式音法，通过专业人员用听诊器听诊血管内柯式音的出现和消失来确定收缩压及舒张压，柯氏音第一音为收缩压，柯氏音第五音为舒张压。

（1）水银血压计要定时检测、校对以保持准确性。检查血压计玻璃管有无裂损、有无水银溢出、听诊器橡胶管有无老化等。

（2）选择经过定期校准的水银血压计，使用长度为 22 ~ 26 厘米的气囊、宽度为 12 厘米的标准规格袖带。

（3）测量时胳膊、袖带、心脏及血压计，需要保持在同一水平线上。

（4）放气速度一定不能太快，避免引起误差。

（5）眼睛视线要与水银柱保持水平，不能有太大的斜视角度，否则也会造成测量结

果出现误差。

（6）发现老人血压听不清或异常时，应重新测量。重测时，待水银柱降至“0”点，稍等片刻后再测量，必要时，做双侧对照测量。

二、水银血压计的回收、清洁与消毒方法

（1）水银血压计使用完毕，听诊器、血压计外壳及其他附件用 75% 医用酒精擦拭或者用含有效氯 500 毫克每升的 84 消毒液擦拭。

（2）血压计袖带用紫外线灯照射，有污染时用含有效氯 500 毫克每升的 84 消毒液浸泡 30 分钟后清洗干燥备用。

（3）水银血压计易破碎，存在水银（汞）污染的可能，因此必须妥善保管，注意轻拿轻放，避免剧烈震动。

【任务实施】

项目	实操技能	具体要求
工作准备	简述情境、老人照护问题和任务等	口头汇报
	操作过程中不缺用物，能满足完成整个操作 物品准备：血压计、听诊器、洗手液、笔、记录单	不需要口头汇报
	环境准备：室内环境整洁、温湿度适宜、光线明亮、空气清新	以检查动作指向行为或沟通交流方式进行
	老人准备：老人平卧于床，可以配合操作	以沟通交流方式进行
	个人准备：着装规范、规范洗手	洗手有动作
沟通解释评估	向老人问好、自我介绍、友好微笑、称呼恰当	礼貌用语、举止得体
	核对照护对象基本信息：房间号、床号、姓名、性别、年龄	核对方式不限
	与照护对象及家属建立信任关系	有效的沟通交流
	介绍照护任务及目的：判断血压有无异常；动态监测血压有无变化，间接了解循环系统的功能状况；协助诊断，为预防、治疗、康复、护理提供依据	尽量使用生活化语言
	介绍操作时间（根据具体操作而定）、关键步骤；讲解需要老人注意和（或）配合的内容	尽量使用生活化语言
	询问老人对操作过程是否存在疑问	尽量使用生活化语言
	征询老人对测量血压的环境是否满意	尽量使用生活化语言

续表

项目	实操技能	具体要求
沟通解释评估	对老人进行综合评估: 1. 全身情况: 精神状态、饮食、二便、睡眠等 2. 局部情况: 肢体活动度、皮肤情况等 3. 特殊情况: 测量前有无吸烟、剧烈运动、情绪波动、饮咖啡等情况(如有, 应休息 15 ~ 30 分钟再测量)	以检查动作指向行为或沟通交流方式进行
	询问老人有无其他需求(如厕等)	尽量使用生活化语言
	询问老人是否可以开始操作	尽量使用生活化语言
关键操作技能	1. 检查血压计: 血压计在校验期内、玻璃管无裂损、刻度清晰、加压气球和橡胶无老化、无漏气、袖带宽窄合适、水银充足、无断裂 2. 检查听诊器: 橡胶管无老化、衔接紧密、听诊器传导正常 3. 体位: 病人取坐位(肱动脉平腋第四肋)或仰卧位(肱动脉平腋中线), 根据老人的体位感觉, 协助取平卧位 4. 选择被测肢体: 一般选右上臂(偏瘫、肢体有损伤的人选择健侧肢体测量), 协助老人卷袖, 露出上臂, 肘部伸直, 掌心向上 5. 打开血压计 (1) 平放于右上臂外侧, 高度与心脏平齐 (2) 打开盒盖, 垂直放妥, 开启水银槽开关 6. 缠袖带 (1) 驱尽袖带内空气, 平整地缠于右上臂中部, 袖带下缘距肘窝 2 ~ 3 厘米, 松紧度以能插入一指为宜 (2) 使肱动脉、心脏、血压计 "0" 点位于同一水平 (3) 询问老人的感受 (4) 告知老人在测量过程中不要说话, 不要屏住呼吸, 要自然呼吸 7. 置听诊器 (1) 耳塞端放入双耳, 触摸肱动脉搏动, 将听诊器胸件放置于肘窝肱动脉搏动明显处, 一手固定, 另一手握加压气球, 关气门 (2) 充气至动脉搏动音消失, 再升高 20 ~ 30 毫米汞柱 (3) 避免把听诊器胸件塞在袖带下, 以免局部受压较大和听诊时出现干扰声 8. 放气: 缓慢放气, 以每秒 4 毫米汞柱的速度为宜, 注意水银柱刻度和肱动脉声音的变化 9. 判断 (1) 双眼平视汞柱所指水银刻度, 听诊器出现的第一声搏动音, 此时水银柱所指的刻度即为收缩压, 当搏动声突然变弱或消失, 此刻度为舒张压 (2) 双眼视线保持与水银柱弯月面同一水平 (3)发现血压听不清或异常时, 应重测。重测时, 待水银柱降至 "0" 点, 稍等片刻后再测量, 必要时做双侧对照测量 (4) 口述所测得的血压数值, 并告知老人正常值 10. 整理用物 (1) 取下听诊器 (2) 解开血压计袖带, 为老人整理衣袖	

续表

项目	实操技能	具体要求
关键操作技能	(3)驱尽袖带内空气,关闭充气球阀门,整理好后放入血压计盒内 (4)将血压计右倾45°,使水银全部流回水银槽,关闭水银槽开关,盖上盒盖,平稳放置 (5)将血压计和听诊器放回原位备用 11. 测量血压要做到四定:定体位、定部位、定时间、定血压计 12. 整理床单位 (1)协助老人取舒适体位 (2)整理床单,拉上床挡 (3)询问老人的感受	
健康宣教	针对本次操作中老人的沟通和健康宣教: 1. 尽量使用生活化语言 2. 方式与方法得当,简单易懂 3. 表述准确、逻辑清晰 4. 适合老人的需要和理解能力 5. 健康教育建议不少于3条 6. 内容与方式恰当,结合老人的具体情况(如职业、性格、爱好、家庭等)	在照护过程中结合老人的情况开展健康宣教,如疾病预防和康复、健康生活方式等(将结合具体案例进行具体化和明确化)
评价照护效果	询问老人有无其他需求、是否满意(反馈)	尽量使用生活化语言
	整理各项操作物品:物品放回原位备用	有动作
	规范洗手	有动作
	记录:检测时间、血压值、老人的情况等,如有异常立即报告家属或医生	
	不漏项,包括评估阳性结果	
操作中的注意事项	1. 要定时检测、校对血压计,检查血压计玻璃管有无裂损、有无水银溢出、听诊器橡胶管有无老化等 2. 对于需要密切观察血压的老人,应做好"四定",即定体位、定部位、定时间、定血压计,有助于测定的准确性和对照的可比性 3. 发现血压听不清或异常时,应重测。重测时,待水银柱降至"0"点,稍等片刻后再测量,必要时,做双侧对照测量 4. 老人活动后需休息20分钟方可测量血压,以免影响测量的准确性	操作过程中通过沟通、解释的方式说明
综合评判	操作过程中的安全性:操作流畅、安全、规范,避免老人害怕、疼痛等伤害,过程中未出现致老人于危险环境的操作动作或行为	
	沟通力:顺畅自然、有效沟通,表达信息方式符合老人的社会文化背景,能正确理解老人反馈的信息,避免盲目否定或其他语言暴力	
	创新性:能综合应用传统技艺、先进技术等为老人提供所需的照护措施,解决老人的问题,促进老人的健康,提升老人的幸福感	
	职业防护:做好自身职业防护,能运用节力原则,妥善利用力的杠杆作用,调整重心,减少摩擦力,利用惯性等方法	

续表

项目	实操技能	具体要求
综合评判	人文关怀：能及时关注到老人的各方面变化，能针对老人的心理和情绪作出恰当的反应，给予支持，例如不可急躁，言行举止有尊老、敬老、爱老、护老的意识	
	鼓励：利用语言和非语言方式鼓励老人参与照护，加强自我管理，发挥残存功能，提升自理能力	
	灵活性：对临场突发状况能快速应变，根据老人及现场条件灵活机动地实施照护，具有很强的解决问题的能力	

任务八 为创伤出血老人包扎止血

【任务导入】

唐爷爷，现入住某某福利院疗养科 D304 房间 / 房间 2 床。

照护评估中的基本信息：

出生年月：1940 年 10 月；身高：170 厘米；体重：70 千克；文化程度：大专；婚姻状况：丧偶。

经济状况：退休金 6000 元 / 月，子女经济条件较好。

兴趣爱好：跳舞、书法、唱歌。

饮食喜好：面食、甜食。

性格特点：性格开朗，喜欢与人交流。

工作经历：国企管理人员。

家庭情况：1 个女儿、2 个外孙，均在国外定居。

既往病史：高血压病史 10 余年、糖尿病病史 10 余年、高脂血症病史 8 年。

目前状况：老人能自理，长期遵医嘱服用药物，定期检测血糖、血压、血脂，目前病情控制稳定。半个月前老伴去世后入住养老机构。晚上 11 点老人起床上厕所时不慎跌倒。同寝室老人帮助按紧急呼叫系统求助。值班养老护理员接收到求助信号后，立即携用物赶往老人身边。养老护理员立即对老人展开评估。老人意识清醒，能正常交流，能回忆跌倒的过程，除右手肘关节有鲜红色的血液慢慢渗出外，主诉无其他不适。养老护理员立即将老人的情况报告医生，医生指示先进行包扎止血，然后再送医院做进一步的检查。

【任务要求】

为老人包扎止血，要求养老护理员用口头语言和肢体语言疏导老人的不良情绪或鼓励、表扬老人，增强老人提高生活自理能力的信心，将沟通交流、安全照护、心理支持、人文关怀、职业安全与保护等贯穿于照护服务全过程。

【任务目标】

- 了解伤口包扎止血在急救中的意义
- 熟悉伤口包扎止血的注意事项
- 掌握伤口包扎止血的操作技巧
- 能冷静处理意外情况，为外伤出血老人包扎止血

【任务分析】

老人日常生活中会出现各种意外，应急救护是养老护理员应当掌握的一个重点技能。当老人发生意外事故时，在医护人员未到之前，养老护理员所应采取力所能及的措施，以达到挽救生命、减轻伤害、控制病情的目的。外伤是老人常见意外之一，是指老人的身体组织结构由于外界物体的打击、碰撞或化学物质的侵蚀等造成的外部损伤，常伴有出血的表现。外伤出血如不及时正确处理可能会造成老人失血过多而引发休克，甚至危及生命。

一、为外伤出血老人包扎止血的要求

（一）熟知外伤出血的基础知识

1. 出血的概念

出血是指血液从伤口流至组织间隙、体腔内或体外的现象。

2. 出血的种类

根据出血血管种类，外伤出血可分为毛细血管出血、静脉出血和动脉出血。血管种类不同，其严重程度不同。

（1）毛细血管出血：血液鲜红，血液从伤口创面慢慢渗出，不易找到出血点，常可自动凝血，危险性小，多见于皮肤擦伤。

（2）静脉出血：血色暗红，有小伤口，血流缓慢，从伤口持续不断流出，危险性较毛细血管出血大，常见于较浅的刀割伤或刺伤。

（3）动脉出血：血色鲜红，出血呈喷射状，出血频率与心脏、脉搏一致，出血量多。速度快，危险性大，常见于较深的刀割伤或刺伤。

（二）加压包扎止血的相关要求

1. 适用范围

加压包扎止血是急救中最常用的止血方法之一，适用于小动脉、静脉及毛细血管出血。关节脱位及伤口有碎骨存在时不用此法。

2. 包扎用物的选择

（1）绷带：一般用于支持受伤的肢体和关节、固定敷料或夹板以及加压止血等。

（2）三角巾：主要用于包扎、悬吊受伤肢体、固定敷料、骨折固定等。

（3）其他临时代用品：在无绷带和三角巾的情况下，可选择日常用品代替，如干净的手帕、毛巾、衣物、腰带、领带等。

3. 操作方法

用消毒纱布或干净手帕、毛巾、衣物等敷于伤口上，再用三角巾或绷带缠绕数圈加压包扎，以既能止血又不影响伤肢血液循环为宜。若伤处有骨折时，须加夹板固定。

二、为外伤出血老人包扎止血的注意事项

（1）毛细血管出血或伤口处出血量少可先用清水冲洗。

（2）如大血管出血，出血量大、速度快，应先止血，并立即就医处理。

（3）在止血过程中，要随时观察伤口远端皮肤颜色及温度，一旦出现发绀或是皮肤温度下降，应立即检查包扎松紧度，以免发生组织坏死。

（4）老人外伤出血，经过包扎处理后，要马上休息受伤部位，将老人以舒适的体位安置在安全的环境中，不要移动或运动受伤部位。

【任务实施】

项目	实操技能	具体要求
工作准备	简述情境、老人照护问题和任务等	口头汇报
	物品准备：治疗盘、绷带、纱布、三角巾、软垫、胶布、剪刀、碘酒、棉签、洗手液、记录单、笔	1. 不需要口头汇报 2. 紧急救助无须做好准备工作就可开始操作
	环境准备：室内环境整洁、温湿度适宜、光线明亮、空气清新	以检查动作指向行为或沟通交流方式进行
	老人准备：老人意识清醒，可以配合操作	以沟通交流方式进行
	个人准备：着装规范、规范洗手	洗手有动作
关键操作技能	1. 判断意识 （1）发现老人跌倒后，立即赶往老人身边，让老人保持跌倒后的姿势，尽量减少活动，同时轻拍老人肩部，并呼喊，判断其是否有意识	

续表

项目	实操技能	具体要求
关键操作技能	（2）若老人意识清醒，应安抚老人的情绪，给予老人心理护理，减轻老人的心理压力 2. 沟通评估 （1）询问老人跌倒情况及对跌倒过程是否有记忆，如不能记起跌倒过程，可能为晕厥或脑血管意外，应立即拨打急救电话 （2）询问是否有剧烈头痛或口角歪斜、言语不利、手脚无力等提示脑卒中的情况，如有，应立即拨打急救电话，不可扶起 （3）老人意识清醒，能正常交流，能回忆跌倒的过程 3. 检查并确认伤情 （1）查看老人有无肢体疼痛、畸形、关节异常、肢体位置异常等骨折的情形，确认无肢体骨折 （2）评估老人无腰背部疼痛、双腿活动或感觉异常及大小便失禁等提示腰椎损害的情形 （3）查看出血部位，判断出血类型为毛细血管出血 4. 摆放体位 （1）扶老人站起，将老人转移至床上或椅子上，取舒适体位 （2）立即给医生打电话，告知老人的受伤情况，在医生指导下，采取紧急救护措施 （3）帮助老人健肢伸直，患侧用软垫支撑，暴露伤口 （4）介绍操作时间、关键步骤及需要老人配合和注意的内容 5. 消毒覆盖伤口 （1）向老人解释消毒的目的：防止伤口感染 （2）取棉棒蘸碘伏，轻蘸伤口，并由内向外擦拭、消毒周围皮肤两次 （3）取消毒纱布覆盖伤口，用胶布横向粘贴两道固定 6. 加压包扎固定 （1）向老人解释绷带包扎的目的：压迫止血、减少感染、保护伤口、减少疼痛 （2）包扎：将绷带头展开约 8 厘米，先在关节中部环形包扎两圈并压住绷带头，绷带绕至关节上方，再经屈侧绕至关节下方，过肢体背侧绕至肢体屈侧后再绕到关节上方如此反复呈“8”字形上下包扎关节处。每一圈与前一圈重叠 2/3，包扎范围为关节上下 10 厘米，在关节上方环形包扎两圈，用胶布在肢体外侧固定 7. 观察伤口有无继续出血，并告知老人毛细血管出血量少，可用流动水清洁，大血管出血量大时先止血，并立即就医处理 8. 协助老人上床休息 （1）协助老人上床，取舒适体位 （2）盖好盖被，支起床挡，检查床挡是否安全 9. 核对老人信息 10. 询问老人对安置体位是否满意、对所处的环境是否满意 11. 询问老人有无其他需求	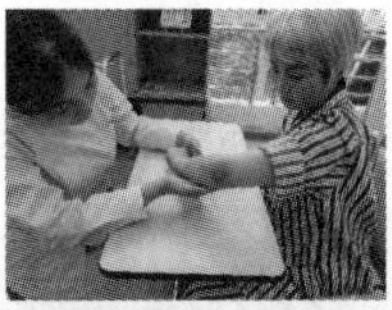 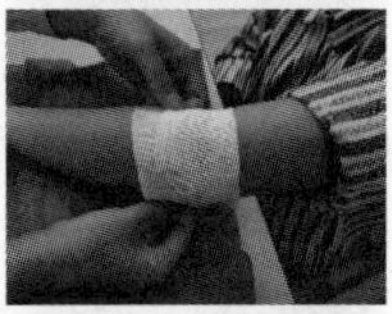 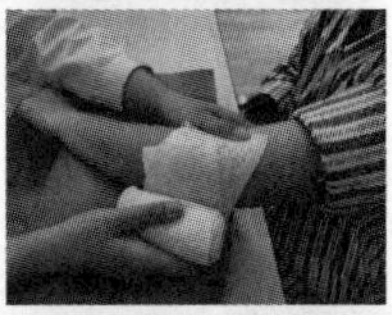 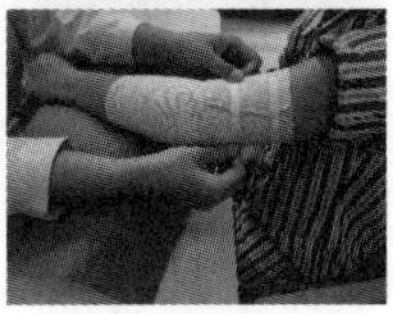 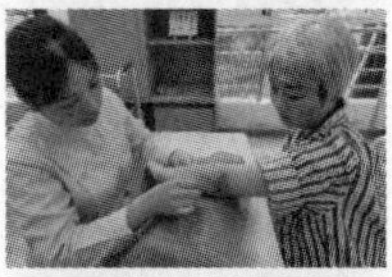 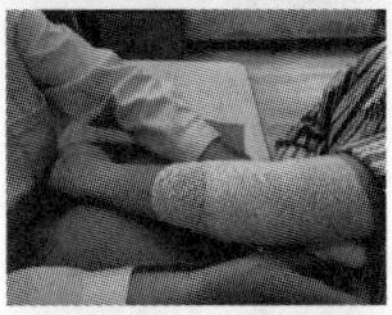
健康教育	1. 主题和数量合适 2. 表达方式突出重点，逻辑清晰 3. 结合主题提出的措施或建议：每个主题不少于 3 条	在照护过程中结合老人的情况开展健康教育，如疾病预防和康复、健康生活方式等

续表

项目	实操技能	具体要求
健康教育	4. 语言简单易懂，适合老人的理解能力 5. 结合老人的具体情况（如职业、性格、爱好、家庭等）	（将结合具体案例进行具体化和明确化）
	询问老人对照护过程是否满意（反馈）	尽量使用生活化语言
	整理各项操作物品：物品放回原位备用	有动作
	规范洗手	有动作
	记录：出血的原因及类型、伤口情况等，报告家属或医生处理结果	不漏项，包括评估阳性结果
操作中的注意事项	（1）毛细血管出血或伤口处出血量少时可先用清水冲洗；若为大血管出血，出血量大、速度快，应先止血，并立即就医处理 （2）在止血过程中，一定要随时观察老人伤口远端皮肤颜色及温度，一旦出现发绀或是皮肤温度下降，应立即将止血带松开，以免发生组织坏死	操作过程中通过沟通、解释的方式说明
综合评判	安全性：操作流畅、安全、规范，避免老人害怕、疼痛等伤害，过程中未出现致老人于危险环境的操作动作或行为	
	沟通力：顺畅自然、有效沟通，表达信息方式符合老人的社会文化背景，能正确理解老人反馈的信息，避免盲目否定或其他语言暴力	
	创新性：能综合应用传统技艺、先进技术等为老人提供所需的照护措施，解决老人的问题，促进老人的健康，提升老人的幸福感	
	职业防护：做好自身职业防护，能运用节力原则，妥善利用力的杠杆作用，调整重心，减少摩擦力，利用惯性等方法	
	人文关怀：能及时关注到老人的各方面变化，能针对老人的心理和情绪作出恰当的反应，给予支持，例如不可急躁，言行举止有尊老、敬老、爱老、护老的意识	
	鼓励：利用语言和非语言方式鼓励老人参与照护，加强自我管理，发挥残存功能，提升自理能力	
	灵活性：对临场突发状况能快速应变，根据老人及现场条件灵活机动地实施照护，具有很强的解决问题的能力	

任务九　为Ⅰ度烫伤老人进行急救

【任务导入】

向奶奶，现入住某某福利院疗养科 C101 房间 /1 床。

照护评估中的基本信息：

出生年月：1937 年 5 月；身高：155 厘米；体重：62 千克；文化程度：本科；婚姻状况：已婚。

经济状况：退休金 7000 元 / 月，子女经济条件较好。

兴趣爱好：弹钢琴、唱歌。

饮食喜好：素食。

性格特点：性格温和，喜欢与人交流；近期变得暴躁易怒，不听劝诲。

工作经历：高中教师。

家庭情况：1 个儿子、2 个女儿、1 个孙子、2 个外孙，儿子在本地，2 个女儿均在国外。

既往病史：脑器质性精神障碍病史 5 年、脑动脉供血不足病史 5 年、阿尔茨海默病病史 2 年。

目前状况：老人可独立进食、洗澡、穿衣服、完成床椅转移、平地行走，上下楼梯需使用拐杖帮助，视力、听力良好，能看清书报上的大字体，可正常交谈，能记起以前的工作，但时间观念较差，年、月、日不清楚，对现住地不知名称、不知道方位。老人情绪不稳定，稍有不慎就发脾气。今天上午，老人自行倒开水喝，不慎将开水打翻，烫伤了右手背。老人自述皮肤轻度红肿，疼痛明显，干燥无水泡。养老护理员立即为老人进行冷却治疗并疏导其不良情绪。

【任务要求】

为Ⅰ度烫伤老人进行急救，要求养老护理员用口头语言和肢体语言疏导老人的不良情绪或鼓励、表扬老人，增强老人提高生活自理能力的信心，将沟通交流、安全照护、心理支持、人文关怀、职业安全与保护等贯穿于照护服务全过程。

【任务目标】

• 了解老人烫伤的表现
• 熟悉烫伤的处理原则
• 掌握烫伤急救的处理方法
• 能为Ⅰ度烫伤老人进行急救

【任务分析】

在老人日常生活照护中，总有一些猝不及防的意外，烫伤是一种非常危险的意外伤害，急救措施非常重要，不当的处理方式不但不能起到急救作用甚至会加重病情。因此，养老护理员应掌握相应的急救技能，竭力缓解老人的疼痛，防止老人的烫伤部位感染及范围扩大，以达到挽救生命、减轻伤害、控制伤情的目的。

一、为Ⅰ度烫伤老人进行急救的要求

（一）熟知烫伤相关的基础知识

1. 烫伤的概念

烫伤是指由热力（包括高温气体、高温液体、蒸汽等）所引起的组织损伤，主要是指皮肤、黏膜的损伤，严重者伤及皮下组织。

2. 烫伤的分度

（1）Ⅰ度烫伤：皮肤灼红，痛觉过敏，干燥无水泡。

（2）浅Ⅱ度烫伤：局部红肿疼痛，有大小不等的水泡。

（3）深Ⅱ度烫伤：可有水泡，痛觉迟钝，有拔毛痛。

（4）Ⅲ度烫伤：无水泡，痛觉消失，无弹性，拔毛不痛，干燥如皮革样或呈蜡白、焦黄色，甚至炭化成焦痂，痂下水肿。

3. 常见烫伤处理原则及方法

（1）迅速脱离热源，烫伤发生后应立即迅速脱离热源，以免继续受损。

（2）各类烫伤的处理原则：

Ⅰ度烫伤：立即将伤处浸在凉水中，进行冷却治疗，起到降温、减轻余热损伤、减轻肿胀、止痛、防止起泡等作用，如有冰块，把冰块敷于伤处效果更佳。冷却 30 分钟左右就能完全止痛。随后用鸡蛋清、万花油或烫伤膏涂于烫伤部位，3 ~ 5 天便可自愈。

Ⅱ度烫伤：不要弄破水泡，先进行冷却治疗，并立即报告，然后迅速就医。

Ⅲ度烫伤：立即用清洁的被单或衣服简单包扎，避免污染和再次损伤，创伤面不要涂擦药物，保持清洁，立即报告，迅速就医。

（二）掌握Ⅰ度烫伤的识别与应急处理

由热源引起的、符合Ⅰ度烫伤皮肤表现的均应被识别、判断为Ⅰ度烫伤。

Ⅰ度烫伤的应急处理方法：

（1）烫伤后要立即进行冷却治疗，因为 5 分钟内烫伤的余热还会继续损伤肌肤，过了 5 分钟才将伤处浸泡在冷水中，则只能起到止痛作用，不能保证不起水泡。

（2）若烫伤部位不是手或足，不能将伤处浸泡在水中进行冷却治疗时，可将受伤部位用毛巾包好，再在毛巾上浇水，将冰块敷于伤处效果更佳。

（3）冷却治疗浸泡时间越早、水温越低，效果越好，但在此过程中要注意观察老人的皮肤，以免冻伤，并立即报告，及时就医。

二、为Ⅰ度烫伤老人进行急救的注意事项

（1）若穿着衣服或鞋袜的部位被烫伤，千万不要急忙脱去烫伤部位的衣服或鞋袜，以免造成表皮随同衣服、鞋袜一起脱落。应先用冷水或食醋（食醋有收敛、散痛、消肿、杀菌、止疼作用）隔着衣服或鞋袜浇到伤处及周围，然后再脱去衣服或鞋袜，进行冷却治疗，必要时剪掉衣服或鞋袜。

（2）冷却治疗应在烫伤后立即进行，冷却治疗浸泡时间越早、水温越低，效果越好。但水温不能低于 5℃，以免冻伤。

（3）冷却治疗期间，要为老人保暖，以免着凉。

（4）若伤处水泡已破，不可浸泡，以免感染，可用无菌纱布或干净手帕包裹冰块，冷敷伤处周围，以减轻疼痛，并立即报告就医。

（5）若烫伤部位非手足，冷却治疗时，将受伤部位用毛巾包好，再在毛巾上浇水或用冰块冷敷。

（6）烫伤后别用土办法（抹酱油、食油、牙膏、紫药水等）。

【任务实施】

项目	实操技能	具体要求
工作准备	简述情境、老人照护问题和任务等	口头汇报
	物品准备：治疗盘、方凳、脸盆（内盛冷水）、毛巾 2 条、防水护理垫、烫伤膏、棉签、靠背椅、电话、洗手液、笔、记录单	1. 不需要口头汇报 2. 紧急救助无须做好准备工作就可开始操作

续表

项目	实操技能	具体要求
工作准备	环境准备: 室内环境整洁、温湿度适宜、光线明亮、空气清新	以检查动作指向行为或沟通交流方式进行
	老人准备: 老人意识清醒, 可以配合操作	以沟通交流方式进行
	个人准备: 着装规范、规范洗手	洗手有动作
关键操作技能	1. 携用物至老人身旁 (1) 迅速到达现场, 立即帮助老人脱离热源, 以免继续受伤 (2) 将暖水瓶放在老人不易触到的地方 2. 评估沟通 (1) 评估烫伤部位、面积、程度 (2) 查看局部皮肤颜色 (3) 询问老人的感受 (4) 安抚老人, 稳定情绪 3. 摆放体位 (1) 协助老人取舒适坐位(移坐在靠背椅上) (2) 快速将方凳放在老人烫伤侧(右侧)手边合适的位置并铺好防水护理垫 4. 冷却治疗 (1) 立即将盛装冷水的水盆放在方凳上 (2) 协助老人将患手轻轻浸泡在冷水中进行冷却治疗, 冷水必须没过受伤部位 (3) 介绍处理烫伤的目的: 降温、减轻余热损伤、减轻肿胀、止痛、防止起水泡等 (4) 介绍冷却治疗的时间(30 分钟)、关键步骤及需要老人注意和配合的内容 (5) 冷却治疗期间, 密切观察老人的反应, 做好保暖措施, 以免着凉, 随时更换冷水 5. 冷却后处理 (1) 冷却治疗 30 分钟后, 用毛巾轻轻擦干伤处的水渍 (2) 协助老人坐稳 (3) 撤掉水盆和防水护理垫, 放在护理车下层 6. 协助上床休息 (1) 协助老人回到床上休息, 摇高床头呈半卧位 (2) 整理床铺平整, 支起床挡, 检查床挡是否安全 7. 涂抹烫伤膏 (1) 在老人胸腹前铺干净毛巾 (2) 将老人烫伤手手背向上摆放于干净毛巾上 (3) 检查烫伤膏、棉签是否在有效期内 (4) 打开烫伤膏盖帽, 用消毒棉签在患手手背烫伤处涂上烫伤膏(厚度薄于 1 毫米) (5) 盖好烫伤膏盖帽, 放回护理车上 (6) 用过的棉签放入医疗垃圾桶 (7) 告知老人 3 ~ 5 天即可痊愈 (8) 安慰老人, 缓解紧张情绪 8. 核对老人信息	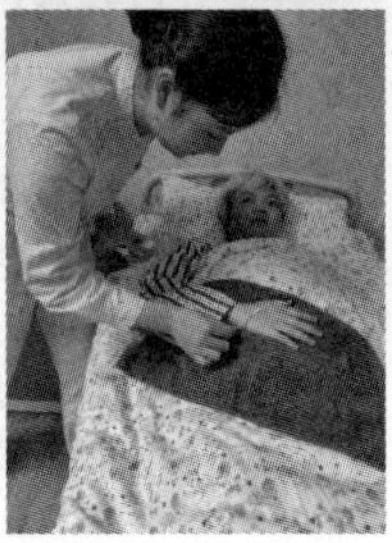 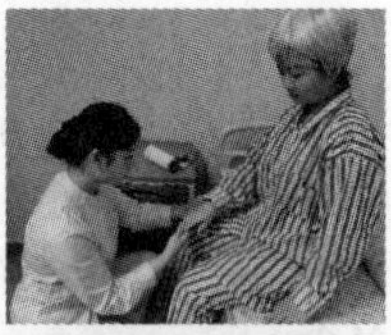 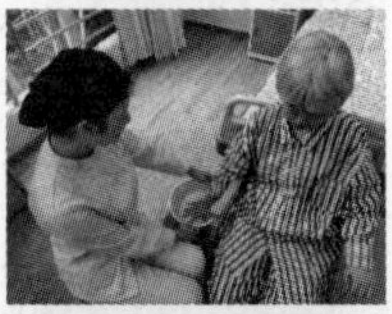

续表

项目	实操技能	具体要求
关键操作技能	9. 报告 (1) 打电话报告医护人员老人的受伤情况 (2) 告知医护人员所采取的处理措施 (3) 请医生进一步处理，并通知家属 10. 询问老人对安置体位是否满意、对所处的环境是否满意 11. 询问老人有无其他需求，将呼叫器放在老人手边，嘱咐有事随时呼叫	
健康宣教	1. 主题和数量合适 2. 表达方式突出重点，逻辑清晰 3. 结合主题提出的措施或建议：每个主题不少于 3 条 4. 语言简单易懂，适合老人的理解能力 5. 结合老人的具体情况（如职业、性格、爱好、家庭等）	在照护过程中结合老人的情况开展健康教育，如疾病预防和康复、健康生活方式等（将结合具体案例进行具体化和明确化）
评价照护效果	询问老人对照护过程是否满意（反馈）	尽量使用生活化语言
	整理各项操作物品： (1) 水盆清洗、晾干备用 (2) 毛巾清洗、晾干备用 (3) 其他物品放回原位备用	有动作
	规范洗手	有动作
	记录：记录烫伤时间、原因、面积、烫伤程度、处理过程及老人的感受	不漏项，包括评估阳性结果
操作中的注意事项	(1) 在烫伤后立即进行冷却治疗 (2) 浸泡时间越早（5 分钟内）、水温越低（不能低于 5℃），效果越好，防止冻伤 (3) 若烫伤部位非手足，冷却治疗时，将受伤部位用毛巾包好，再在毛巾上浇水或用冰块冷敷 (4) 若伤处水泡已破，不可浸泡，以防感染，可用无菌纱布或干净手帕包裹冰块冷敷伤处周围，并立即报告就医 (5) 若穿衣服或鞋袜部位被烫伤，不要着急脱去被烫部位的衣服鞋袜，以免造成表皮脱落，应先用冷水隔着衣服或鞋袜浇到伤处后，再脱去衣服或鞋袜，随后进行冷却治疗 (6) 每 4 ~ 6 小时涂抹一次烫烧膏，厚度薄于 1 毫米，换药前将残留在创面上的药物拭去	操作过程中通过沟通、解释的方式说明
综合评判	安全性：操作流畅、安全、规范，避免老人害怕、疼痛等伤害，过程中未出现致老人于危险环境的操作动作或行为	
	沟通力：顺畅自然、有效沟通，表达信息方式符合老人的社会文化背景，能正确理解老人反馈的信息，避免盲目否定或其他语言暴力	
	创新性：能综合应用传统技艺、先进技术等为老人提供所需的照护措施，解决老人的问题，促进老人的健康，提升老人的幸福感	
	职业防护：做好自身职业防护，能运用节力原则，妥善利用力的杠杆作用，调整重心，减少摩擦力，利用惯性等方法	

续表

项目	实操技能	具体要求
综合评判	人文关怀：能及时关注到老人的各方面变化，能针对老人的心理和情绪作出恰当的反应，给予支持，例如不可急躁，言行举止有尊老、敬老、爱老、护老的意识	
	鼓励：利用语言和非语言方式鼓励老人参与照护，加强自我管理，发挥残存功能，提升自理能力	
	灵活性：对临场突发状况能快速应变，根据老人及现场条件灵活机动地实施照护，具有很强的解决问题的能力	

任务十　喂老人口服药

【任务导入】

罗奶奶，现入住某某福利院特护科 B201 房间 /1 床。

照护评估中的基本信息：

出生日期：1946 年 3 月；身高：153 厘米；体重：58 千克；文化程度：小学；婚姻状况：已婚。

经济状况：退休金 3000 元 / 月，少积蓄，子女给予的补贴有限。

兴趣爱好：跳广场舞、看电视。

饮食喜好：红烧肉、动物内脏，少食蔬菜，每天喝水 2 ～ 3 杯。

性格特点：开朗热情、幽默，喜欢与人交流沟通。

工作经历：经招工进纺织厂工作近 30 年，后下岗自主谋生。

家庭情况：1 个儿子、1 个女儿，1 个孙女、2 个外孙，儿子在外地。

既往病史：糖尿病病史 8 年、高脂血症病史 8 年、高血压病史 5 年、脑血栓后 1 年。

目前状况：老人 1 年前发生脑血栓恢复后，左侧肢体活动欠灵活， 右侧肢体能活动但是活动无力，大小便失禁，长期留置尿管，以卧床为主，能正常交流。老人因患糖尿病、高脂血症、高血压病，需要长期服用药物控制病情。老人认为反正自己也好不了了，活着也是拖累儿女，于是破罐子破摔，而拒绝服用药物。养老护理员需要喂老人口服药并疏导其不良情绪。

【任务要求】

喂老人口服药，要求养老护理员用口头语言和肢体语言疏导老人的不良情绪或鼓励、表扬老人，增强老人提高生活自理能力的信心，将沟通交流、安全照护、心理支持、人文关怀、职业安全与保护等贯穿于照护服务全过程。

【任务目标】

- 了解常用口服药的剂型

- 熟悉口服药的用药原则
- 掌握喂老人口服药的方法
- 能督促、协助老人按时用药
- 能观察老人用药后的反应，记录并报告

【任务分析】

口服药是指需经口腔途径吞服或舌下含服的药物。口服用药是最常见的比较安全、方便和经济的用药方法。口服药根据其性质和方便机体吸收、利用程度等而制成不同剂型。服用口服药时需要严格遵守医嘱、认真查对并及时用药，做到姓名准确、给药途径准确、剂量准确、浓度准确、时间准确的“五准确”。养老护理员帮助老人正确地服下口服药，有利于预防、诊断、治疗疾病。

一、喂老人口服药的要点

（一）口服药的分类

1. 口含片与舌下含服片

口含片又称含片，多用于口腔及咽喉疾病，有局部消炎、杀菌、收敛、止痛等作用，如西瓜霜润喉片、草珊瑚含片、西地碘含片（华素片）等，使用时应在口腔内含化，不可咀嚼、吞咽，含服中、含服后不可立即饮用液体，以延长药物疗效。

舌下含服片是药剂直接通过舌下毛细血管吸收，完成药物被机体吸收的过程，迅速达到全身起作用，如硝酸甘油，舌下含服时，将药片放在舌下，闭嘴利用唾液使药片溶解吸收。

2. 口服片剂

口服片剂是口服下，经胃肠道吸收而作用于全身或滞留于胃肠道内作用于胃肠局部的片剂。无特殊要求的口服片剂一般采用吞服，吞服时将完整的药物用温开水送服到胃内，使药物在胃内或肠中被吸收，但维生素类、助消化类、止咳糖浆类不宜用温水送服。

3. 口服胶囊

口服胶囊是将药物填装在空心硬质胶囊中，或密闭于弹性软质胶囊中制成的药剂，该制法可掩盖药物不良气味，并提高药物的稳定性。服用时，不能将胶囊破坏，应当整粒吞服。

4. 口服溶剂

口服溶剂多见于糖浆类药物，如急支糖浆、复方甘草合剂、蜜炼川贝枇杷膏等。服用后，药物在病变咽喉部黏膜表面形成保护膜，不宜使用温开水送服。

（二）各类口服药用药后的观察

1. 治疗心血管系统疾病类药物用药后的观察要点

观察老人心前区疼痛、胸闷、心慌等自觉症状是否减轻，发作频率是否改变；服用利尿剂要记录老人尿量，注意老人有无头晕、乏力、晕厥等现象发生。

2. 治疗呼吸系统疾病类药物用药后的观察要点

观察老人咳嗽的程度和伴随的症状；观察老人痰液的色、量、气味，有无咯血等肉眼可见的变化，注意观察体温变化，了解感染控制情况。

3. 治疗消化系统疾病类药物用药后的观察要点

观察老人食欲、恶心、呕吐程度，有无腹痛、腹泻、发热症状，严重呕吐时需注意老人有无尿少、口渴、皮肤干燥等脱水现象。准确记录老人进水量、进食量、尿量、便量、呕吐量及出汗情况。

4. 治疗泌尿系统疾病类药物用药后的观察要点

观察老人的尿量、排尿次数、尿色及排尿时伴随的症状，有无尿频、尿急、尿痛及血尿症状。

5. 治疗血液系统疾病类药物用药后的观察要点

观察老人贫血的程度，通过头晕、耳鸣、疲乏无力、活动后心悸、气短等情况判断贫血的程度；观察老人皮肤瘀点、瘀斑、消化道出血情况，判断疾病是否好转。

6. 治疗内分泌及代谢疾病类药物用药后的观察要点

服用降糖药后要观察老人有无心慌、出汗、嗜睡或昏迷等低血糖症状；服用治疗代谢疾病的药物要注意老人身体外形是否逐渐恢复正常，如突眼、毛发异常、身体外形异常有无改善，情绪是否变好。

7. 治疗风湿性疾病类药物用药后的观察要点

观察老人四肢及脊柱关节疼痛与肿胀、关节僵硬、活动受限的程度。

8. 治疗神经系统疾病类药物用药后的观察要点

观察老人头疼、头晕的程度变化，是否有伴随症状，如呕吐、意识变化、肢体抽搐、嗜睡、昏睡和昏迷情况；是否有发音困难、语音不清、语言表达不清等言语障碍程度的变化及肢体随意活动能力的变化。

二、喂老人口服药的注意事项

（1）遵照医嘱协助老人服药，不得私自加、减药物或者停药。

（2）老人对药品有疑问时，需要再次核对无误方能给药，并要向老人解释说明。

（3）用药后发现异常，应及时报告医护人员或协助就医。

（4）对于有吞咽困难的老人，养老护理员要咨询医护人员或根据药物的说明书，决定是否可以将药物切割成小块或者研碎服用。

（5）协助精神疾病老人服药，要求其张口，检查药物是否全部咽下。

（6）服药不可用茶水。

（7）服用大药片咽下有困难时，可将药片研碎后用水调成糊状再服用，不可掰成两半吞服。

（8）服水剂时，应先将药水摇匀至药液所需程度。老人需同时服用几种水剂药时，要洗净量杯。

（9）服用大蜜丸类药物时，可根据老人具体情况将药丸搓成小丸服用。

（10）胶囊一般不宜拆开服用，服用时应多喝水，以便将胶囊冲下。

（11）服用中药冲剂应将药粉先用温开水冲调后再服用，不可将药粉直接倒入口腔用水冲服。

【任务实施】

项目	实操技能	具体要求
工作准备	简述情境、老人照护问题和任务等	口头汇报
	操作过程中不缺用物，能满足完成整个操作 物品准备：水杯 2 个、汤匙 1 把或吸管 1 根、药瓶、小药盒、服药单、暖水壶（内盛装温开水）、毛巾、纸巾、洗手液、笔、记录单	不需要口头汇报 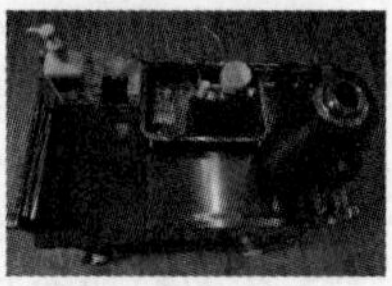
	环境准备：室内环境整洁、温湿度适宜、光线明亮、空气清新	以检查动作指向行为或沟通交流方式进行
	老人准备：老人平卧于床，可以配合操作	以沟通交流方式进行
	个人准备：着装规范、规范洗手	洗手有动作
沟通解释评估	向老人问好、自我介绍、友好微笑、称呼恰当	礼貌用语、举止得体
	核对照护对象基本信息：房间号、床号、姓名、性别、年龄	核对方式不限
	与照护对象及家属建立信任关系	有效的沟通交流
	介绍照护任务及目的：减轻症状、协助诊断、预防和治疗疾病	尽量使用生活化语言
	介绍操作时间（根据具体操作而定）、关键步骤；讲解需要老人注意和（或）配合的内容	尽量使用生活化语言
	询问老人对操作过程是否存在疑问	尽量使用生活化语言

续表

项目	实操技能	具体要求
沟通解释评估	征询老人对服药的环境是否满意	尽量使用生活化语言
	对老人进行综合评估: 1. 全身情况: 精神状态、饮食、二便、睡眠等 2. 局部情况: 肢体活动度、口腔健康状况、吞咽功能、以往用药时间量、反应、视力等	以检查动作指向行为或沟通交流方式进行
	询问老人有无其他需求(如厕等)	尽量使用生活化语言
	询问老人是否可以开始操作	尽量使用生活化语言
关键操作技能	1. 核对药物: 核对服药单与口服药是否相符 2. 摆放体位 (1) 征询老人采用适宜的服药体位 (2)协助老人体位安置时方法正确: 安全、科学、规范、有效、省力、尊重 (3) 合理安置老人的服药体位: 体位稳定、安全, 便于服药 3. 洗手(动作) 4. 铺毛巾: 将毛巾铺在老人胸前 5. 再次核对药物和服药单 6. 向老人展示服用药物的名称、数量、服药时间、用法等, 并向老人展示服用的药物 7. 准备温水 (1) 每 2 ~ 4 片药准备 100 毫升温水, 用手腕内侧测试水温, 以 38 ~ 40℃为宜 (2) 药片(粒)较多时, 按照 2 ~ 4 片(粒)/ 次, 分次服下 8. 服药 (1) 嘱咐老人喝少许水, 润滑口腔及食管 (2) 询问老人的感受, 观察有无呛咳、吞咽困难等异常情况, 可以正常服药 (3) 将药杯递给老人, 请老人自行放入口中 (4) 协助老人喝水, 请老人将药片吞下 (5) 找出拒绝服药的原因: 1) 判断老人不愿意服药的原因 2) 针对老人不愿意服药的原因, 采取恰当的应对措施并协助老人服药 (6) 观察老人服药的情况, 检查是否完全服下 (7) 取餐巾纸擦干老人口周水渍 (8) 撤下毛巾 9. 告知老人服用多种药物时, 按要求的顺序服用, 告知老人口服某些药后暂时不能喝水的原因, 以保证疗效 10. 合理安置体位 (1) 保持服药体位 30 分钟 (2) 观察老人服药后的反应, 如有异常应及时报告医护人员或协助就医 11. 恢复体位 (1) 30 分钟后, 协助老人取舒适体位 (2) 整理床单, 拉上床挡 (3) 询问老人服药后的感受	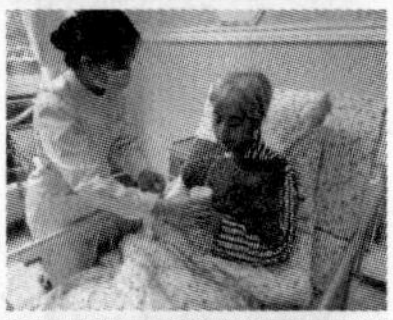 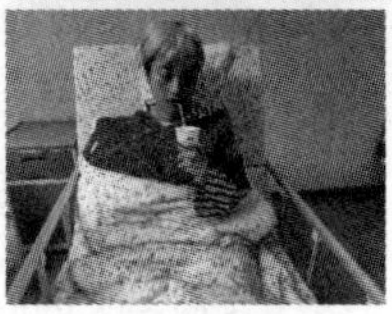 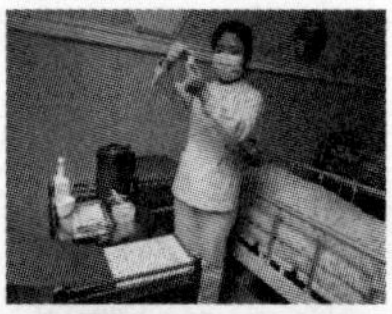 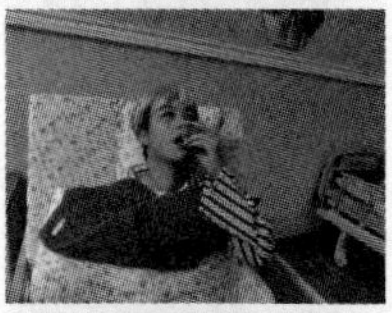

续表

项目	实操技能	具体要求
健康宣教	针对本次操作中老人的沟通和健康宣教： 1. 尽量使用生活化语言 2. 方式与方法得当，简单易懂 3. 表述准确、逻辑清晰 4. 适合老人的需要和理解能力 5. 健康教育建议不少于3条 6. 内容与方式恰当，结合老人的具体情况（如职业、性格、爱好、家庭等）	在照护过程中结合老人的情况开展健康宣教，如疾病预防和康复、健康生活方式等（将结合具体案例进行具体化和明确化）
评价照护效果	询问老人有无其他需求、是否满意（反馈）	尽量使用生活化语言
	整理各项操作物品： 1. 水杯、汤匙或吸管、小药盒清洗，晾干备用 2. 其他物品放回原位备用	有动作
	规范洗手	有动作
	记录：药物名称、服药时间、服药后的表现，如有异常立即报告家属或医生	
	不漏项，包括评估阳性结果	
操作中的注意事项	1. 遵照医嘱服药，不得私自加、减药物或停药 2. 老人对药品有疑问时，需要再次核对无误方能服药，并要向老人解释说明 3. 用药后发现异常，应及时通知医护人员或协助就医 4. 对于有吞咽困难的老人，养老护理员要咨询医护人员或根据说明书决定是否可以将药物切割成小块或研碎服用 5. 协助有精神疾病的老人服药，要求其张口，检查药物是否全部咽下	操作过程中通过沟通、解释的方式说明
综合评判	操作过程中的安全性：操作流畅、安全、规范，避免老人害怕、疼痛等伤害，过程中未出现致老人于危险环境的操作动作或行为	
	沟通力：顺畅自然、有效沟通，表达信息方式符合老人的社会文化背景，能正确理解老人反馈的信息，避免盲目否定或其他语言暴力	
	创新性：能综合应用传统技艺、先进技术等为老人提供所需的照护措施，解决老人的问题，促进老人的健康，提升老人的幸福感	
	职业防护：做好自身职业防护，能运用节力原则，妥善利用力的杠杆作用，调整重心，减少摩擦力，利用惯性等方法	
	人文关怀：能及时关注到老人的各方面变化，能针对老人的心理和情绪作出恰当的反应，给予支持，例如不可急躁，言行举止有尊老、敬老、爱老、护老的意识	
	鼓励：利用语言和非语言方式鼓励老人参与照护，加强自我管理，发挥残存功能，提升自理能力	
	灵活性：对临场突发状况能快速应变，根据老人及现场条件灵活机动地实施照护，具有很强的解决问题的能力	

任务十一　为老人使用滴眼液

【任务导入】

何奶奶，现居住在某某福利院疗养科 C101 房间 /1 床。

照护评估中的基本信息：

出生年月：1946 年 5 月；身高：160 厘米；体重：55 千克；文化程度：本科；婚姻状况：丧偶。

经济状况：无退休金，子女经济条件较好。

兴趣爱好：织毛衣、听广播、唱歌。

饮食喜好：回锅肉、甜点、豆腐皮。

性格特点：性格热情开朗，喜欢与人交流。

工作经历：无工作。

家庭情况：1 个女儿、2 个儿子、1 个外孙、2 个孙女，均在本地。

既往病史：慢性支气管炎病史 20 年、高血压病史 10 年、高脂血症病史 10 年。

目前状况：老人生活基本能自理，能正常交流，平时喜欢参加合唱团唱歌，近期全市养老机构实行封闭管理，暂时取消了老人的聚集性活动，何奶奶因此生闷气，不愿搭理人。昨天起老人眼睛开始出现红肿、眼痒、畏光、流泪和分泌物增多等症状。医生诊断为结膜炎，予以左氧氟沙星滴眼液滴眼，一次 1 ~ 2 滴，一天 3 次，养老护理员需要为老人使用滴眼液滴眼并疏导其不良情绪。

【任务要求】

为老人使用滴眼液，要求养老护理员用口头语言和肢体语言疏导老人的不良情绪或鼓励、表扬老人，增强老人提高生活自理能力的信心，将沟通交流、安全照护、心理支持、人文关怀、职业安全与保护等贯穿于照护服务全过程。

【任务目标】

- 了解常用外用药的相关知识

- 熟悉滴眼液使用的注意事项
- 掌握滴眼液的使用方法
- 能为老人使用滴眼液这类外用药

【任务分析】

通过皮肤和五官的贴、涂、洗、擦、敷等方法给药，给药后在局部起到保护作用和治疗作用，或经皮吸收发挥全身作用的药物统称外用药。根据给药途径，外用药分为皮肤用药、滴耳剂、滴鼻剂、滴眼剂、腔道用药等类型。该任务主要介绍滴眼液的使用。

一、为老人使用滴眼液的要求

（一）熟知滴眼液的相关知识

滴眼液是指药物制成供滴眼用的溶液，一般眼膏和眼用凝胶也属于滴眼药的范畴。由于滴眼液属于灭菌制剂，由角膜直接吸收，因此使用滴眼液时一定要注意手部卫生。

为老人使用滴眼液应先要认真核对药瓶上的姓名、药名、用法、给药途径、给药时间、药品质量和有效期。将药瓶摇一摇，如果发现药液浑浊或有絮状团块，表明药水已被污染，切勿再用。为了保证疗效，上药前应清洗干净眼部分泌物，告知老人如何配合。上药时应注意防止交叉感染，两眼都滴药时，先滴健眼、后滴病眼，先滴轻眼、后滴重眼。在操作过程中，注意瓶塞口、瓶口不可触及任何东西，包括眼睑、睫毛，以免老人感到不适和污染药液。如数种药同时使用，中间须间隔 5 ~ 10 分钟。有些药液经角膜吸收后可引起心血管和呼吸系统中毒，要注意观察老人的全身反应。

（二）老人眼病在用药方面的特殊性

（1）某些老年眼病患者，常是几种眼病共存，此时不可采用多种药物，企图将多种疾病“一网打尽”的用药方法，只能先治疗急病和重病，尽量减少用药种类，以避免某些药物间的拮抗作用。

（2）部分老人常伴发其他脏器的疾病，用药时应考虑对其他伴发疾病是否有害。如青光眼患者选用噻吗心安滴眼液时，应询问是否患有支气管哮喘或心脏疾病。

二、为老人使用滴眼液的注意事项

（1）使用滴眼液前应先摇匀药液。

（2）操作时动作应轻柔，避免损伤角膜。

（3）白天宜用滴眼液，临睡前应用眼膏涂敷，不影响生活且药物附着角膜时间长，可维持有效浓度。

【任务实施】

项目	实操技能	具体要求
工作准备	简述情境、老人照护问题和任务等	口头汇报
	操作过程中不缺用物，能满足完成整个操作 物品准备：滴眼液1支、棉签、治疗碗（盛装温水）、治疗单、洗手液、笔、记录单	不需要口头汇报 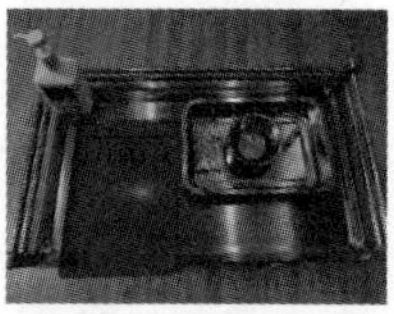
	环境准备：室内环境整洁、温湿度适宜、光线明亮、空气清新	以检查动作指向行为或沟通交流方式进行
	老人准备：老人意识清醒，可以配合操作	以沟通交流方式进行
	个人准备：着装规范、规范洗手	洗手有动作
沟通解释评估	向老人问好、自我介绍、友好微笑、称呼恰当	礼貌用语、举止得体
	核对照护对象基本信息：房间号、床号、姓名、性别、年龄	核对方式不限
	与照护对象及家属建立信任关系	有效的沟通交流
	介绍照护任务及目的：局部使用抗炎药，治疗眼部感染，缓解眼部症状	尽量使用生活化语言
	介绍操作时间（根据具体操作而定）、关键步骤；讲解需要老人注意和（或）配合的内容	尽量使用生活化语言
	询问老人对操作过程是否存在疑问	尽量使用生活化语言
	征询老人对使用滴眼液的环境是否满意	尽量使用生活化语言
	对老人进行综合评估： 1. 全身情况：精神状态、饮食、二便、睡眠等 2. 局部情况：肢体活动度、能否配合做眼睛上看、下看、闭眼、转动眼球等动作	以检查动作指向行为或沟通交流方式进行
	询问老人有无其他需求（如厕等）	尽量使用生活化语言
	询问老人是否可以开始操作	尽量使用生活化语言
关键操作技能	1. 核对 （1）治疗单与药物相符合 （2）药品质量和有效期 2. 确认患眼：确认左眼、右眼还是双眼用药 3. 清洁眼部 （1）放下床挡，取棉棒蘸温水分别擦干净老人眼内外眦的分泌物，先擦健侧，再擦患侧 （2）将被污染的棉棒放入医疗垃圾桶内 4. 摆放头部位置 （1）卧位时，把枕头垫在老人颈部，使头略向后仰，眼睛向上看	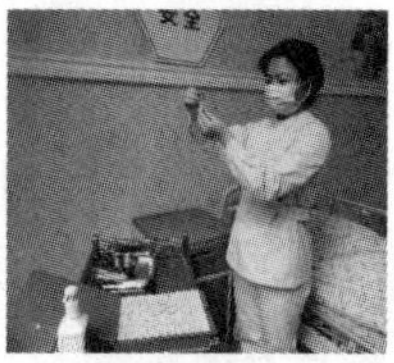

续表

项目	实操技能	具体要求
关键操作技能	(2)坐位时，使身体靠在椅子背上，头向后仰，眼睛向上看 5. 洗手(动作)：使用滴眼液一定要注意手部卫生 6. 打开瓶帽 (1)使用前摇匀滴眼液，如果发现液体浑浊或絮状团块，表明药液已被污染，切勿使用 (2)打开瓶帽，瓶盖内面或侧面朝上，最好将其置放于一张干净的纸或器皿上 7. 滴入药液 (1)左手将老人上下眼睑分开固定，右手持滴眼液瓶距眼 2 ~ 3 厘米，滴入 1 ~ 2 滴至下眼结膜囊内 (2)先滴健眼，再滴患眼，先滴病情轻的眼，后滴病情重的眼 (3)在操作过程中应注意瓶塞口和瓶口不能触及任何东西，包括眼睑和睫毛，以免造成老人的不适和污染药液 8. 闭合眼睛 (1)嘱咐老人闭合眼睛，转动眼球，使药液充盈在眼结膜内，并按压鼻泪管 (2)取棉棒轻轻按摩老人的上眼睑，并擦去眼部溢出的药液，将被污染的棉棒放入医疗垃圾桶内 (3)用干净的纸巾擦净流出的鼻涕 9. 数种滴眼液同时用时，中间必须间隔 5 ~ 10 分钟 10. 有些药物角膜吸收以后，可引起心血管和呼吸系统的毒性，因此在用药过程中要注意观察老人的全身反应 11. 恢复体位 (1)协助老人取舒适体位 (2)整理床单位，拉上床挡 (3)询问老人使用滴眼液后的感受	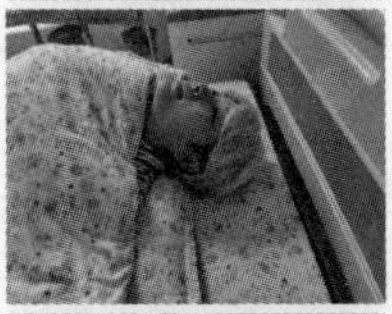 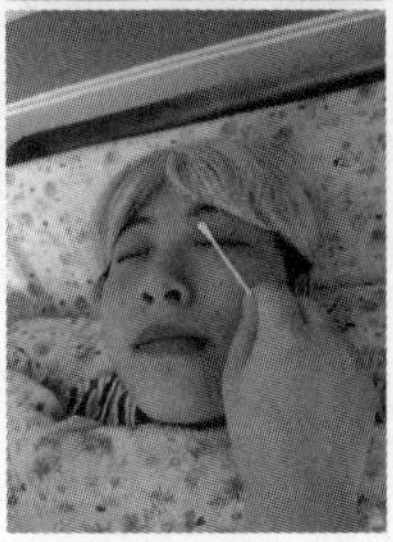 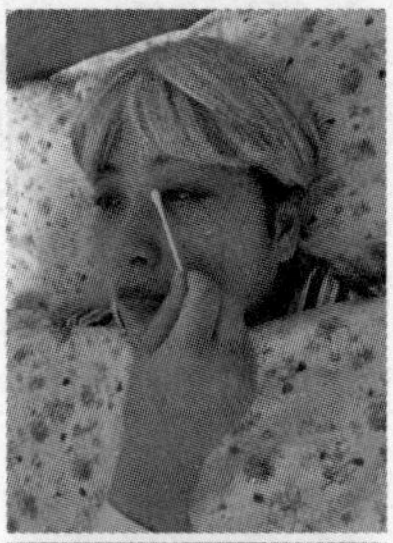 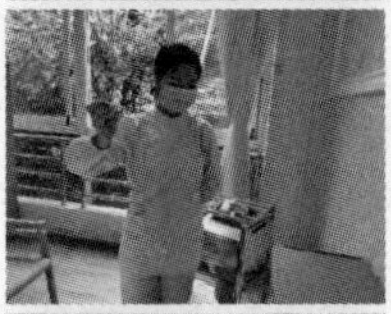 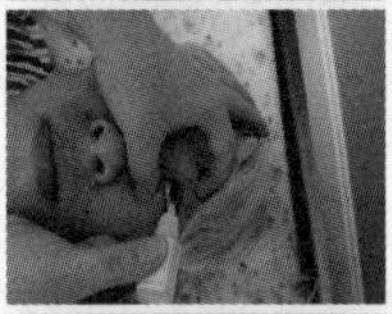
健康宣教	针对本次操作中老人的沟通和健康宣教： 1. 尽量使用生活化语言 2. 方式与方法得当，简单易懂 3. 表述准确、逻辑清晰 4. 适合老人的需要和理解能力 5. 健康教育建议不少于 3 条 6. 内容与方式恰当，结合老人的具体情况(如职业、性格、爱好、家庭等)	在照护过程中结合老人的情况开展健康宣教，如疾病预防和康复、健康生活方式等(将结合具体案例进行具体化和明确化)
评价照护效果	询问老人有无其他需求、是否满意(反馈)	尽量使用生活化语言
	整理各项操作物品：物品放回原位备用	有动作
	规范洗手	有动作
	记录：药名、滴药时间、用药后的反应，如有异常立即报告家属或医生	不漏项，包括评估阳性结果

续表

项目	实操技能	具体要求
操作中的注意事项	1. 养老护理员使用滴眼液前应先混匀药液 2. 操作时动作应轻柔，避免损伤黏膜 3. 滴眼液的保存应参照相关说明执行，需要时放入冰箱保存	操作过程中通过沟通、解释的方式说明
综合评判	操作过程中的安全性：操作流畅、安全、规范，避免老人害怕、疼痛等伤害，过程中未出现致老人于危险环境的操作动作或行为	
	沟通力：顺畅自然、有效沟通，表达信息方式符合老人的社会文化背景，能正确理解老人反馈的信息，避免盲目否定或其他语言暴力	
	创新性：能综合应用传统技艺、先进技术等为老人提供所需的照护措施，解决老人的问题，促进老人的健康，提升老人的幸福感	
	职业防护：做好自身职业防护，能运用节力原则，妥善利用力的杠杆作用，调整重心，减少摩擦力，利用惯性等方法	
	人文关怀：能及时关注到老人的各方面变化，能针对老人的心理和情绪作出恰当的反应，给予支持，例如不可急躁，言行举止有尊老、敬老、爱老、护老的意识	
	鼓励：利用语言和非语言方式鼓励老人参与照护，加强自我管理，发挥残存功能，提升自理能力	
	灵活性：对临场突发状况能快速应变，根据老人及现场条件灵活机动地实施照护，具有很强的解决问题的能力	

任务十二 在护理协助下为老人提供超声雾化吸入

【任务导入】

陈爷爷，现入住某某福利院特护科 20 房间 /1 床。

照护评估中的基本信息：

出生年月：1951 年 2 月；身高：170 厘米；体重：85 千克；文化程度：初中；婚姻状况：已婚。

经济状况：退休金 5000 元 / 月，子女经济条件好，能给予支持。

兴趣爱好：钓鱼、喝酒、吸烟。

饮食喜好：喜欢重口味食物。

性格特点：性格慢热，不爱说话。

工作经历：林业部门安全保卫员。

家庭情况：1 个女儿、1 个儿子，均在外地。

既往病史：高血压病史 10 年、慢性阻塞性肺疾病病史 5 年。

目前状况：老人部分生活能够自理，行动缓慢。老人患病多年，身体、心理都遭受巨大痛苦，因此情绪特别消极，有轻生的念头。老人的子女较忙，较少来院看望老人。1 周前，老人着凉后咳嗽、咳痰、喘息加重，并且痰液黏稠不易咳出。医生将老人转入养老机构内设医院进行医治。养老护理员需要在护理协助下为老人做超声雾化吸入，并为老人疏导不良情绪。

【任务要求】

在护理协助下为老人提供超声雾化吸入，要求养老护理员用口头语言和肢体语言疏导老人的不良情绪或鼓励、表扬老人，增强老人提高生活自理能力的信心，将沟通交流、安全照护、心理支持、人文关怀、职业安全与保护等贯穿于照护服务全过程。

【任务目标】

- 了解超声雾化吸入的概念

- 熟悉超声雾化吸入的作用
- 掌握为老人提供超声雾化吸入的方法
- 能为老人正确实施超声雾化吸入

【任务分析】

雾化吸入给药法是应用雾化装置将药液分散成细小的雾滴以气雾状喷出，经鼻或口吸入达到治疗效果的一种给药方法，超声雾化吸入是常用的雾化吸入方法。养老护理员为老人提供超声雾化吸入可以湿化气道、稀化痰液、帮助祛痰，治疗呼吸道感染，解除支气管痉挛，使气道通畅，改善通气功能。

一、为老人提供超声雾化吸入的要求

（1）养老护理员应严格执行查对制度。

（2）口含嘴、面罩、螺旋管路应专人专用。

（3）在使用过程中，养老护理员应注意各连接部件有无松动、脱落。

（4）连续使用超声雾化器时，两次之间需间歇 30 分钟。

二、为老人提供超声雾化吸入的方法

（1）养老护理员应评估老人的年龄、病情、意识状态，有无呼吸困难、咳嗽等情况。

（2）向老人详细介绍操作的目的、配合的方法。

（3）养老护理员检查超声雾化器性能，遵医嘱配好药液，连接各部件。

（4）正确控制水温，水槽和雾化罐内切忌加温水或热水，水槽内无水时，不可开机，以免损坏机器。水槽内须保持有足够的冷蒸馏水，如发现水温超过 50℃或水量不足，应关机，更换或加入冷蒸馏水。

【任务实施】

项目	实操技能	具体要求
工作准备	简述情境、老人照护问题和任务等	口头汇报
	操作过程中不缺用物，能满足完成整个操作 物品准备：超声雾化吸入器、连接管、口含嘴或面罩、药液、冷蒸馏水、生理盐水、水温计、治疗碗、弯盘、一次性注射器、毛巾、治疗单、洗手液、笔、记录单	不需要口头汇报 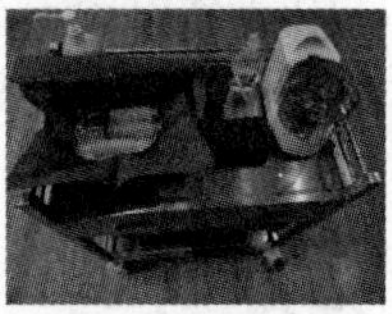
	环境准备：室内环境整洁、温湿度适宜、光线明亮、空气清新	以检查动作指向行为或沟通交流方式进行

续表

项目	实操技能	具体要求
工作准备	老人准备：老人意识清醒，可以配合操作	以沟通交流方式进行
	个人准备：着装规范、规范洗手、戴口罩	洗手有动作
沟通解释评估	向老人问好、自我介绍、友好微笑、称呼恰当	礼貌用语、举止得体
	核对照护对象基本信息：房间号、床号、姓名、性别、年龄	核对方式不限
	与照护对象及家属建立信任关系	有效的沟通交流
	介绍照护任务及目的：预防治疗呼吸道感染，消除炎症和水肿，解除支气管痉挛，使气道通畅，改善通气功能，湿化气道，稀化痰液，帮助祛痰	尽量使用生活化语言
	介绍操作时间（15 ~ 20 分钟）、关键步骤；讲解需要老人注意和（或）配合的内容；指导老人学会用嘴深吸气，呼气时用鼻子呼气，以利于药液的吸收	尽量使用生活化语言
	询问老人对操作过程是否存在疑问	尽量使用生活化语言
	征询老人对超声雾化吸入的环境是否满意	尽量使用生活化语言
	对老人进行综合评估： 1. 全身情况：精神状态、饮食、二便、睡眠等 2. 局部情况：肢体活动度、皮肤情况等 3. 特殊情况：有无呼吸困难、咳嗽、痰液黏稠等症状	以检查动作指向行为或沟通交流方式进行
	询问老人有无其他需求（如厕等）	尽量使用生活化语言
	询问老人是否可以开始操作	尽量使用生活化语言
关键操作技能	1. 核对加药 （1）核对治疗单与药物无误 （2）将超声雾化吸入器与各部件连接：在水槽内加入冷蒸馏 250 ~ 300 毫升至浮标浮起，要求浸没雾化罐底部的透声膜 （3）将药液用生理盐水稀释至 30 ~ 50 毫升后加入雾化罐内摇匀，检查无漏水后，将雾化罐放入水槽内，盖紧水槽罐 2. 实施雾化 （1）再次核对老人床号、姓名 （2）将雾化器放在床头桌上，接通雾化器电源，打开电源开关，红色指示灯亮，预热 3 分钟 （3）协助老人取半卧位，将毛巾围于老人颌下 （4）协助老人漱口（清除口腔分泌物或食物残渣，以免妨碍雾滴深入） （5）调整定时开关至所需时间，一般为 15 ~ 20 分钟 （6）打开雾化开关，调节雾量（高挡 3 毫升 / 分钟，中挡 2 毫升 / 分钟、低挡 1 毫升 / 分钟），一般采取中挡或根据老人耐受情况适当调节（用量过大会导致肺水肿） （7）气雾喷出时，将口含嘴放入老人口中，指导老人吸气时紧闭口唇深吸气，然后屏气 1 ~ 2 秒，再用鼻子呼气，以利于药液吸入（或将面罩覆盖于老人口鼻部，呼气时启开），如此反复直至药液吸完为止	

续表

项目	实操技能	具体要求
关键操作技能	(8) 操作过程中观察： 1) 老人有痰时，应协助老人排出 2) 观察老人吸入药液后的反应及效果，如出现呼吸困难、发绀、疲劳时，可先关闭雾化器，休息片刻后再继续进行 3) 如出现异常，即刻停止并报告医生 3. 吸入完毕 (1) 吸入完毕，取下口含嘴（或面罩） (2) 先关闭雾化器开关，再关闭电源开关，以免电子元件损坏 (3) 帮助翻身、叩背排痰 (4) 协助老人漱口（防止药物在口咽部聚集，引起真菌感染），用毛巾擦干老人面部 (5) 告知老人半小时内不能喝水 4. 恢复体位 (1) 协助老人取舒适体位 (2) 整理床单位，拉上床挡 (3) 询问老人雾化吸入后的感受	
健康宣教	针对本次操作中老人的沟通和健康宣教： 1. 尽量使用生活化语言 2. 方式与方法得当，简单易懂 3. 表述准确、逻辑清晰 4. 适合老人的需要和理解能力 5. 健康教育建议不少于 3 条 6. 内容与方式恰当，结合老人的具体情况（如职业、性格、爱好、家庭等）	在照护过程中结合老人的情况开展健康宣教，如疾病预防和康复、健康生活方式等（将结合具体案例进行具体化和明确化）
评价照护效果	询问老人有无其他需求、是否满意（反馈）	尽量使用生活化语言
	整理各项操作物品： 1. 倒掉水槽内的水，擦干净水槽 2. 将口含嘴、雾化罐、螺纹管放入消毒液中浸泡 30 分钟，再清洗、晾干备用 3. 水杯、弯盘、毛巾清洗、消毒，晾干备用 4. 其他物品放回原位备用	有动作
	规范洗手	有动作
	记录：雾化吸入的时间、治疗效果、老人的反应，如有异常立即报告家属或医生	不漏项，包括评估阳性结果
操作中的注意事项	1. 严格执行查对制度 2. 口含嘴、面罩、螺旋管路应专人专用 3. 电晶片和透声膜易损坏，使用时动作要轻柔 4. 正确控制水温，水槽和雾化罐内切忌加温水或热水，水槽内无水时，不可开机，以免损坏机器。水槽内须保持有足够的冷蒸馏水，如发现水温超过 50℃或水量不足，应关机，更换或加入冷蒸馏水 5. 连续使用超声波雾化吸入器时，两次之间应间歇 30 分钟	操作过程中通过沟通、解释的方式说明

续表

项目	实操技能	具体要求
综合评判	操作过程中的安全性：操作流畅、安全、规范，避免老人害怕、疼痛等伤害，过程中未出现致老人于危险环境的操作动作或行为	
	沟通力：顺畅自然、有效沟通，表达信息方式符合老人的社会文化背景，能正确理解老人反馈的信息，避免盲目否定或其他语言暴力	
	创新性：能综合应用传统技艺、先进技术等为老人提供所需的照护措施，解决老人的问题，促进老人的健康，提升老人的幸福感	
	职业防护：做好自身职业防护，能运用节力原则，妥善利用力的杠杆作用，调整重心，减少摩擦力，利用惯性等方法	
	人文关怀：能及时关注到老人的各方面变化，能针对老人的心理和情绪作出恰当的反应，给予支持，例如不可急躁，言行举止有尊老、敬老、爱老、护老的意识	
	鼓励：利用语言和非语言方式鼓励老人参与照护，加强自我管理，发挥残存功能，提升自理能力	
	灵活性：对临场突发状况能快速应变，根据老人及现场条件灵活机动地实施照护，具有很强的解决问题的能力	

任务十三　为留置导尿管的老人更换集尿袋

【任务导入】

胡奶奶，现入住某某福利院特护科 C201 房间 /1 床。

照护评估中的基本信息：

出生年月：1953 年 3 月；身高：153 厘米；体重：74 千克；文化程度：小学；婚姻状况：丧偶。

经济状况：没有退休金，无积蓄。女儿经济条件尚可，能给予老人一定的支持。

兴趣爱好：打麻将、看电视剧。

饮食喜好：苹果、腌制食品、肝腰合炒。

性格特点：急性子。

工作经历：一直打零工，因照顾家庭 40 岁后便不再工作。

家庭情况：2 个女儿、2 个外孙女，均在本地。

既往病史：高脂血症病史 10 年、高血压病史 8 年、脑卒中后 7 个月。

目前状况：老人脑卒中住院治疗康复后，留置导尿管出院，入住某某福利院休养。目前，老人右侧肢体偏瘫，左侧肢体活动无力，长期卧床，能正常交流。因体形较胖，老人不能自主翻身，有睡眠障碍，血压不稳定，波动大，进食需要喂。老人的两个女儿平时上班较忙，很少来看望老人。老人生病后觉得自己被子女遗弃了，情绪消极，对照护有抵触情绪。养老护理员需要为老人更换集尿袋并疏导其不良情绪。

【任务要求】

为留置导尿管的老人更换集尿袋，要求养老护理员用口头语言和肢体语言疏导老人的不良情绪或鼓励、表扬老人，增强老人提高生活自理能力的信心，将沟通交流、安全照护、心理支持、人文关怀、职业安全与保护等贯穿于照护服务全过程。

【任务目标】

- 了解留置导尿管的概念
- 熟悉为留置导尿管的老人更换集尿袋的目的
- 掌握为留置导尿管的老人更换集尿袋的方法
- 能为留置导尿管的老人正确更换集尿袋

【任务分析】

留置导尿管是在导尿后将导尿管保留在膀胱内引流出尿液的方法。对不能自行排尿而又无其他治疗方法的老人，需留置导尿管。留置导尿管的老人通过定期更换集尿袋，严格记录每小时尿量以严密观察病情的变化，保持老人会阴部清洁干燥，促进伤口愈合。

一、为留置导尿管的老人更换集尿袋的要求

（1）一次性集尿袋应定期更换，每日更换一次。

（2）更换集尿袋时应注意观察尿液的颜色、性状和尿量。

（3）保持导尿管通畅，避免受压、扭曲、反折、阻塞导致引流不畅。

（4）妥善固定集尿袋，随时观察导尿管有无脱出、漏尿等情况。

（5）更换集尿袋时应避免污染，引流管末端高度要始终低于老人会阴部的高度，避免尿液逆流造成感染。

（6）注意观察留置导尿管接触部位的皮肤，如发现局部红肿、破溃等情况应及时上报医护人员。

二、为留置导尿管的老人更换集尿袋的方法

（1）观察尿液的颜色、性状、尿量，视线与刻度保持水平。

（2）若有治疗巾置于连接处，撕开备好的尿袋内面朝上，放在导尿管和集尿袋连接处旁边。

（3）用碘伏棉棒消毒尿管外口及周围两次，用过的棉棒放进黄色医疗垃圾袋。

（4）观察尿液引流是否通畅，夹闭集尿袋引流管上的开关，用别针将集尿袋固定在床旁，每两个小时放尿一次。

【任务实施】

项目	实操技能	具体要求
工作准备	简述情境、老人照护问题和任务等	口头汇报
	操作过程中不缺用物，能满足完成整个操作 物品准备：集尿袋、碘伏、棉签、一次性护理垫、别针、橡胶手套、止血钳、弯盘、洗手液、笔、记录单	不需要口头汇报
	环境准备：室内环境整洁、温湿度适宜、关闭门窗，必要时用屏风遮挡	以检查动作指向行为或沟通交流方式进行
	老人准备：老人平卧于床，可以配合操作	以沟通交流方式进行
	个人准备：着装规范、规范洗手、戴口罩	洗手有动作
沟通解释评估	向老人问好、自我介绍、友好微笑、称呼恰当	礼貌用语、举止得体
	核对照护对象基本信息：房间号、床号、姓名、性别、年龄	核对方式不限
	与照护对象及家属建立信任关系	有效的沟通交流
	介绍照护任务及目的：保持引流通畅，防止发生逆行感染；通过日常护理保持引流的有效性	尽量使用生活化语言
	介绍操作时间（根据具体操作而定）、关键步骤；讲解需要老人注意和（或）配合的内容，有任何不适，及时告知养老护理员	尽量使用生活化语言
	询问老人对操作过程是否存在疑问	尽量使用生活化语言
	征询老人对更换集尿袋的环境是否满意	尽量使用生活化语言
	对老人进行综合评估： 1. 全身情况：精神状态、饮食、二便、睡眠等 2. 局部情况：肢体活动度、导尿管接触部位皮肤情况等 3. 特殊情况：留置导尿管是否脱出、管路是否通畅、查看集尿袋更换日期等	以检查动作指向行为或沟通交流方式进行
	询问老人有无其他需求（如厕等）	尽量使用生活化语言
	询问老人是否可以开始操作	尽量使用生活化语言
关键操作技能	1. 协助老人取仰卧位，掀开下身盖被暴露会阴部，上身和下肢盖好盖被保暖。查看导尿管接触周围的皮肤情况，如有异常立即报告医生 2. 排空尿袋内尿液 （1）护理员应仔细观察尿液的颜色、性状和尿量 （2）打开集尿袋放尿端口，排空余尿，关闭放尿端口，夹闭集尿袋引流管上的开关 （3）观察尿量时，护理人视线应与集尿袋刻度线保持水平 3. 更换集尿袋 （1）在导尿管和集尿袋连接处下面垫一次性护理垫	

续表

项目	实操技能	具体要求
关键操作技能	（2）检查集尿袋的有效期、有无破损 （3）撕开备好的集尿袋外包装置于一次性护理垫上 （4）所使用的消毒液和棉签在有效期内 （5）戴手套，将弯盘放在留置导尿管开口下方，用止血钳夹住留置导尿管开口上端 3 ~ 5 厘米处，分离留置导尿管与集尿袋，止血钳放在弯盘内，保持留置导尿管管口向上，不可触及任何地方 （6）取下集尿袋，将连接导尿管口端置于集尿袋上，卷起放入医疗垃圾桶内 （7）用棉签蘸取碘伏，消毒导尿管端口及外周，棉签放入医疗垃圾桶内 （8）检查并旋紧新集尿袋的放尿端口，取下新集尿袋引流管端口盖帽，将引流管端口插入导尿管内。养老护理员将引流管端口插入导尿管时，手不可触及端口及外周 4. 检查尿液引流是否通畅 （1）松开止血钳，观察尿液引流情况 （2）检查尿管是否通畅，是否打折 （3）引流通畅后，夹闭集尿袋引流管上的开关，每两小时放尿一次 （4）用别针将集尿袋固定在床旁，固定集尿袋后引流管末端的高度要始终低于老人会阴部的高度，避免尿液逆流 （5）将一次性护理垫及脱下的手套置于黄色垃圾袋中，按医疗垃圾处理 5. 整理床单位 （1）协助老人取舒适体位 （2）整理床单位，拉上床挡 （3）询问老人更换集尿袋后的感受	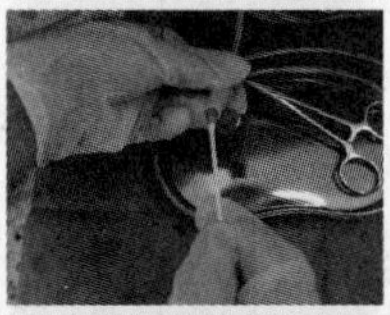 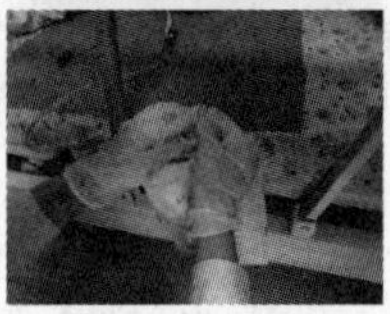 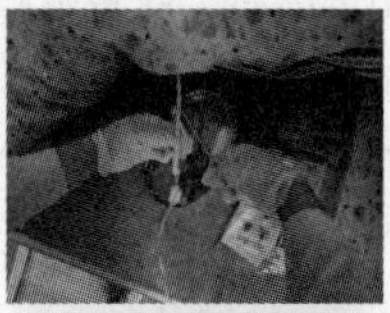 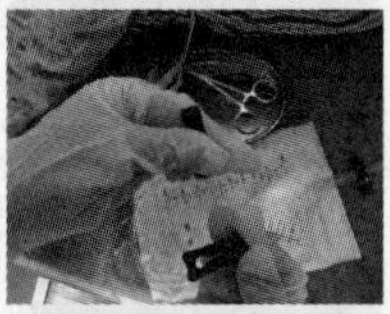
健康宣教	针对本次操作中老人的沟通和健康宣教： 1. 尽量使用生活化语言 2. 方式与方法得当，简单易懂 3. 表述准确、逻辑清晰 4. 适合老人的需要和理解能力 5. 健康教育建议不少于 3 条 6. 内容与方式恰当，结合老人的具体情况（如职业、性格、爱好、家庭等）	在照护过程中结合老人的情况开展健康宣教，如疾病预防和康复、健康生活方式等（将结合具体案例进行具体化和明确化）
评价照护效果	询问老人有无其他需求、是否满意（反馈）	尽量使用生活化语言
	整理各项操作物品： 1. 一次性护理垫、手套、棉签放入黄色垃圾袋中，按医疗垃圾处理 2. 止血钳和弯盘清洗、消毒，晾干备用 3. 其他物品放回原位备用	有动作
	规范洗手	有动作
	记录：更换集尿袋的时间，尿液的颜色、性状和尿量等，如有异常立即报告家属或医生	不漏项，包括评估阳性结果

续表

项目	实操技能	具体要求
操作中的注意事项	1. 严格执行无菌操作 2. 定时更换集尿袋，更换集尿袋或倾倒尿液时集尿袋的位置不可高于耻骨联合，防止尿液反流从而引起感染 3. 注意观察集尿袋内尿液的颜色、性状和尿量，发现异常及时通知医护人员 4. 如果老人离床活动，要注意安置好导尿管和集尿袋 5. 训练膀胱反射功能，定时夹闭和开放引流管，使膀胱功能定时充盈和排空，一般每两小时开放一次，促进膀胱功能恢复	操作过程中通过沟通、解释的方式说明
综合评判	操作过程中的安全性：操作流畅、安全、规范，避免老人害怕、疼痛等伤害，过程中未出现致老人于危险环境的操作动作或行为	
	沟通力：顺畅自然、有效沟通，表达信息方式符合老人的社会文化背景，能正确理解老人反馈的信息，避免盲目否定或其他语言暴力	
	创新性：能综合应用传统技艺、先进技术等为老人提供所需的照护措施，解决老人的问题，促进老人的健康，提升老人的幸福感	
	职业防护：做好自身职业防护，能运用节力原则，妥善利用力的杠杆作用，调整重心，减少摩擦力，利用惯性等方法	
	人文关怀：能及时关注到老人的各方面变化，能针对老人的心理和情绪作出恰当的反应，给予支持，例如不可急躁，言行举止有尊老、敬老、爱老、护老的意识	
	鼓励：利用语言和非语言方式鼓励老人参与照护，加强自我管理，发挥残存功能，提升自理能力	
	灵活性：对临场突发状况能快速应变，根据老人及现场条件灵活机动地实施照护，具有很强的解决问题的能力	

任务十四　为有肠造瘘的老人更换造口袋

【任务导入】

缪奶奶，现居住在某某福利院特护科 C202 房间 /1 床。

照护评估中的基本信息：

出生年月：1950 年 7 月；身高：157 厘米；体重：68 千克；文化程度：小学；婚姻状况：丧偶。

经济状况：退休金 3000 元 / 月，有积蓄。女儿经济条件尚可，能给予老人一定的支持；儿子经济条件一般，给予老人的支持有限。

兴趣爱好：听戏曲、做鞋垫。

饮食喜好：糕点、腌制食品。

性格特点：自卑、不爱与人交流。

工作经历：包装普工。

家庭情况：1 个女儿、1 个儿子、1 个外孙女、1 个孙女，均在本地。

既往病史：高血压病史 12 年、直肠癌造口术后半年。

目前状况：半年前，老人无明显诱因出现解黏液血便，伴鲜血，伴大便性状改变，大便变细，大便次数增多，每天 8 ~ 10 次，每次量不多。前去医院就诊，结合实验室、纤维结肠镜、盆腔增强 MRI 等检查后，医生诊断为直肠癌。医生根据手术安排，为老人行左下腹部切口乙状结肠造瘘手术，术后需每日更换造口袋。目前，老人日常生活基本能自理，能正常交流。儿子、女儿因平时上班较忙，不能照顾母亲，所以出院后将老人送到某某福利院休养。老人生出院后觉得自己得了不治之症，活不久了，因此情绪消极，不爱与人交流。养老护理员为老人进行心理疏导后，并为老人更换造口袋。

【任务要求】

为有肠造瘘的老人更换造口袋，要求养老护理员用口头语言和肢体语言疏导老人的不良情绪或鼓励、表扬老人，增强老人提高生活自理能力的信心，将沟通交流、安全照护、心理支持、人文关怀、职业安全与保护等贯穿于照护服务全过程。

【任务目标】

- 了解肠造瘘的概念
- 熟悉为有肠造瘘的老人更换造口袋的意义
- 掌握为有肠造瘘的老人更换造口袋的方法
- 能为有肠造瘘的老人更换造口袋

【任务分析】

肠造瘘是通过手术将病变的肠段切除，将一段肠管拉出，翻转缝于腹壁，用于排泄粪便。造口的末端常连接造口袋，用于收集粪便。养老护理员为有肠造瘘的老人更换造口袋，以防止因大便浸渍皮肤而出现皮炎。

一、为有肠造瘘的老人更换造口袋的要求

（1）养老护理员的动作要轻巧，错误使用造口袋可致造口摩擦破溃、粪便外溢，污染衣裤，产生异味，甚至发生出血和感染。

（2）注意观察造口有无红、肿、溃烂、回缩、出口及坏死等情况。

（3）及时倾倒造口袋内粪便并清洗，避免产生异味和继发感染。

（4）避免衣裤过紧致造口摩擦出血。

二、为有肠造瘘的老人更换造口袋的方法

（1）指导老人每日排便后用温开水清洗造口周围的皮肤，用纱布或棉球由内向外清洁并擦干，并在造口周围涂氧化锌油，防止因大便浸渍皮肤而出现皮炎。

（2）注意观察粪便的颜色、性状、量。

（3）老人宜高热量、高蛋白、高维生素饮食，要少食多餐，避免刺激性、易胀气、不易消化及有臭味的食物。

（4）指导老人参加适量、不剧烈的体育活动，避免重体力活动和突然增加腹压，避免形成造口旁疝或造口脱垂。

（5）指导老人沐浴时使用有底板的造口袋，只要在底板与皮肤接触处封上一圈防水胶布即可。

【任务实施】

项目	实操技能	具体要求
工作准备	简述情境、老人照护问题和任务等	口头汇报
	操作过程中不缺用物，能满足完成整个操作 物品准备：造口袋（在有效期内）、水盆（内盛 38 ~ 40℃温水）、毛巾、卫生纸、便盆、手套、洗手液、笔、记录单	不需要口头汇报
	环境准备：室内环境整洁、温湿度适宜、关闭门窗，必要时用屏风遮挡	以检查动作指向行为或沟通交流方式进行
	老人准备：老人坐在椅子，可以配合操作	以沟通交流方式进行
	个人准备：着装规范、规范洗手、戴口罩	洗手有动作
沟通解释评估	向老人问好、自我介绍、友好微笑、称呼恰当	礼貌用语、举止得体
	核对照护对象基本信息：房间号、床号、姓名、性别、年龄	核对方式不限
	与照护对象及家属建立信任关系	有效的沟通交流
	介绍照护任务及目的：减少粪便肠液对造口周围皮肤的刺激，提高生活质量	尽量使用生活化语言
	介绍操作时间（根据具体操作而定）、关键步骤；讲解需要老人注意和（或）配合的内容，有任何不适，及时告知养老护理员	尽量使用生活化语言
	询问老人对操作过程是否存在疑问	尽量使用生活化语言
	征询老人对更换造口袋的环境是否满意	尽量使用生活化语言
	对老人进行综合评估： 1. 全身情况：精神状态、饮食、二便、睡眠等 2. 局部情况：肢体活动度、造口有无异常（如回缩、出血或坏死）、造口周围皮肤有无发红、肿痛或溃烂等情况 3. 特殊情况：上次进餐时间（餐后 2 ~ 3 小时内不要更换造口袋）、查看造口袋粪便量（若粪便超过造口袋容量的 1/3，应更换）等	以检查动作指向行为或沟通交流方式进行
	询问老人有无其他需求（如厕等）	尽量使用生活化语言
	询问老人是否可以开始操作	尽量使用生活化语言
关键操作技能	1. 摆放体位：协助老人上床，取平卧位 2. 暴露造口：养老护理员协助老人暴露造口的部位，并注意保暖 3. 更换造口袋 （1）将卫生纸垫于造口处的身下 （2）戴手套 （3）检查造口袋在有效期内，无破损 （4）打开造口袋与造口连接处的底盘扣环 （5）取下造口袋放于便盆上 （6）观察造口及周围的皮肤，如无异常可用柔软的卫生纸擦拭干净，再用湿热毛巾清洁造口及局部皮肤并擦干	

续表

项目	实操技能	具体要求
关键操作技能	(7)脱去手套，放入垃圾桶 (8)将清洁的造口袋与造口底盘扣环连接，扣紧扣环后用手向下牵拉造口袋，确认造口袋固定牢固，将造口袋下口封闭 (9)将垫在造口身下的卫生纸取下并放在便盆内 4. 叮嘱老人餐后 2 ~ 3 小时内不要更换造口袋，此时肠蠕动较活跃，更换时有可能出现排便情况 5. 整理床单位 (1)协助老人取舒适体位 (2)整理床单位，拉上床挡 (3)询问老人更换造口袋后的感受	
健康宣教	针对本次操作中老人的沟通和健康宣教： 1. 尽量使用生活化语言 2. 方式与方法得当，简单易懂 3. 表述准确、逻辑清晰 4. 适合老人的需要和理解能力 5. 健康教育建议不少于 3 条 6. 内容与方式恰当，结合老人的具体情况(如职业、性格、爱好、家庭等)	在照护过程中结合老人的情况开展健康宣教，如疾病预防和康复、健康生活方式等(将结合具体案例进行具体化和明确化)
评价照护效果	询问老人有无其他需求、是否满意(反馈)	尽量使用生活化语言
	整理各项操作物品： 1. 将粪便倾倒于厕所内，用清水清洗造口袋 2. 毛巾、水盆、便盆清洗，晾干备用 3. 其他物品放回原位备用	有动作
	规范洗手	有动作
	记录：更换造口袋的时间、造口有无异常(如回缩、出血或坏死)、造口周围的皮肤有无发红、肿痛或溃烂等情况，如有异常立即报告家属或医生	不漏项，包括评估阳性结果
操作中的注意事项	1. 餐后 2 ~ 3 小时内不要更换造口袋，此时肠蠕动活跃，更换时老人有可能出现排便情况 2. 注意保持造口周围的皮肤清洁、干净 3. 在操作过程中应注意保暖，并注意保护老人的隐私 4. 造口袋内粪便超过 1/3 时应及时取下造口袋倾倒，同时更换一个清洁的造口袋 5. 注意观察老人排便情况，如果发现有排便困难或造口狭窄等情况，应及时通知医护人员	操作过程中通过沟通、解释的方式说明
综合评判	操作过程中的安全性：操作流畅、安全、规范，避免老人害怕、疼痛等伤害，过程中未出现致老人于危险环境的操作动作或行为	
	沟通力：顺畅自然、有效沟通，表达信息方式符合老人的社会文化背景，能正确理解老人反馈的信息，避免盲目否定或其他语言暴力	
	创新性：能综合应用传统技艺、先进技术等为老人提供所需的照护措施，解决老人的问题，促进老人的健康，提升老人的幸福感	

续表

项目	实操技能	具体要求
综合评判	职业防护：做好自身职业防护，能运用节力原则，妥善利用力的杠杆作用，调整重心，减少摩擦力，利用惯性等方法	
	人文关怀：能及时关注到老人的各方面变化，能针对老人的心理和情绪作出恰当的反应，给予支持，例如不可急躁，言行举止有尊老、敬老、爱老、护老的意识	
	鼓励：利用语言和非语言方式鼓励老人参与照护，加强自我管理，发挥残存功能，提升自理能力	
	灵活性：对临场突发状况能快速应变，根据老人及现场条件灵活机动地实施照护，具有很强的解决问题的能力	

任务十五　在护理协助下为老人进行口腔吸痰

【任务导入】

许爷爷，现入住某某福利院特护科 C201 房间 /1 床。

照护评估中的基本信息：

出生年月：1942 年 3 月；身高：175 厘米；体重：75 千克；文化程度：高中；婚姻状况：已婚。

经济状况：退休金 4000 元 / 月，子女经济条件一般，仅能提供少量支持。

兴趣爱好：打麻将，吸烟。

饮食喜好：喜欢吃重口味食物。

性格特点：性格热情、开朗。

工作经历：工厂工人。

家庭情况：2 个女儿、2 个外孙女，均在本地。

既往病史：高血压病史 20 年、慢性阻塞性肺疾病病史 10 年、小脑出血术后。

目前状况：老人活动受限，以卧床为主，在帮助下能坐位，留置导尿管。老人觉得自己生病加重了子女的经济负担，因此郁郁寡欢，不愿与人交流。3 周前，老人着凉后咳嗽、咳痰加重，意识尚清楚，口唇轻度发绀，医生听诊老人呼吸道内有大量分泌物无法咳出且痰液黏稠。医嘱予以吸痰。养老护理员需要在护理协助下为老人进行口腔吸痰，并为老人疏导不良情绪。

【任务要求】

在护理协助下为老人进行口腔吸痰，要求养老护理员用口头语言和肢体语言疏导老人的不良情绪或鼓励、表扬老人，增强老人提高生活自理能力的信心，将沟通交流、安全照护、心理支持、人文关怀、职业安全与保护等贯穿于照护服务全过程。

【任务目标】

- 了解口腔吸痰的概念

- 熟悉为老人进行口腔吸痰的要求
- 掌握为老人进行口腔吸痰的方法
- 能为老人正确实施口腔吸痰

【任务分析】

吸痰法是指经口腔、鼻腔或人工气道将呼吸道分泌物吸出，维持有效通气的一种方法。通过为老人进行口腔吸痰，吸出呼吸道分泌物，保持呼吸道通畅，维持有效通气。

一、为老人进行口腔吸痰的要求

（1）吸痰前，检查电动吸引器或吸痰器性能是否良好、连接是否正确。

（2）严格执行无菌操作，每吸痰一次都应更换吸痰管。

（3）吸痰动作要轻柔，以防损伤口腔黏膜。

二、为老人进行口腔吸痰的方法

（1）痰液黏稠时，可配合叩背、蒸汽吸入、雾化吸入等方法使痰液稀释。

（2）在吸痰过程中，老人如产生发绀、心率下降等缺氧症状，应当立即停止吸痰，待症状缓解后再吸。

（3）储液瓶内吸出的痰液应及时处置，液体不得超过 2/3 满，以防损坏机器。

（4）每次吸痰时间应少于 15 秒，以免老人缺氧。

【任务实施】

项目	实操技能	具体要求
工作准备	简述情境、老人照护问题和任务等	口头汇报
	操作过程中不缺用物，能满足完成整个操作 物品准备：电动吸引器、治疗盘、治疗碗（内盛无菌生理盐水）、无菌持物钳或镊子、弯盘、纱布、一次性吸痰管数根、治疗巾、棉签、必要时备压舌板、开口器、电插板、洗手液、笔、记录单	不需要口头汇报
	环境准备：室内环境整洁、温湿度适宜、光线明亮	以检查动作指向行为或沟通交流方式进行
	老人准备：老人意识清醒，可以配合操作	以沟通交流方式进行
	个人准备：着装规范、规范洗手、戴口罩	洗手有动作

续表

项目	实操技能	具体要求
沟通解释评估	向老人问好、自我介绍、友好微笑、称呼恰当	礼貌用语、举止得体
	核对照护对象基本信息：房间号、床号、姓名、性别、年龄	核对方式不限
	与照护对象及家属建立信任关系	有效的沟通交流
	介绍照护任务及目的： （1）清理呼吸道分泌物，保持呼吸道通畅，保证有效通气 （2）提高呼吸功能，改善肺通气 （3）预防吸入性肺炎、肺不张、窒息等并发症	尽量使用生活化语言
	介绍操作时间（根据具体操作而定）、关键步骤；讲解需要老人注意和（或）配合的内容，有任何不适，及时告知养老护理员	尽量使用生活化语言
	询问老人对操作过程是否存在疑问	尽量使用生活化语言
	征询老人对吸痰的环境是否满意	尽量使用生活化语言
	对老人进行综合评估： 1. 全身情况：精神状态、饮食喜好（重点）、二便、睡眠等 2. 局部情况：肢体活动度、口腔情况、鼻腔情况 3. 特殊情况：有无义齿、痰液性状、呼吸道是否通畅、缺氧情况	以检查动作指向行为或沟通交流方式进行
	询问老人有无其他需求（如厕等）	尽量使用生活化语言
	询问老人是否可以开始操作	尽量使用生活化语言
关键操作技能	1. 摆放体位 （1）协助老人取安全、舒适体位 （2）检查老人口腔，取下活动性义齿 （3）将老人头部转向一侧，面向养老护理员 2. 检查电动吸引器 （1）连接电源，打开开关 （2）检查电动吸引器性能是否良好、连接是否正确 （3）根据老人的情况及痰液黏稠度调节负压至 40 ~ 53.3 千帕 （4）关上开关备用 3. 连接吸引装置 （1）打开两瓶生理盐水的瓶盖 （2）打开吸痰管包装袋前端，取出治疗巾和手套，将无菌手套戴于右手，将治疗巾铺于老人胸前 （3）左手拿吸痰管外包装，戴无菌手套的右手将吸痰管取出，盘绕在手中，注意保护吸痰管前端不受污染 （4）左手取下吸引接头，将吸痰管根部与负压管连接，在预冲生理盐水瓶内试吸生理盐水，检查负压管和吸痰管是否通畅，同时润滑吸痰管前端 4. 插管 （1）左手反折吸痰管末端，以免负压吸附黏膜引起损伤，右手持吸痰管前端 （2）嘱咐老人张口，从口腔轻轻插管至老人出现轻咳或有阻力时回退吸痰管 1 厘米	

续表

项目	实操技能	具体要求
关键操作技能	5. 吸痰 （1）左手松开吸痰管末端，由深部左右旋转向上提出的方法吸净口咽部分泌物 （2）每次抽吸时间不超过 15 秒，以免引起缺氧。如痰未吸尽，休息 3 ~ 5 分钟再吸 （3）吸不同部位时，需要更换吸痰管 （4）在操作过程中，要观察老人的面色、心率、血氧饱和度、痰液等情况，发现不适立即停止 （5）严格执行无菌操作，每根吸痰管只用一次，不可反复上下提插 （6）吸痰毕，在生理盐水瓶中冲洗吸痰管，保持导管通畅 （7）冲洗干净后，右手将吸痰管盘绕手中，分离吸痰管与吸引接头 （8）翻转脱下右手无菌手套，包裹吸痰管，取下老人胸前的治疗巾，包裹吸痰管和手套一并放入医疗垃圾袋内 （9）吸引接头固定于床旁，关闭电动吸引器开关 6. 观察 （1）观察老人呼吸困难缓解、口唇转红润，停止吸痰 （2）清洁老人口鼻及面部 （3）安抚老人的紧张情绪 （4）观察黏膜有无损伤，有异常情况立即汇报医生 （5）观察吸出物的性质，如果痰液黏稠，可配合进行叩背及雾化吸入 （6）根据老人的身体情况，指导其自主咳嗽，并告知其适当饮水，利于痰液排出 （7）储液瓶里的内容物要及时倾倒，不能超过储液瓶体积的 2/3 （8）对于有缺氧症状的老人，吸痰前后应给予高浓度吸氧 3 分钟 7. 整理床单位 （1）协助老人取舒适体位 （2）整理床单位，拉上床挡 （3）询问老人吸痰后的感受	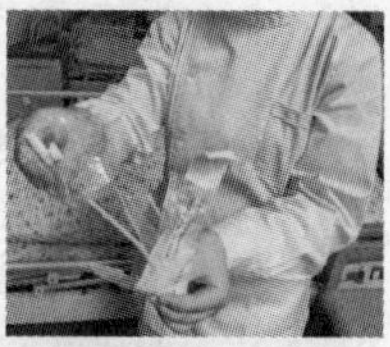 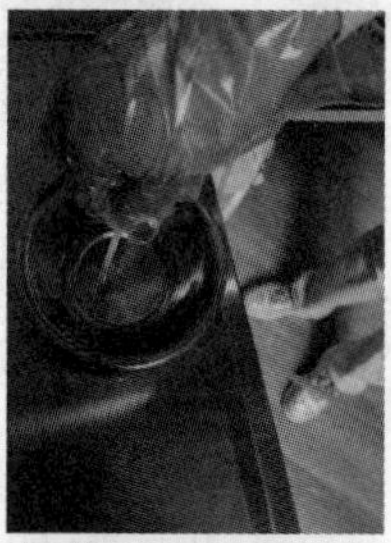 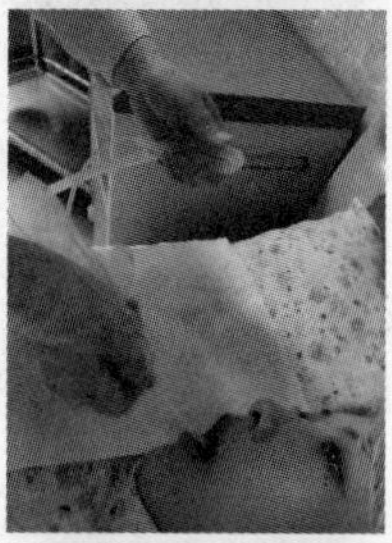 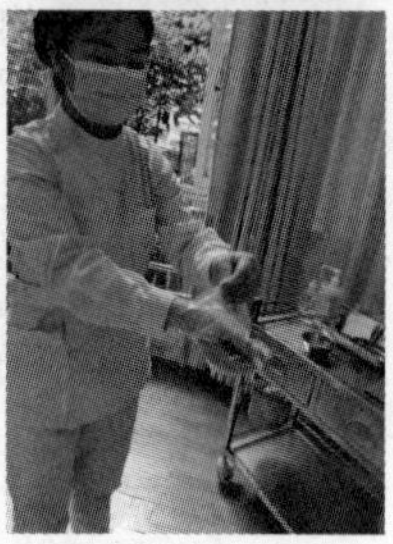
健康宣教	针对本次操作中老人的沟通和健康宣教： 1. 尽量使用生活化语言 2. 方式与方法得当，简单易懂 3. 表述准确、逻辑清晰 4. 适合老人的需要和理解能力 5. 健康教育建议不少于 3 条 6. 内容与方式恰当，结合老人的具体情况（如职业、性格、爱好、家庭等）	在照护过程中结合老人的情况开展健康宣教，如疾病预防和康复、健康生活方式等（将结合具体案例进行具体化和明确化）
评价照护效果	询问老人有无其他需求、是否满意（反馈）	尽量使用生活化语言
	整理各项操作物品： 1. 治疗碗、镊子、弯盘清洗消毒，晾干备用 2. 其他物品放回原位备用	有动作
	规范洗手	有动作
	记录：记录吸痰的效果和吸出物的量、颜色、性状等，如有异常立即报告医护人员	不漏项，包括评估阳性结果

续表

项目	实操技能	具体要求
操作中的注意事项	1. 严格遵守无菌操作规程，每根吸痰管只用一次，不可反复上下提插 2. 每次吸痰时间不超过 15 秒，以免引起缺氧 3. 对于有缺氧症状的老人，吸痰前后应给予高浓度吸氧 3 分钟 4. 吸痰管退出后，应用生理盐水抽吸冲洗，以防痰液堵塞吸痰管 5. 如痰液黏稠，可配合进行叩背及雾化吸入，便于痰液被吸出 6. 随时观察老人的呼吸、面色、口唇变化，发现不适应立即停止 7. 储液瓶里的内容物要及时倾倒，不能超过储液瓶体积的 2/3 8. 吸痰法是一项急救技术，操作时动作应准确、轻柔、敏捷	操作过程中通过沟通、解释的方式说明
综合评判	操作过程中的安全性：操作流畅、安全、规范，避免老人害怕、疼痛等伤害，过程中未出现致老人于危险环境的操作动作或行为	
	沟通力：顺畅自然、有效沟通，表达信息方式符合老人的社会文化背景，能正确理解老人反馈的信息，避免盲目否定或其他语言暴力	
	创新性：能综合应用传统技艺、先进技术等为老人提供所需的照护措施，解决老人的问题，促进老人的健康，提升老人的幸福感	
	职业防护：做好自身职业防护，能运用节力原则，妥善利用力的杠杆作用，调整重心，减少摩擦力，利用惯性等方法	
	人文关怀：能及时关注到老人的各方面变化，能针对老人的心理和情绪作出恰当的反应，给予支持，例如不可急躁，言行举止有尊老、敬老、爱老、护老的意识	
	鼓励：利用语言和非语言方式鼓励老人参与照护，加强自我管理，发挥残存功能，提升自理能力	
	灵活性：对临场突发状况能快速应变，根据老人及现场条件灵活机动地实施照护，具有很强的解决问题的能力	

任务十六　为老人测量血糖

【任务导入】

应爷爷，现入住某某福利院疗养科 D201 房间 /1 床。

照护评估中的基本信息：

出生年月：1930 年 11 月；身高：171 厘米；体重：70 千克；文化程度：专科；婚姻状况：丧偶。

经济状况：退休金 10000 元 / 月，有积蓄，子女经济条件好。

兴趣爱好：摄影、阅读、旅游。

饮食喜好：喜荤菜，退休前每餐喝酒，少食蔬菜。

性格特点：正直、开朗、豁达。

工作经历：某市政府纪委副书记。

家庭情况：2 个儿子、1 个女儿、1 个孙子、1 个外孙、2 个孙女，均在外地。

既往病史：糖尿病病史 20 余年、冠心病病史 15 年、脑卒中后 2 个月。

目前状况：应爷爷脑卒中出院后，右侧肢体仍活动不灵，左侧肢体活动正常，长期卧床，能正常交流，但日常生活不能自理，进食、洗澡、大小便、穿脱衣服等均需帮助。家里有 84 岁的老伴，老伴的生活基本能自理，但是不能照顾应爷爷，出院后子女将爷爷送至福利院休养。近期，老人对控制饮食不满，要求多吃荤菜，有时不愿进食，情绪波动较大，时常对医生和养老护理员发脾气，拒绝服药，对照护有抵触情绪。养老护理员遵医嘱为老人测量血糖并为其疏导不良情绪。

【任务要求】

为老人测量血糖，要求养老护理员用口头语言和肢体语言疏导老人的不良情绪或鼓励、表扬老人，增强老人提高生活自理能力的信心，将沟通交流、安全照护、心理支持、人文关怀、职业安全与保护等贯穿于照护服务全过程。

【任务目标】

- 熟悉为老人测量血糖的目的
- 掌握为老人测量血糖的要求
- 能为老人测量血糖

【任务分析】

为老人测量血糖，有助于评估老人血糖变化的程度与特点，同时也为糖尿病老人提供临床治疗依据，指导糖尿病老人合理饮食、运动以及对药物的调整。

一、为老人测量血糖的要求

（1）养老护理员须告知老人血糖监测的目的。

（2）指导老人穿刺后按压 1 ~ 2 分钟。

（3）对需要长期监测血糖的老人，可教会老人血糖监测的方法。

（4）避免试纸发生污染。

（5）避免在同一部位多次采血。

二、为老人测量血糖的方法

（1）测血糖前，确认血糖仪上的号码与试纸号码一致。

（2）确认老人手指的酒精干透后再实施采血。

（3）滴血量应使试纸测试区完全变成红色。

【任务实施】

项目	实操技能	具体要求
工作准备	简述情境、老人照护问题和任务等	口头汇报
	操作过程中不缺用物，能满足完成整个操作 物品准备：血糖检测仪、匹配的血糖监测试纸、一次性指尖采血针头、75% 医用酒精、棉签、弯盘 2 个、利器盒、医嘱本、洗手液、笔、记录单	不需要口头汇报
	环境准备：室内环境整洁、温湿度适宜、光线明亮	以检查动作指向行为或沟通交流方式进行
	老人准备：老人意识清醒，可以配合操作	以沟通交流方式进行
	个人准备：着装规范、规范洗手、戴口罩	洗手有动作

续表

项目	实操技能	具体要求
沟通解释评估	向老人问好、自我介绍、友好微笑、称呼恰当	礼貌用语、举止得体
	核对照护对象基本信息：房间号、床号、姓名、性别、年龄	核对方式不限
	与照护对象及家属建立信任关系	有效的沟通交流
	介绍照护任务及目的：监测老人血糖水平，评价代谢指标，为临床治疗提供依据	尽量使用生活化语言
	介绍操作时间（根据具体操作而定）、关键步骤；讲解需要老人注意和（或）配合的内容，有任何不适，及时告知养老护理员	尽量使用生活化语言
	询问老人对操作过程是否存在疑问	尽量使用生活化语言
	征询老人对测量血糖的环境是否满意	尽量使用生活化语言
	对老人进行综合评估： 1. 全身情况：精神状态、饮食喜好（重点）、二便、睡眠等 2. 局部情况：肢体活动度、穿刺部位皮肤情况（是否清洁、有无水肿、硬结、感染等） 3. 特殊情况：血运情况、有无对酒精过敏、有无剧烈运动	以检查动作指向行为或沟通交流方式进行
	询问老人有无其他需求（如厕等）	尽量使用生活化语言
	询问老人是否可以开始操作	尽量使用生活化语言
关键操作技能	1. 核对信息：核对医嘱单和老人信息是否一致 2. 告知老人监测什么时间的血糖，并确认老人是否符合空腹或餐后 2 小时血糖测定的要求 3. 选手指 （1）将老人的手置于适合操作的位置 （2）评估穿刺部位的皮肤情况 （3）选择末梢循环好、皮肤薄的指尖采血 4. 洗手（动作） 5. 准备采血针：取下采血笔，将采血针插入针座，推入采血针直至采血针固定在针座上，取下采血针的保护盖，卡紧可调节采血笔。如使用的是可调节采血笔，可根据需要调节采血笔的扎针深度 6. 协助老人洗手 7. 按摩指尖：养老护理员从老人手腕向指尖部按摩 2 ~ 3 次，以促进血液循环 8. 消毒采血部位：用棉签蘸 75% 医用酒精，常规消毒 2 次采血部位待干，因残留酒精可能稀释血样，影响监测结果 9. 检查试纸有效期：从试纸瓶中取出试纸，并查看试纸表面有无潮湿、氧化变色，禁止用手触摸试纸条表面，然后盖好瓶盖 10. 测量血糖 （1）将血糖试纸黑色面朝上插入血糖仪中，试纸推到底后血糖仪会自动开机，当血糖仪显示条码号时，核对试纸条码号并校正 （2）当屏幕显示滴血字样时，养老护理员一手扶住老人采血手指端下部，另一手持采血针紧靠消毒部位刺入，每次选取不同的采血点，防止出现局部肿痛。采血时注意避免扎得太浅，因为扎得太	

续表

项目	实操技能	具体要求
关键操作技能	浅会使血量不足，导致测量结果偏低或测不出 （3）挤出第一滴血，取无菌干棉签轻轻拭去第一滴，再挤出第二滴血，将第二滴血置于试纸上指定区域，测试区需完全被血充满，不可反复滴血，否则会导致测量结果不准确 （4）采血时注意避免过分挤压，因过分挤压会使组织液混入血样中，同样会影响测量结果 （5）指导老人用干棉签按压穿刺处 1 ~ 2 分钟 （6）等待 5 秒后在显示屏读取测试结果，并告知老人血糖值 11. 推动试纸弹出推杆，试纸会被弹出，100 秒后血糖仪自动关机 12. 整理床单位 （1）协助老人取舒适体位 （2）整理床单位，拉上床挡 （3）询问老人测量血糖后的感受	
健康宣教	针对本次操作中老人的沟通和健康宣教： 1. 尽量使用生活化语言 2. 方式与方法得当，简单易懂 3. 表述准确、逻辑清晰 4. 适合老人的需要和理解能力 5. 健康教育建议不少于 3 条 6. 内容与方式恰当，结合老人的具体情况（如职业、性格、爱好、家庭等）	在照护过程中结合老人的情况开展健康宣教，如疾病预防和康复、健康生活方式等（将结合具体案例进行具体化和明确化）
评价照护效果	询问老人有无其他需求、是否满意（反馈）	尽量使用生活化语言
	整理各项操作物品： 1. 使用后的血糖试纸、采血针、干棉签放入医疗垃圾桶内 2. 血糖仪、酒精放回原位备用	有动作
	规范洗手	有动作
	记录： 1. 记录血糖值，并注明餐前或饭后 2. 按血糖危急值标准向医生报告结果。掌握血糖危急值标准（≤ 3.9mmol/L，≥ 16.7 mmol/L）；当血糖值≤ 3.9mmol/L，评估患者有无饥饿、心慌、手抖，报告医生并按照低血糖处理流程给予处理；当血糖值≥ 16.7mmol/L 时，容易诱发酮症酸中毒。评估血糖症状，应立即报告医生并给予胰岛素治疗	不漏项，包括评估阳性结果
操作中的注意事项	1. 严格执行无菌操作 2. 尽量不选择指腹部位为针刺部位，宜选择手指两侧 3. 消毒液只能选用酒精，如果使用碘酒会导致测试结果出现偏差，务必在酒精干燥后采血，以免酒精稀释血液影响测量结果 4. 试纸放于试纸桶内保存，不可放置阴凉、潮湿的地方 5. 采血时从掌根向指尖挤，切忌直接挤压指尖处，以防组织液挤出影响测量结果	操作过程中通过沟通、解释的方式说明
综合评判	操作过程中的安全性：操作流畅、安全、规范，避免老人害怕、疼痛等伤害，过程中未出现致老人于危险环境的操作动作或行为	

续表

项目	实操技能	具体要求
综合评判	沟通力：顺畅自然、有效沟通，表达信息方式符合老人的社会文化背景，能正确理解老人反馈的信息，避免盲目否定或其他语言暴力	
	创新性：能综合应用传统技艺、先进技术等为老人提供所需的照护措施，解决老人的问题，促进老人的健康，提升老人的幸福感	
	职业防护：做好自身职业防护，能运用节力原则，妥善利用力的杠杆作用，调整重心，减少摩擦力，利用惯性等方法	
	人文关怀：能及时关注到老人的各方面变化，能针对老人的心理和情绪作出恰当的反应，给予支持，例如不可急躁，言行举止有尊老、敬老、爱老、护老的意识	
	鼓励：利用语言和非语言方式鼓励老人参与照护，加强自我管理，发挥残存功能，提升自理能力	
	灵活性：对临场突发状况能快速应变，根据老人及现场条件灵活机动地实施照护，具有很强的解决问题的能力	

任务十七　应对老人异物卡喉

【任务导入】

董爷爷，现入住某某福利院特护区 C203 房间 /2 床。

照护评估中的基本信息：

出生年月：1938 年 2 月；身高：176 厘米；体重：80 千克；文化程度：小学；婚姻状况：离异。

经济状况：退休金 3000 元 / 月，子女经济条件较好。

兴趣爱好：看电视、吸烟、喝酒。

饮食喜好：咸烧白、红烧肉、回锅肉，少吃蔬菜。

性格特点：内向。

工作经历：车间工人。

家庭情况：1 个女儿、1 个儿子，均跟随前妻生活。

既往病史：慢性支气管炎病史 20 年、阿尔茨海默病病史 5 年。

目前状况：老人生活能部分自理，可独立穿衣服、完成床椅转移、平地行走，上下楼梯需使用拐杖帮助，进食需要陪同，洗澡需要帮助，可正常交流。老人能记起以前的工作，但时间观念较差，年、月、日不清楚，对现住地不知名称、不知道方位。常常会忘记养老护理员的姓名，甚至忘记过去熟悉的食品，需要养老护理员提醒。今日午餐是红烧肉、清汤丸子、番茄炒蛋，养老护理员在旁陪同进餐。老人突然无法说话、出现呼吸困难、剧烈咳嗽，用手按住颈部，同时用另一手指口腔，表情极为痛苦。养老护理员判断董爷爷发生了异物卡喉，立即用海姆立克急救法对老人进行紧急救助，老人转危为安后及时给予心理安慰。

【任务要求】

应对老人异物卡喉，要求养老护理员用口头语言和肢体语言疏导老人的不良情绪或鼓励、表扬老人，增强老人提高生活自理能力的信心，将沟通交流、安全照护、心理支持、人文关怀、职业安全与保护等贯穿于照护服务全过程。

【任务目标】

- 了解老人异物卡喉的原因
- 熟悉应对老人异物卡喉的要求
- 掌握应对老人异物卡喉的方法
- 能及时应对老人异物卡喉

【任务分析】

老人因消化功能下降、牙齿脱落、唾液减少或不正确的进食方式等容易发生异物卡喉。当老人在进食过程中突然发生严重的呛咳、呼吸困难、双手乱抓、表情恐怖、面色青紫等症状时，养老护理员应立即想到异物卡喉，并及时处理，确保老人的安全。

一、应对老人异物卡喉的要求

（1）养老护理员用手迅速抠出老人嘴里的东西，并解开老人衣服的领口。

（2）对抢食和不知饥饿的老人，应单独进食、分量分次进食或专人喂饭。

（3）老人口中含有食物时，应避免大笑、讲话、行走或跑步。

（4）老人在进食鱼或带骨头的菜时，对于易发人群要将鱼刺或骨头去掉再进食。

（5）养老护理员应及时记录老人异物卡喉发生的时间、老人的表现和采取的应急措施，并报告医护人员。

二、应对老人异物卡喉的方法

（1）对于清醒的老人，鼓励老人先吸一口气，然后用足力气咳嗽，有时就可把异物从气道内咳出。

（2）采用海姆立克急救法可有效预防或解除窒息。

（3）异物卡喉的急救方法选择应因人而异、因地制宜，但都应以抢救老人生命为准则，分秒必争，同时抢救动作要用力适度，以免造成肋骨骨折或内脏损伤。

【任务实施】

项目	实操技能	具体要求
工作准备	简述情境、老人照护问题和任务等	口头汇报
	操作过程中不缺用物，能满足完成整个操作 物品准备：洗手液、笔、记录单	1. 不需要口头汇报 2. 紧急救助无须做好准备工作就可开始抢救

续表

项目	实操技能	具体要求
工作准备	环境准备：室内环境整洁、温湿度适宜、光线明亮、无异味	以检查动作指向行为或沟通交流方式进行
	老人准备：老人意识清醒，正在进餐	以沟通交流方式进行
	个人准备：着装规范、规范洗手、戴口罩	洗手有动作
关键操作技能	1. 巡视房间 （1）中午老人们都在进餐 （2）养老护理员小王正在巡视老人房间 2. 判断 （1）小王看见董爷爷突然表情痛苦，不能说话，左手按住颈部，并用手指向自己的口腔 （2）根据老人的表现作出判断：董爷爷发生噎食 （3）小王立即来到老人身旁，同时大声呼喊他人帮忙 3. 取出口中异物：小王迅速用手抠出老人口咽中积聚的食物 4. 评估 （1）老人的身体情况、身材情况、意识是否清醒、能否站立或者坐稳 （2）根据评估结果为老人摆好坐位、站立位或者仰卧位 5. 实施救助 （1）立位腹部冲击：适用于身材矮小、可以站立且意识清醒的老人。养老护理员双腿分开站在老人身后，双臂分别从两腋下前伸并环抱老人，左手小指找到肚脐，右手食指与中指放于肚脐上方两横指处（剪刀），左手握拳，虎口抵住上腹部（石头），右手从前方握住左手手腕（布），双手向后、向上（45° 左右）快速用力挤压上腹部，驱使异物冲出气管。反复实施，直至堵塞物排出为止。严格把握冲击力度，防止腹部或胸腔内脏破裂及出血、肋骨骨折等 （2）立位胸部冲击法：适用于身体较肥胖且意识清醒的老人。病人坐位或站立，养老护理员站在老人身后，双手从其腋下穿过至胸前，左手握拳，并用拇指侧顶在老人胸骨中部，右手握住左拳向后上方冲击、挤压，压迫老人胸骨，驱使异物冲出气管。反复实施，直到食物被咳出。冲击压迫不要用力过大，防止造成胸骨骨折 （3）卧位腹部冲击法：适用于不能站立、昏迷的老人。老人就地仰卧，头偏向一侧，养老护理员骑跨在老人髋部，双手叠放用掌跟顶住腹部（脐上 2 厘米剑突下），有冲击性、快速地向后上方压迫，然后打开下颌，如异物已被冲出，迅速掏出清理 （4）卧位胸部冲击法：适用于极度肥胖、昏迷的老人。老人仰卧位，头偏向一侧，养老护理员骑跨在老人两大腿外侧，右手掌跟置于胸骨中点，左手放在右手上，手指向下弯曲，双手交叉，右手指分开离开胸部，用力向下按压胸腔，直至堵塞异物排出为止。冲击压迫不要用力过大，防止造成胸骨骨折。若老人已经发生心脏骤停，清除气道异物后应立即实施心肺复苏，并拨打 120 急救 6. 施救后 （1）询问老人有无不适，检查老人有无并发症的发生 （2）协助老人休息，取舒适体位 （3）观察老人的情况，必要时及时协助就医 （4）安慰老人，予以心理支持和人文关怀	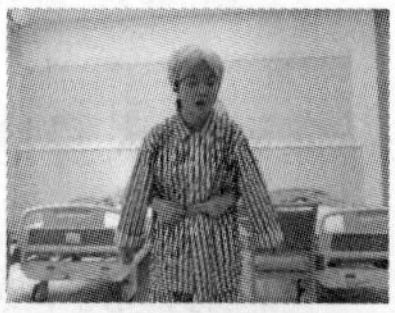 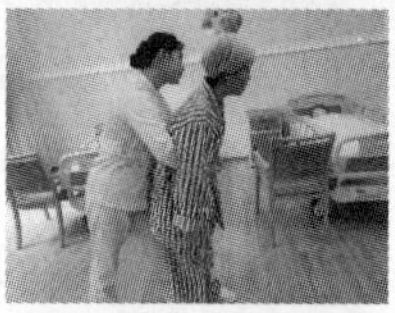 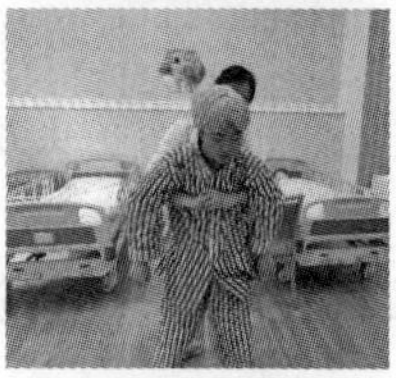 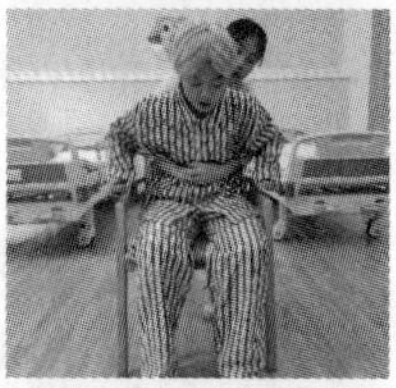 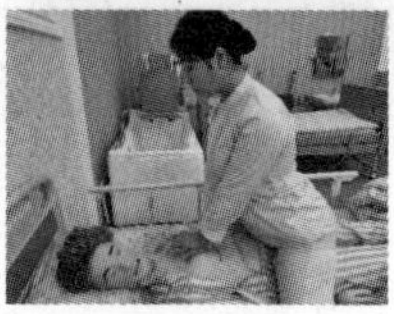 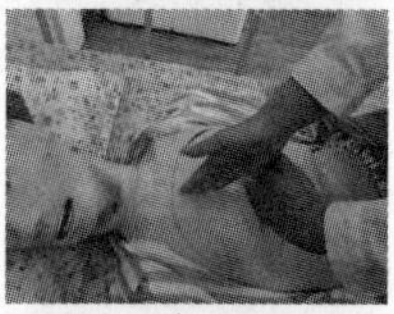

续表

项目	实操技能	具体要求
关键操作技能	7. 核对老人信息 8. 报告 （1）打电话报告医护人员老人发生异物卡喉 （2）告知医护人员所采取的处理措施 （3）请医生进一步处理并通知家属 9. 询问老人对安置体位是否满意、对所处的环境是否满意 10. 询问老人有无其他需求，将呼叫器放在手边，嘱有事随时呼叫	
健康宣教	针对本次操作中老人的沟通和健康宣教： 1. 尽量使用生活化语言 2. 方式与方法得当，简单易懂 3. 表述准确、逻辑清晰 4. 适合老人的需要和理解能力 5. 健康教育建议不少于 3 条 6. 内容与方式恰当，结合老人的具体情况（如职业、性格、爱好、家庭等）	在照护过程中结合老人的情况开展健康宣教，如疾病预防和康复、健康生活方式等（将结合具体案例进行具体化和明确化）
评价照护效果	询问老人有无其他需求、是否满意（反馈）	尽量使用生活化语言
	整理各项操作物品	有动作
	规范洗手	有动作
	记录：记录噎食发生的时间、老人的表现和采取的急救措施	不漏项，包括评估阳性结果
操作中的注意事项	1. 老人发生噎食、误吸时应就地抢救，分秒必争 2. 抢救时动作用力适度，以免造成肋骨骨折或内脏损伤	操作过程中通过沟通、解释的方式说明
综合评判	操作过程中的安全性：操作流畅、安全、规范，避免老人害怕、疼痛等伤害，过程中未出现致老人于危险环境的操作动作或行为	
	沟通力：顺畅自然、有效沟通，表达信息方式符合老人的社会文化背景，能正确理解老人反馈的信息，避免盲目否定或其他语言暴力	
	创新性：能综合应用传统技艺、先进技术等为老人提供所需的照护措施，解决老人的问题，促进老人的健康，提升老人的幸福感	
	职业防护：做好自身职业防护，能运用节力原则，妥善利用力的杠杆作用，调整重心，减少摩擦力，利用惯性等方法	
	人文关怀：能及时关注到老人的各方面变化，能针对老人的心理和情绪作出恰当的反应，给予支持，例如不可急躁，言行举止有尊老、敬老、爱老、护老的意识	
	鼓励：利用语言和非语言方式鼓励老人参与照护，加强自我管理，发挥残存功能，提升自理能力	
	灵活性：对临场突发状况能快速应变，根据老人及现场条件灵活机动地实施照护，具有很强的解决问题的能力	

任务十八　应对老人心脏骤停

【任务导入】

徐奶奶，现入住某某福利院疗养科 204 房间 /1 床。

照护评估中的基本信息：

出生年月：1938 年 2 月；身高：160 厘米；体重：65 千克；文化程度：中专；婚姻状况：离异。

经济状况：退休金 7000 元 / 月，子女经济条件较好。

兴趣爱好：书法、唱歌、弹钢琴。

饮食喜好：咸烧白、红烧肉、回锅肉。

性格特点：开朗热情，喜欢与人交流。

工作经历：中学教师。

家庭情况：1 个女儿、1 个儿子，均在国外。

既往病史：高血压病史 20 年、高脂血症病史 10 年、糖尿病病史 15 年、冠心病病史 5 年。

目前状况：老人生活能基本自理，可独立进食、洗澡、穿衣服、完成床椅转移、平地行走、上下楼梯，可正常交谈。今天是一年一度的重阳节，福利院组织文艺汇演庆祝活动。徐奶奶开心地坐在台下观看节目，养老护理员小王在旁陪同。老人突然晕倒在地，小王立即跪于地面，轻拍老人的肩部，并在双耳边大声呼喊，老人无反应。小王眼睛观察老人胸廓有无隆起的同时将耳面部靠近老人口鼻，无呼吸，接着用右手食指、中指并拢，触摸颈动脉无搏动。养老护理员判断徐奶奶发生心脏骤停，立即开展心肺复苏对老人进行紧急救助，抢救成功后及时给予心理安慰。

【任务要求】

应对老人心脏骤停，要求养老护理员用口头语言和肢体语言疏导老人的不良情绪或鼓励、表扬老人，增强老人提高生活自理能力的信心，将沟通交流、安全照护、心理支持、人文关怀、职业安全与保护等贯穿于照护服务全过程。

【任务目标】

- 了解老人心脏骤停的原因
- 熟悉应对老人心脏骤停的要求
- 掌握应对老人心脏骤停的方法
- 能及时应对老人心脏骤停

【任务分析】

慢性病和年龄增长带来的机体功能减退、反应能力下降导致老人对慢性病急性发作、意外事件等无法辨别和应对无能。当老人出现心脏骤停时，养老护理员应及时识别并实施心脏骤停的急救措施。心脏骤停的临床表现有心脏机械活动突然停止、神智突然丧失、对刺激无反应、无自主呼吸或濒死喘息、面色苍白或发紫、瞳孔散大。

一、应对老人心脏骤停的要求

（1）养老护理员应及时识别心脏骤停，越早畅通气道，存活的希望越大。

（2）及时排除环境中的危险因素。

（3）要迅速辨别老人病情的程度。

（4）要尽快寻求帮助和呼叫医护人员。

（5）利用救助知识，采取正确、迅速的方法，对老人实施救助。

（6）遇到群体意外，养老护理员要迅速分辨病情，根据先抢后救、先重后轻的原则对所有老人进行救助。

二、应对老人心脏骤停的方法

（1）检查老人的反应，轻拍重喊，转为平卧位，松开领口、腰带。

（2）有效打开气道，注意压住老人舌头，防止舌头后坠堵塞呼吸道。

（3）注意清除老人口腔异物，防止异物堵塞呼吸道。

（4）如果老人没有呼吸，应立即进行人工呼吸。

（5）按压的位置：胸骨前双乳头连线中点 1/2 处或胸骨前剑突上 2 厘米处。

（6）按压的姿势：养老护理员跪在老人右侧，两膝分开，中间位于老人右肩部，以髋关节为轴，两臂垂直，双手重叠，用掌根部置于按压位置，均匀按压。

（7）按压频率：每分钟 100 次，按压与人工呼吸的比例是 30 ∶ 2。

【任务实施】

项目	实操技能操作	具体要求
工作准备	简述情境、老人照护问题和任务等	口头汇报
	操作过程中不缺用物，能满足完成整个操作 物品准备：手电筒1个、血压计1台、听诊器、无菌纱布、洗手液、笔、记录单，必要时备按压板或脚蹬	1. 不需要口头汇报 2. 紧急救助无须做好准备工作就可开始抢救 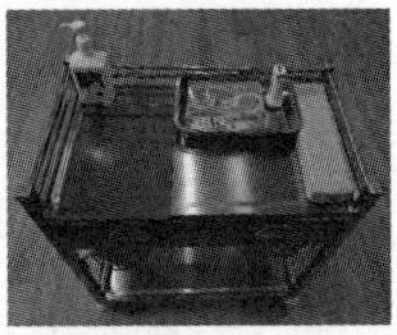
	环境准备：室内环境整洁、温湿度适宜、光线明亮，空气清新	以检查动作指向行为或沟通交流方式进行
	老人准备：老人意识清醒，正在台下观看节目	以沟通交流方式进行
	个人准备：着装规范、规范洗手	洗手有动作
关键操作技能	1. 评估：确定周围环境安全（如环境不安全，应立即将老人转移到安全的环境） 2. 心脏骤停快速识别 （1）判断意识：跪于老人一侧，双腿分开与肩同宽。养老护理员跪于地面（如床上抢救则可适当使用脚蹬），轻拍老人的肩部，在老人双耳边大声呼喊，无反应，可判断无意识 （2）判断有无呼吸：观察老人胸廓有无隆起，同时，养老护理员将耳面部靠近老人口鼻，感觉和倾听有无气息（终末叹气应看作无呼吸） （3）判断有无心跳：右手食指、中指并拢，沿气管纵向滑行至气管中部位，然后旁开2～3厘米，在胸锁乳突肌内侧中点处停顿触摸颈动脉是否有搏动 （4）以上三步骤应在10秒钟内完成判断 3. 呼救 （1）老人无意识、无呼吸或无正常呼吸（如仅有叹气样呼吸），应启动紧急救援系统（EMS） （2）寻求他人帮忙，呼叫医生并开始抢救计时（报告××时××分开始抢救） 4. 安置体位 （1）确保老人仰卧在地面或硬板床（若在软床上，胸下必须垫一整块木板）。如老人不是仰卧位，且颈部无损伤，需翻转成仰卧位，保持老人头、颈、脊柱整体转移 （2）检查头、颈、躯干在同一轴线上，无扭曲，双手放于身体两侧 （3）养老护理员在老人右侧，解开其衣领、腰带 5. 胸外心脏按压 （1）按压部位：两乳头连线中点或胸骨下1/2或剑突上2横指均可（根据老人的情况选择以下任何一种定位方法均可） 1）定位方法一：右手中指沿肋下缘摸到与胸骨交界处定位，食指靠上中指，左手掌根部挨着食指放在胸骨上，手指伸开	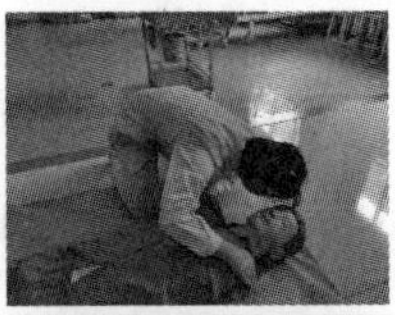 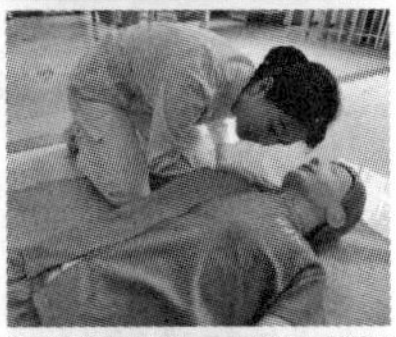 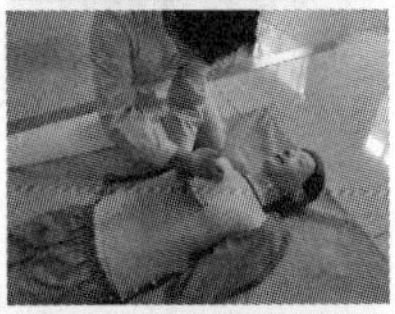 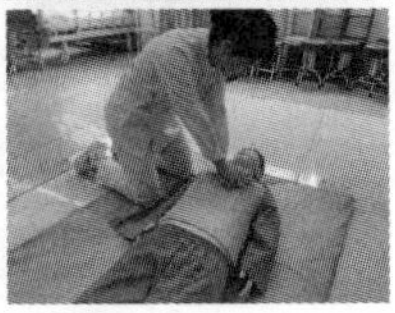

续表

项目	实操技能操作	具体要求
关键操作技能	2) 定位方法二：左手掌根部放在两乳头连线中点，手指伸开 (2) 按压姿势：两膝分开与肩同宽，两膝中间对准老人右肩部，左掌置于按压位置，右手重叠于上，十指相扣翘起，离开局部皮肤，以髋关节为轴，用上身发力，以掌根均匀垂直按压 (3) 按压深度：5 ~ 6 厘米 (4) 按压速率：100 ~ 120 次 / 分钟 (5) 按压与放松：按压与放松时间相等（按压时间：放松时间为 1 : 1），尽量不要按压中断，中断时间控制在 10 秒内 6. 开放气道 (1) 清理气道：检查口鼻腔内有无异物，取出活动假牙及异物 (2) 开放气道有三种方法，根据老人的情况选择任何一种均可 1) 仰面抬颈法：一手置于老人前额向后加压，使头后仰，另一手托住颈部向上抬颈 2) 仰面举颏法：左手放在老人前额向后加压，使头后仰，右手食指和中指轻抬下颌 3) 托下颌法：两肘置于老人背部同一水平面，用双手抓住老人两侧下颌角向上牵拉，使下颏向前、头后仰（怀疑有头颈部外伤者适用） 7. 人工呼吸 (1) 吹气动作：用压老人前额手的拇指和食指捏住其两侧鼻翼，正常吸气后充分张嘴完全包住老人口腔并密合，缓缓吹气 2 秒，同时眼睛余光观察老人胸廓明显上抬，放开捏鼻手，胸廓自然回落后，第二次吹气，连续吹气 2 次 (2) 连续做 5 个循环，胸外心脏按压与人工呼吸次数比为 30 : 2 8. 评估 (1) 养老护理员用右手食指、中指触摸颈动脉搏动，数 10 秒（数出声音） (2) 如自主呼吸恢复（即眼观老人胸廓有起伏或有正常呼吸）、颈动脉搏动恢复，立即报告 ×× 时 ×× 分自主呼吸恢复、颈动脉搏动可触及 (3) 测量血压（收缩压 0 毫米汞柱以上），报告数据，并整理血压计 (4) 将手电筒对准自己打开 (5) 左手拇指拨开老人上眼睑，灯光从老人腹部绕到老人远侧眼尾侧，缓慢移至瞳孔最上方，停顿数秒，观察瞳孔大小及缩小情况。以同样的方法检测老人近侧瞳孔 (6) 散大的瞳孔缩小，对光反射存在（表示大脑有足够的氧和血液供应）。报告观察情况，如瞳孔缩小、对光反射存在 (7) 观察并报告：老人颜面、口唇、甲床和皮肤发绀减轻，末梢循环改善 (8) 报告复苏成功，继续给予高级生命支持 9. 询问老人有无不适，检查老人有无并发症的发生 10. 整理其衣物，将老人的头偏向一侧 11. 询问老人对安置体位是否满意、对所处的环境是否满意 12. 询问老人有无其他需求 13. 安慰老人，给予心理支持和人文关怀，等待医护人员的到来	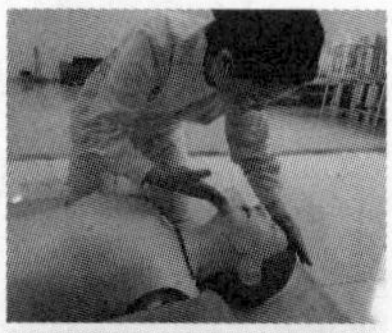 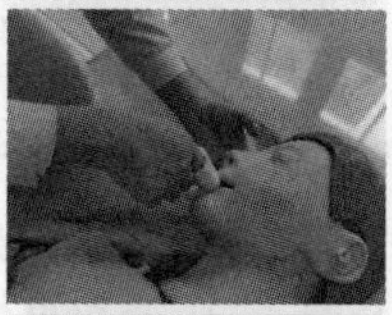 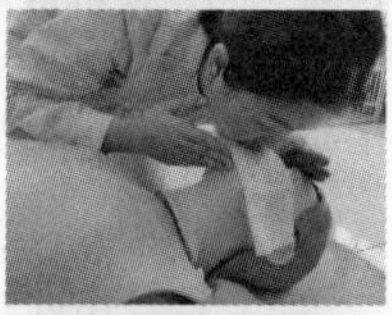 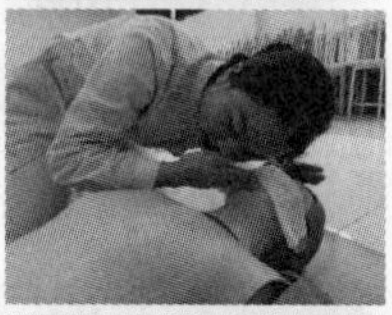 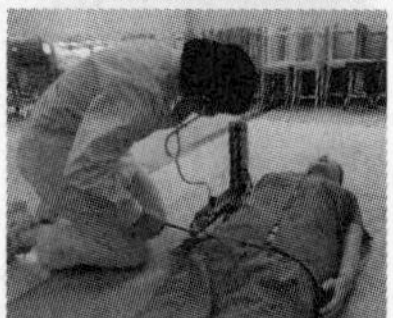 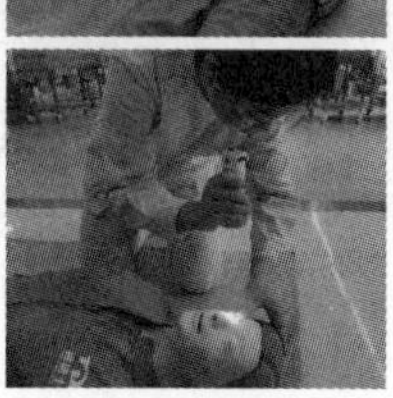

续表

项目	实操技能操作	具体要求
健康宣教	针对本次操作中老人的沟通和健康宣教： 1. 尽量使用生活化语言 2. 方式与方法得当，简单易懂 3. 表述准确、逻辑清晰 4. 适合老人的需要和理解能力 5. 健康教育建议不少于 3 条 6. 内容与方式恰当，结合老人的具体情况（如职业、性格、爱好、家庭等）	在照护过程中结合老人的情况开展健康宣教，如疾病预防和康复、健康生活方式等（将结合具体案例进行具体化和明确化）
评价照护效果	询问老人有无其他需求、是否满意（反馈）	尽量使用生活化语言
	整理各项操作物品：用物放回原位备用	有动作
	规范洗手	有动作
	记录：记录抢救的时间、颈动脉搏动是否恢复、自主呼吸是否恢复、对光反射是否存在，面色、口唇和皮肤颜色等	不漏项，包括评估阳性结果
操作中的注意事项	1. 注意现场环境的安全 2. 搬动老人时，要注意保护老人的颈椎 3. 将老人放置在硬板床、地面或背部垫硬板 4. 做人工呼吸时，要避免漏气	操作过程中通过沟通、解释的方式说明
综合评判	操作过程中的安全性：操作流畅、安全、规范，避免老人害怕、疼痛等伤害，过程中未出现致老人于危险环境的操作动作或行为	
	沟通力：顺畅自然、有效沟通，表达信息方式符合老人的社会文化背景，能正确理解老人反馈的信息，避免盲目否定或其他语言暴力	
	创新性：能综合应用传统技艺、先进技术等为老人提供所需的照护措施，解决老人的问题，促进老人的健康，提升老人的幸福感	
	职业防护：做好自身职业防护，能运用节力原则，妥善利用力的杠杆作用，调整重心，减少摩擦力，利用惯性等方法	
	人文关怀：能及时关注到老人的各方面变化，能针对老人的心理和情绪作出恰当的反应，给予支持，例如不可急躁，言行举止有尊老、敬老、爱老、护老的意识	
	鼓励：利用语言和非语言方式鼓励老人参与照护，加强自我管理，发挥残存功能，提升自理能力	
	灵活性：对临场突发状况能快速应变，根据老人及现场条件灵活机动地实施照护，具有很强的解决问题的能力	

第三部分

康复护理

任务一　为老人摆放良肢位

【任务导入】

孙奶奶，现居住在某某福利院特护科 C601 房间 /1 床。

照护评估中的基本信息：

出生年月：1951 年 2 月；身高：163 厘米；体重：50 千克；文化程度：大专；婚姻状况：已婚。

经济状况：退休金 5000 元 / 月，子女经济条件尚可，能给予一定的支持。

兴趣爱好：唱歌、跳舞、看电视。

饮食喜好：喜欢吃面食。

性格特点：性格内向、自卑。

工作经历：幼儿园老师。

家庭情况：1 个女儿 、1 个儿子、2 个外孙、1 个孙女，均在本地。

既往病史：高血压病史 10 年、糖尿病病史 5 年、脑出血术后 3 个月。

目前状况：老人左耳听力下降，左侧肢体活动正常，右侧肢体活动不灵，长期卧床，能正常交流，但日常生活不能自理，进食、洗脸、洗手、刷牙、洗澡、大小便等均在床上。老人生病后情绪低落，时常表达自己不想活了。为了保持肢体的良好功能，防止和对抗痉挛的出现，康复医生为老人制订了康复训练计划，养老护理员在康复医生的指导下为老人摆放良肢位并疏导其不良情绪。

【任务要求】

为老人摆放良肢位，要求养老护理员用口头语言和肢体语言疏导老人的不良情绪或鼓励、表扬老人，增强老人提高生活自理能力的信心，将沟通交流、安全照护、心理支持、人文关怀、职业安全与保护等贯穿于照护服务全过程。

【任务目标】

- 了解良肢位的概念

- 熟悉为老人摆放良肢位的要求
- 掌握为老人摆放良肢位的方法
- 能为老人摆放良肢位

【任务分析】

良肢位是指从治疗角度出发为老人躯体、四肢摆放良好的、临时性的体位。为老人摆放良肢位可以预防骨骼肌畸形，预防循环功能异常，预防压疮，增强老人对患肢的感知能力，保持良好功能，促进运动功能恢复，减少残障的发生，提高老人的生活、生命质量。

一、为老人摆放良肢位的要求

（1）尽量减少仰卧位的时间，因其受紧张性颈反射和迷路反射的影响，骶尾部、足跟和外踝等处发生压疮的危险性增加。

（2）仰卧位时应避免被子太重压迫偏瘫足，造成足尖的外旋。

（3）头部放置的软枕不宜过高。

（4）每两小时更换一次体位。

二、为老人摆放良肢位的方法

（1）患侧卧位时，保持偏瘫侧肩胛骨前伸位，不能直接牵拉患侧上肢，避免对患侧肩关节造成损伤。

（2）健侧卧位时，手腕呈背伸位，防止手屈曲在枕头边缘，两腿之间用枕头隔开。

（3）上肢良肢位，偏瘫侧要避免肘关节的过度屈曲，偏瘫侧前臂和手用软枕支撑，以免偏瘫侧肩关节受到上肢重量向下牵拉的力量，手指自然伸展，避免过度屈曲。

（4）下肢良肢位，双腿自然下垂，在偏瘫侧下肢外侧置软垫，纠正偏瘫腿的外旋，达到两侧足尖对称，避免偏瘫侧足尖外旋。

【任务实施】

项目	实操技能	具体要求
工作准备	简述情境、老人照护问题和任务等	口头汇报
	操作过程中不缺用物，能满足完成整个操作 物品准备：软枕或体位垫若干、洗手液、笔、记录单	不需要口头汇报

续表

项目	实操技能	具体要求
工作准备	环境准备：室内环境整洁、温湿度适宜、关闭门窗	以检查动作指向行为或沟通交流方式进行
	老人准备：老人意识清醒，可以配合操作	以沟通交流方式进行
	个人准备：着装规范、规范洗手，并温暖双手	洗手有动作
沟通解释评估	向老人问好、自我介绍、友好微笑、称呼恰当	礼貌用语、举止得体
	核对照护对象基本信息：房间号、床号、姓名、性别、年龄	核对方式不限
	与照护对象及家属建立信任关系	有效的沟通交流
	介绍照护任务及目的：预防压疮，防止肺部感染和尿路感染，防止关节挛缩、畸形的发生	尽量使用生活化语言
	介绍操作时间（根据具体操作而定）、关键步骤；讲解需要老人注意和（或）配合的内容，有任何不适，及时告知养老护理员	尽量使用生活化语言
	询问老人对操作过程是否存在疑问	尽量使用生活化语言
	征询老人对摆放良肢位的环境是否满意	尽量使用生活化语言
	对老人进行综合评估： 1. 全身情况：精神状态、饮食、二便、睡眠等 2. 局部情况：肌力、肢体活动度、肌肉有无萎缩、关节有无僵硬、皮肤有无压疮等情况	以检查动作指向行为或沟通交流方式进行
	询问老人有无其他需求（如厕等）	尽量使用生活化语言
	询问老人是否可以开始操作	尽量使用生活化语言
关键操作技能	1. 仰卧位 （1）打开盖被，“S”形折叠至对侧，询问老人温度是否适宜，应注意保暖 （2）协助老人取仰卧位，头部垫软枕，面部朝向患侧 （3）在老人患侧肩胛和上肢下垫一个长软枕，上臂旋后，肘与腕均伸直，掌心向上，手指伸展，整个上肢平放于枕上 （4）在老人患侧臀下、髋部、大腿外侧下面垫软枕，防止下肢外展、外旋，膝下稍垫起 （5）踝关节背屈，保持足尖向上，防止足部下垂 （6）仰卧位时间尽量减少，一方面易引起压疮，另一方面易受紧张性颈反射的影响，激发异常反射活动，强化患者上肢的屈曲痉挛和下肢的伸肌痉挛 （7）为老人盖好盖被，询问老人被子厚薄是否合适，避免被子太重，压迫偏瘫足，造成足尖外旋 （8）整理床单位，拉上床挡 2. 健侧卧位 （1）放下床挡，打开盖被，“S”形折叠至对侧，询问老人温度是否适宜，应注意保暖	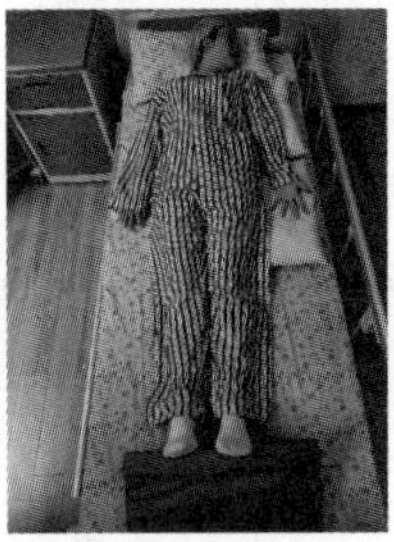

续表

项目	实操技能	具体要求
关键操作技能	（2）协助老人健侧手握住患侧手放在胸部，健侧腿屈膝，插入患侧腿下方，钩住患侧踝部，养老护理员一手扶住老人患侧肩部，另一手扶住老人患侧髋部，协助老人翻身至健侧卧位 （3）将老人头部固定在枕头上 （4）在老人背后放大软枕，使身体放松，让老人身体略前倾 （5）将老人健侧上肢自然放置 （6）将老人患侧上肢向前平伸，使患侧肩胛骨向前、向外伸，下垫长软枕，使患侧上肢和身体成 90° ~ 130° 角，肘伸直，手腕、手指伸展，掌心向下放在软枕上，避免手腕、手悬空 （7）在老人患侧下肢垫软枕，下肢摆放在一步远的位置，髋膝关节自然屈曲，患侧踝关节不能内翻旋悬在枕头边缘，防止足内翻下垂 （8）将老人健侧下肢自然伸直，膝关节自然屈曲 （9）盖好盖被，拉上床挡 3. 患侧卧位 （1）放下床挡，打开盖被，“S”形折叠至对侧，询问老人温度是否适宜，应注意保暖 （2）协助老人健侧手握住患侧手放在腹部，健侧脚掌撑住床面，养老护理员一手扶住老人健侧肩部，另一手扶住老人健侧膝部，协助老人翻身至患侧卧位 （3）将老人头固定在枕头上 （4）在老人背后放大软枕，使老人身体略后仰靠在枕头上，身体放松 （5）将老人患侧上肢向前平伸放在软枕上，与身体成 80° ~ 90° 角，肘关节尽量伸直，手指张开，掌心向上 （6）将老人健侧上肢自然放于身上 （7）老人患侧下肢髋部伸展，微屈膝放在床上 （8）将老人健侧下肢摆放成踏步姿势，下垫软枕，膝关节和踝关节自然微屈 （9）盖好盖被，拉上床挡	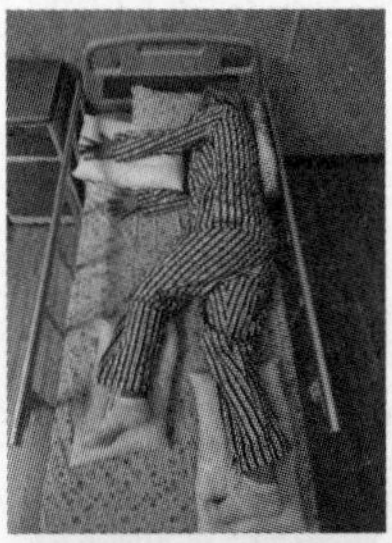 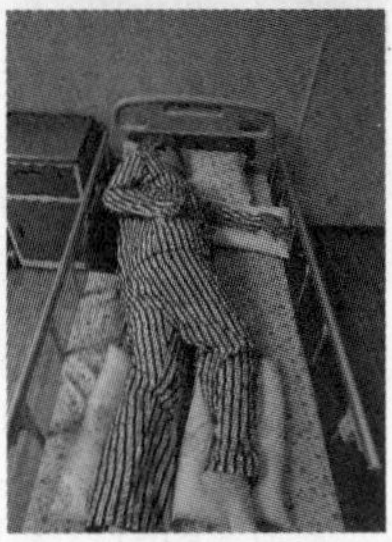
健康宣教	针对本次操作中老人的沟通和健康宣教： 1. 尽量使用生活化语言 2. 方式与方法得当，简单易懂 3. 表述准确、逻辑清晰 4. 适合老人的需要和理解能力 5. 健康教育建议不少于 3 条 6. 内容与方式恰当，结合老人的具体情况（如职业、性格、爱好、家庭等）	在照护过程中结合老人的情况开展健康宣教，如疾病预防和康复、健康生活方式等（将结合具体案例进行具体化和明确化）
评价照护效果	询问老人有无其他需求、是否满意（反馈）	尽量使用生活化语言
	整理各项操作物品：物品放回原位备用	有动作
	规范洗手	有动作
	记录：体位及老人身体状况，如有异常情况及时报告医生	不漏项，包括评估阳性结果

续表

项目	实操技能	具体要求
操作中的注意事项	1. 康复训练应在专业康复医生指导下进行 2. 仰卧位时间尽量减少，防止骶尾部、足跟、外踝处皮肤发生压疮，避免被子太重，压迫偏瘫足，造成足尖外旋 3. 注意每两小时给老人翻身、变换体位	操作过程中通过沟通、解释的方式说明
综合评判	操作过程中的安全性：操作流畅、安全、规范，避免老人害怕、疼痛等伤害，过程中未出现致老人于危险环境的操作动作或行为	
	沟通力：顺畅自然、有效沟通，表达信息方式符合老人的社会文化背景，能正确理解老人反馈的信息，避免盲目否定或其他语言暴力	
	创新性：能综合应用传统技艺、先进技术等为老人提供所需的照护措施，解决老人的问题，促进老人的健康，提升老人的幸福感	
	职业防护：做好自身职业防护，能运用节力原则，妥善利用力的杠杆作用，调整重心，减少摩擦力，利用惯性等方法	
	人文关怀：能及时关注到老人的各方面变化，能针对老人的心理和情绪作出恰当的反应，给予支持，例如不可急躁，言行举止有尊老、敬老、爱老、护老的意识	
	鼓励：利用语言和非语言方式鼓励老人参与照护，加强自我管理，发挥残存功能，提升自理能力	
	灵活性：对临场突发状况能快速应变，根据老人及现场条件灵活机动地实施照护，具有很强的解决问题的能力	

任务二　协助老人床上被动健侧翻身

【任务导入】

郑爷爷，现入住某某福利院特护科 C205 房间 /1 床。

照护评估中的基本信息：

出生年月：1937 年 6 月；身高：173 厘米；体重：75 千克；文化程度：初中；婚姻状况：已婚。

经济状况：退休金 2500 元 / 月，无积蓄，儿子经济条件尚可，能给予老人一定支持，女儿经济条件一般，给予老人的支持有限。

兴趣爱好：打麻将、唱歌、集邮。

饮食喜好：红烧肉、炖肘子，少食蔬菜。

性格特点：性格开朗，喜欢热闹、喜欢孩子。

工作经历：酒店管理人员。

家庭情况：2 个女儿、1 个儿子、2 个外孙女、2 个孙子。

既往病史：高血压病史 20 年、脑卒中术后半年。

目前状况：老人右侧肢体偏瘫，左侧肢体活动正常，留置导尿管，长期卧床，能正常交流，现翻身困难，睡眠质量差，血压不稳定。老人因自己血压没控制好，担心再次发生脑卒中，有悲观厌世情绪，不愿意与人交流。康复医生根据老人目前的情况制订了康复训练计划，养老护理员需要在康复医生的指导下为老人进行床上被动健侧翻身后，并为老人进行心理疏导。

【任务要求】

协助老人被动健侧翻身，要求养老护理员用口头语言和肢体语言疏导老人的不良情绪或鼓励、表扬老人，增强老人提高生活自理能力的信心，将沟通交流、安全照护、心理支持、人文关怀、职业安全与保护等贯穿于照护服务全过程。

【任务目标】

- 了解老人床上被动健侧翻身的意义
- 熟悉协助老人床上被动健侧翻身的要求
- 掌握协助老人床上被动健侧翻身的方法
- 能协助老人床上被动健侧翻身

【任务分析】

长期卧床或身体虚弱无法自行翻身的老人，养老护理员需要协助老人床上被动健侧翻身，保持老人皮肤的完整，避免产生压疮，维持老人肢体功能，给老人提供舒适的体位。翻身是防止压疮和关节挛缩的重要手段。

一、协助老人床上被动健侧翻身的要求

（1）翻身时要遵循定时翻身和轴向翻身的原则。

（2）每两小时翻身一次，预防压疮。

（3）先转老人的头和颈，然后正确地连续转肩、上肢、躯干、腰、骨盆及下肢。

（4）养老护理员应确认床边留有足够的空间供老人翻身，以确保翻身的安全和舒适。

二、协助老人床上被动健侧翻身方法

（1）老人双手叉握在一起，以支持患侧上肢。

（2）养老护理员将老人患侧下肢屈曲，双手分别置于患侧臀部和足部，用适当的力量将患者翻向健侧，再将患肢摆放在正确位置。

（3）确保老人患侧肩膀有足够支撑，而非只拉老人的患侧上肢。

【任务实施】

项目	实操技能	具体要求
工作准备	简述情境、老人照护问题和任务等	口头汇报
	操作过程中不缺用物，能满足完成整个操作 物品准备：软枕或体位垫若干、洗手液、笔、记录单	不需要口头汇报
	环境准备：室内环境整洁、温湿度适宜、关闭门窗	以检查动作指向行为或沟通交流方式进行

续表

项目	实操技能	具体要求
工作准备	老人准备：老人意识清醒，可以配合操作	以沟通交流方式进行
	个人准备：着装规范、规范洗手，并温暖双手	洗手有动作
沟通解释评估	向老人问好、自我介绍、友好微笑、称呼恰当	礼貌用语、举止得体
	核对照护对象基本信息：房间号、床号、姓名、性别、年龄	核对方式不限
	与照护对象及家属建立信任关系	有效的沟通交流
	介绍照护任务及目的：促进血液循环，预防压疮、坠积性肺炎、尿路感染、肌肉萎缩、关节变形、肢体挛缩等并发症	尽量使用生活化语言
	介绍操作时间（根据具体操作而定）、关键步骤；讲解需要老人注意和（或）配合的内容，有任何不适，及时告知养老护理员	尽量使用生活化语言
	询问老人对操作过程是否存在疑问	尽量使用生活化语言
	征询老人对床上被动健侧翻身的环境是否满意	尽量使用生活化语言
	对老人进行综合评估： 1. 全身情况：精神状态、饮食、二便、睡眠等 2. 局部情况：肌力、肢体活动度、肌肉有无萎缩、关节有无僵硬、皮肤有无压疮等情况	以检查动作指向行为或沟通交流方式进行
	询问老人有无其他需求（如厕等）	尽量使用生活化语言
	询问老人是否可以开始操作	尽量使用生活化语言
关键操作技能	1. 站在老人健侧床边，放下床挡，协助老人取仰卧位 2. 打开盖被，“S”形折叠至对侧，询问老人温度是否适宜，应注意保暖 3. 将老人的头部偏向健侧 4. 协助老人用健侧手托住患侧手肘，并放于胸前 5. 帮助老人用健侧脚钩住患侧脚踝，双下肢屈曲 6. 养老护理员一手扶住老人患侧肩部，另一手扶住老人患侧髋部，翻转老人身体呈健侧卧位 7. 在翻身过程中，应注意观察老人的肢体情况，避免拖、拉、拽、推，以免挫伤皮肤或引起骨折 8. 如有留置管道，转换身体前先将管道妥善安置固定，转换体位后注意检查管道，确保通畅 9. 调整老人的姿势，在老人颈肩部垫小软枕、背部垫大软枕、胸前放置软枕，患侧手臂搭于软枕上，在老人患侧下肢垫软枕，下肢摆放在一步远的位置，髋膝关节自然屈曲，患侧踝关节不能内翻悬在枕头边缘，防止足内翻下垂，使老人的体位稳定、舒适 10. 整理老人衣服，盖好盖被，整理床单位	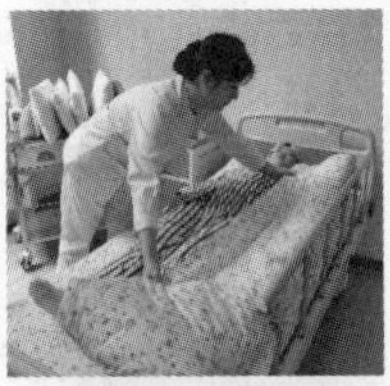 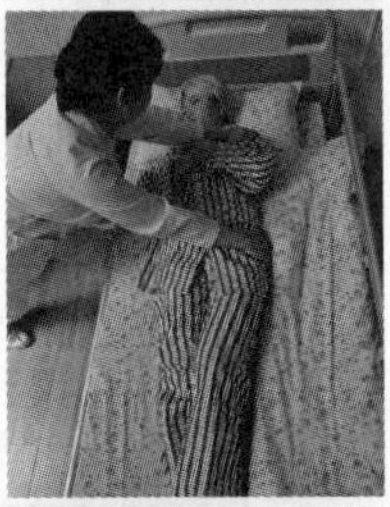 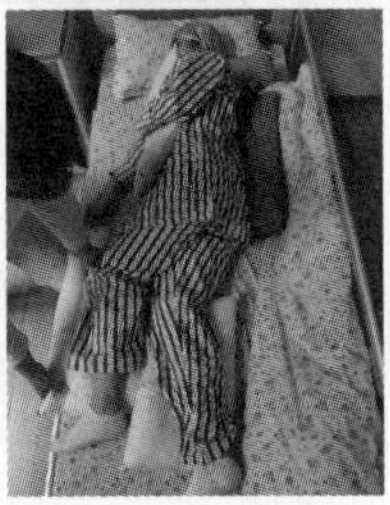

续表

项目	实操技能	具体要求
健康宣教	针对本次操作中老人的沟通和健康宣教： 1. 尽量使用生活化语言 2. 方式与方法得当，简单易懂 3. 表述准确、逻辑清晰 4. 适合老人的需要和理解能力 5. 健康教育建议不少于 3 条 6. 内容与方式恰当，结合老人的具体情况（如职业、性格、爱好、家庭等）	在照护过程中结合老人的情况开展健康宣教，如疾病预防和康复、健康生活方式等（将结合具体案例进行具体化和明确化）
评价照护效果	询问老人有无其他需求、是否满意（反馈）	尽量使用生活化语言
	整理各项操作物品：物品放回原位备用	有动作
	规范洗手	有动作
	记录：翻身的时间、体位及老人的反应，如有异常情况及时报告	不漏项，包括评估阳性结果
操作中的注意事项	1. 在翻身过程中，应注意观察老人的肢体情况，避免拖、拉、拽、推，以免挫伤皮肤或引起骨折 2. 对于留置输液管、导尿管的老人，转换体位前先将管道妥善安置固定，转换体位后注意检查管路，确保通畅 3. 体位转换时注意保护老人的安全 4. 全过程动作要轻稳、准确、熟练、节力、安全，体现人文关怀 5. 对于较重的老人，一人翻身困难者，可由两人共同完成	操作过程中通过沟通、解释的方式说明
综合评判	操作过程中的安全性：操作流畅、安全、规范，避免老人害怕、疼痛等伤害，过程中未出现致老人于危险环境的操作动作或行为	
	沟通力：顺畅自然、有效沟通，表达信息方式符合老人的社会文化背景，能正确理解老人反馈的信息，避免盲目否定或其他语言暴力	
	创新性：能综合应用传统技艺、先进技术等为老人提供所需的照护措施，解决老人的问题，促进老人的健康，提升老人的幸福感	
	职业防护：做好自身职业防护，能运用节力原则，妥善利用力的杠杆作用，调整重心，减少摩擦力，利用惯性等方法	
	人文关怀：能及时关注到老人的各方面变化，能针对老人的心理和情绪作出恰当的反应，给予支持，例如不可急躁，言行举止有尊老、敬老、爱老、护老的意识	
	鼓励：利用语言和非语言方式鼓励老人参与照护，加强自我管理，发挥残存功能，提升自理能力	
	灵活性：对临场突发状况能快速应变，根据老人及现场条件灵活机动地实施照护，具有很强的解决问题的能力	

任务三 协助老人进行床上自主翻身训练

【任务导入】

沈爷爷，现入住某某福利院特护科 C207 房间 /1 床。

照护评估中的基本信息：

出生年月：1939 年 7 月；身高：173 厘米；体重：61 千克；文化程度：中专；婚姻状况：已婚。

经济状况：退休金较高、子女有时能补贴。

兴趣爱好：喝茶、看电视、打麻将。

饮食喜好：糖包子、红烧鱼、蔬菜、花生米。

性格特点：开朗热情、幽默，喜欢与人交流。

工作经历：在某国企工作，由普通工人做至厂长。

家庭情况：2 个儿子、1 个女儿，大儿子已去世，2 个孙子、1 个外孙，配偶入住疗养院。

既往病史：认知功能障碍 5 年、帕金森病史 3 年，半年前因摔倒造成胸 12 椎压缩性骨折、尾椎骨折，经住院治疗病情稳定后入住养老机构。

目前状况：复查显示老人骨折部位恢复良好，正在持续康复训练中，但因长期卧床养病，老人出现焦虑情绪和睡眠障碍，曾使用阿普唑仑帮助睡眠。为维持和提高老人的生活自理能力及预防压疮，养老护理员在康复医生指导下协助老人进行床上自主翻身训练，老人因害怕疼痛，不太愿意配合，有抵触情绪。

【任务要求】

协助老人进行床上自主翻身训练，要求养老护理员用口头语言和肢体语言疏导老人的不良情绪或鼓励、表扬老人，增强老人提高生活自理能力的信心，将沟通交流、安全照护、心理支持、人文关怀、职业安全与保护等贯穿于照护服务全过程。

【任务目标】

- 了解老人进行床上自主翻身训练的意义
- 熟悉协助老人进行床上自主翻身训练的要求
- 掌握协助老人进行床上自主翻身训练的方法
- 能协助老人进行床上自主翻身训练

【任务分析】

协助老人进行床上自主翻身训练要遵循定时翻身和轴向翻身的原则。每两小时翻身一次，保持老人皮肤的完整，维持肢体功能，预防压疮。

一、协助老人进行床上自主翻身训练的要求

（1）无论转向患侧或健侧，整个活动都应先转头和颈，然后正确地连续转肩、上肢、躯干、腰、骨盆及下肢。

（2）养老护理员应确认床边留有足够的空间供老人翻身，以确保翻身后安全和舒适。

（3）避免于进食后半小时内进行翻身训练。

二、协助老人进行床上自主翻身训练的方法

（1）向患侧翻身时，嘱咐老人仰卧位双手，叉握，健侧上肢带动患侧上肢向上伸展，健侧下肢屈曲，双上肢先摆向健侧，再摆向患侧，可重复摆动，当摆向患侧时顺势将身体翻向患侧。

（2）向健侧翻身时，嘱咐老人仰卧位，用健侧腿插入患侧腿下方，双手叉握，向上伸展上肢，左右摆动，幅度稍大，当摆至健侧时，顺势将身体翻向健侧，同时以健侧腿带动患侧腿翻向健侧。

【任务实施】

项目	实操技能	具体要求
工作准备	简述情境、老人照护问题和任务等	口头汇报
	操作过程中不缺用物，能满足完成整个操作 物品准备：软枕或体位垫若干，毛巾、水杯（内盛 38 ~ 40℃温水）洗手液、笔、记录单	不需要口头汇报 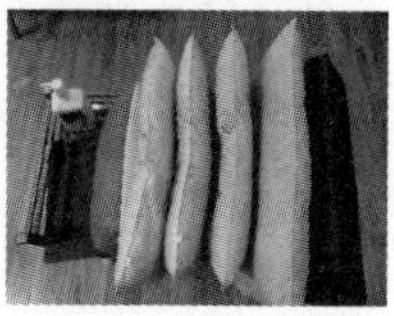

续表

项目	实操技能	具体要求
工作准备	环境准备：室内环境整洁、温湿度适宜、关闭门窗	以检查动作指向行为或沟通交流方式进行
	老人准备：老人平卧于床，可以配合操作	以沟通交流方式进行
	个人准备：着装规范、规范洗手，并温暖双手	洗手有动作
沟通解释评估	向老人问好、自我介绍、友好微笑、称呼恰当	礼貌用语、举止得体
	核对照护对象基本信息：房间号、床号、姓名、性别、年龄	核对方式不限
	与照护对象及家属建立信任关系	有效的沟通交流
	介绍照护任务及目的：可增强脑卒中患者的躯干控制能力，可提高上下肌力和平衡协调能力，避免长期卧床导致的压疮、骨质疏松和关节粘连，为床下活动、步态训练和生活自理能力训练做好准备	尽量使用生活化语言
	介绍操作时间，根据老人的具体情况，确定每天训练至少 2 ~ 3 次，每次不超过 30 分钟，循序渐进地进行，介绍关键步骤；讲解需要老人注意和（或）配合的内容，有任何不适，及时告知养老护理员	尽量使用生活化语言
	询问老人对操作过程是否存在疑问	尽量使用生活化语言
	征询老人对进行床上自主翻身训练的环境是否满意	尽量使用生活化语言
	对老人进行综合评估： 1. 全身情况：精神状态、饮食、二便、睡眠等 2. 局部情况：肌力、肢体活动度、肌肉有无萎缩、关节有无僵硬、皮肤有无压疮等情况	以检查动作指向行为或沟通交流方式进行
关键操作技能	1. 自主向健侧翻身训练（连续 2 次） （1）养老护理员站在老人健侧保护 （2）打开床挡，协助老人取仰卧位，打开盖被，“S” 形折叠至对侧或床尾，询问老人温度是否适宜，应注意保暖 （3）对有留置导管的老人，转换体位前先将管道妥善固定，转换体位后注意检查管道，确保通畅 （4）指导老人健侧手握住患侧手放在腹部，双手叉握，患手拇指压在健侧拇指上 （5）指导老人健侧腿屈膝，协助健侧脚插入患侧腿的下方钩住患侧的脚踝 （6）指导老人双上肢前伸，与躯干成 90°，指向天花板，嘱咐老人头部转向健侧，做左右侧方摆动 2 ~ 3 次，借助摆动的惯性使双上肢和躯干一起翻向健侧 （7）训练时，养老护理员应把每一步具体动作加以分解，反复示范，直至老人基本掌握，再开始下一个动作 （8）在训练过程中，随时观察老人的反应，及时擦干汗液，避免着凉，发现老人有进步时应及时给予鼓励 （9）如发现异常，应立即停止训练，并报告医护人员	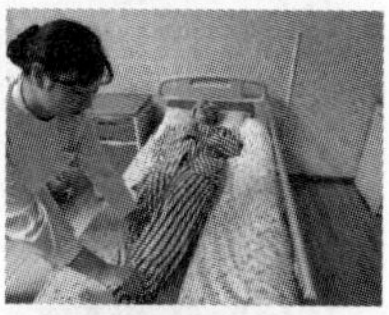 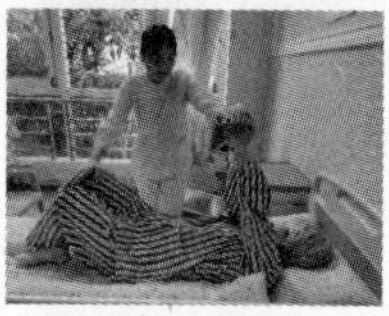

续表

项目	实操技能	具体要求
关键操作技能	2. 自主向患侧翻身训练 (1)养老护理员站在老人患侧保护,协助老人取仰卧位 (2)指导老人健侧手握住患侧手放在腹部,双手叉握,患侧手拇指压在健侧手拇指上,健侧腿屈膝,脚平放于床面 (3)指导老人双上肢前伸与躯干成90°,指向天花板,头部转向患侧 (4)指导老人用健侧上肢的力量带动患侧上肢做左右侧方摆动2~3次,当摆向患侧时,借助惯性使双上肢和躯干一起翻向患侧,同时健侧下肢跨向患肢前方,调整为患侧卧位 (5)训练过程中应注意:随时观察老人的反应,及时擦净汗液,随时与老人沟通,发现异常立即停止,老人表现有进步时应及时给予鼓励 3. 询问老人自主翻身训练的掌握情况,基本掌握后再开始下次训练 4. 老人无不适后再重复以上动作,持续训练30分钟 5. 训练完毕,整理老人的衣服,协助老人取舒适体位,合理摆放体位垫 6. 盖好盖被,整理床单位,拉上床挡 7. 向老人预约下一次训练时间,根据老人的身体情况逐步增加训练时间 8. 告知老人康复训练要在专业康复医生的指导下有计划性、规律性、持之以恒地进行	
健康宣教	针对本次操作中老人的沟通和健康宣教: 1. 尽量使用生活化语言 2. 方式与方法得当,简单易懂 3. 表述准确、逻辑清晰 4. 适合老人的需要和理解能力 5. 健康教育建议不少于3条 6. 内容与方式恰当,结合老人的具体情况(如职业、性格、爱好、家庭等)	在照护过程中结合老人的情况开展健康宣教,如疾病预防和康复、健康生活方式等(将结合具体案例进行具体化和明确化)
评价照护效果	询问老人有无其他需求、是否满意(反馈)	尽量使用生活化语言
	整理各项操作物品:物品放回原位备用	有动作
	规范洗手	有动作
	记录:自主翻身训练的时间、体位及老人的反应,如有异常情况及时报告	不漏项,包括评估阳性结果
操作中的注意事项	1. 若老人力量不够,可在训练初期协助其翻身 2. 在训练过程中,随时观察老人的反应,及时擦净汗液,避免着凉,老人有进步表现时应及时给予鼓励,发现异常,应立即停止训练并报告医护人员 3. 对于留置输液管、导尿管的老人,体位转换前先将管道妥善安置固定,转换体位后注意检查管道,确保通畅 4. 体位转换时要注意保护老人的安全 5. 康复训练要在专业康复医生的指导下有计划性、规律性、持之以恒地进行	操作过程中通过沟通、解释的方式说明

续表

项目	实操技能	具体要求
综合评判	操作过程中的安全性：操作流畅、安全、规范，避免老人害怕、疼痛等伤害，过程中未出现致老人于危险环境的操作动作或行为	
	沟通力：顺畅自然、有效沟通，表达信息方式符合老人的社会文化背景，能正确理解老人反馈的信息，避免盲目否定或其他语言暴力	
	创新性：能综合应用传统技艺、先进技术等为老人提供所需的照护措施，解决老人的问题，促进老人的健康，提升老人的幸福感	
	职业防护：做好自身职业防护，能运用节力原则，妥善利用力的杠杆作用，调整重心，减少摩擦力，利用惯性等方法	
	人文关怀：能及时关注到老人的各方面变化，能针对老人的心理和情绪作出恰当的反应，给予支持，例如不可急躁，言行举止有尊老、敬老、爱老、护老的意识	
	鼓励：利用语言和非语言方式鼓励老人参与照护，加强自我管理，发挥残存功能，提升自理能力	
	灵活性：对临场突发状况能快速应变，根据老人及现场条件灵活机动地实施照护，具有很强的解决问题的能力	

任务四　协助老人从仰卧位到床边坐位

【任务导入】

刘爷爷，现入住某某福利院特护科 C207 房间 /2 床。

照护评估中的基本信息：

出生年月：1948 年 12 月；身高：174 厘米；体重：65 千克；文化程度：小学；婚姻状况：丧偶。

经济状况：无退休金，子女经济条件较好。

兴趣爱好：下棋、打麻将。

饮食喜好：红烧肉、鱼。

性格特点：性格腼腆、敏感。

工作经历：务农。

家庭情况：2 个儿子、1 个孙女、1 个孙子。

既往病史：高脂血症病史 10 年、高血压病史 8 年、冠状动脉粥样硬化性心脏病多年、脑卒中后 3 个月。

目前状况：老人活动受限，以卧床为主，左上肢屈曲于胸前，左下肢无力，右侧肢体活动正常。老人正在持续康复训练中，但老人觉得康复训练没有达到预期效果而拒绝训练，有时还摔东西。为了防止压疮、坠积性肺炎、尿路感染、肌肉萎缩、关节变形、肢体挛缩等并发症，以保证康复治疗及康复训练预期效果的实现，养老护理员为老人进行心理疏导后，协助老人从仰卧位到床边坐位。

【任务要求】

协助老人从仰卧位到床边坐位，要求养老护理员用口头语言和肢体语言疏导老人的不良情绪或鼓励、表扬老人，增强老人提高生活自理能力的信心，将沟通交流、安全照护、心理支持、人文关怀、职业安全与保护等贯穿于照护服务全过程。

【任务目标】

- 了解老人从仰卧位到床边坐位的意义
- 熟悉协助老人从仰卧位到床边坐位的要求
- 掌握协助老人从仰卧位到床边坐位的方法
- 能协助老人从仰卧位到床边坐位

【任务分析】

协助老人从仰卧位到床边坐位的体位转换训练可以促进血液循环，预防压疮、肺炎、尿路感染、肌肉萎缩、关节变形、肢体挛缩等并发症，配合其他形式的康复训练。

一、协助老人从仰卧位到床边坐位的要求

（1）在训练过程中，养老护理员应随时观察老人的反应及感受，再进行下一步动作。

（2）及时记录老人的训练情况，发现问题及时改正，出现异常时应立即停止。

（3）对老人训练中的每一点进步，都应及时给予鼓励。

（4）养老护理员操作熟练、方法正确、动作轻柔，关心老人，及时询问老人的舒适情况。

二、协助老人从仰卧位到床边坐位的方法

（1）充分发挥老人自身潜力，必要时两个养老护理员配合完成。

（2）养老护理员在转换体位前先向老人解释说明要进行的动作，明确动作的步骤，取得老人的配合。

（3）指导老人利用双肘的支撑抬起躯干后，逐渐改用双手支撑身体坐起，调整坐姿，使老人感到舒适。

【任务实施】

项目	实操技能	具体要求
工作准备	简述情境、老人照护问题和任务等	口头汇报
	操作过程中不缺用物，能满足完成整个操作 物品准备：软枕或体位垫若干、洗手液、笔、记录单	不需要口头汇报
	环境准备：室内环境整洁、温湿度适宜、关闭门窗	以检查动作指向行为或沟通交流方式进行
	老人准备：老人平卧于床，可以配合操作	以沟通交流方式进行
	个人准备：着装规范、规范洗手，并温暖双手	洗手有动作

续表

项目	实操技能	具体要求
沟通解释评估	向老人问好、自我介绍、友好微笑、称呼恰当	礼貌用语、举止得体
	核对照护对象基本信息：房间号、床号、姓名、性别、年龄	核对方式不限
	与照护对象及家属建立信任关系	有效的沟通交流
	介绍照护任务及目的：促进血液循环，预防压疮、坠积性肺炎、尿路感染、肌肉萎缩、关节变形、肢体挛缩等并发症	尽量使用生活化语言
	介绍操作时间（根据老人的具体情况而定）、关键步骤；讲解需要老人注意和（或）配合的内容，有任何不适，及时告知养老护理员	尽量使用生活化语言
	询问老人对操作过程是否存在疑问	尽量使用生活化语言
	征询老人对从仰卧位到床边坐起的环境是否满意	尽量使用生活化语言
	对老人进行综合评估： 1. 全身情况：精神状态、饮食、二便、睡眠等 2. 局部情况：肌力、肢体活动度、肌肉有无萎缩、关节有无僵硬、皮肤有无压疮等情况 3. 特殊评估：疾病情况、生命体征是否平稳	以检查动作指向行为或沟通交流方式进行
	询问老人有无其他需求（如厕等）	尽量使用生活化语言
	询问老人是否可以开始操作	尽量使用生活化语言
关键操作技能	1. 养老护理员站在老人将要坐起一侧的床边 2. 放下床挡，打开盖被，"S"形折叠至对侧，询问老人温度是否适宜，应注意保暖 3. 将老人的头部偏向养老护理员一侧，协助老人翻转身体呈侧卧位（健侧或患侧）。具体翻身侧卧方法详见协助老人床上被动健侧翻身。若老人身体条件允许，尽量让老人自主完成翻身训练，并注意提供保护 4. 在翻身过程中，注意观察老人的肢体情况，避免拖、拉、推，以免挫伤皮肤或引起骨折 5. 如有留置管道，转换体位前先将管道妥善安置固定，转换体位后注意检查管道，确保通畅 6. 协助床边坐起：养老护理员协助老人将双下肢垂放到床边，一手从老人颈肩向下插入颈后，扶住老人颈肩后向上扶起，另一手扶住老人髋部，同时叮嘱老人抬头，并用健侧上肢支撑床面，以老人髋部为轴，协助老人向上坐起，转换体位为坐位 7. 扶老人在床边坐稳，询问老人的感受，观察老人有无不适反应 8. 协助躺下：养老护理员双手扶住老人肩部，叮嘱老人用健侧手支撑床面，让老人控制身体慢慢向床上倒下，躺在床上，协助老人将双上肢移动到床上 9. 协助老人调整到舒适卧位，根据不同的卧位，合理摆放体位垫 10. 整理老人的衣服，盖好盖被，整理床单位	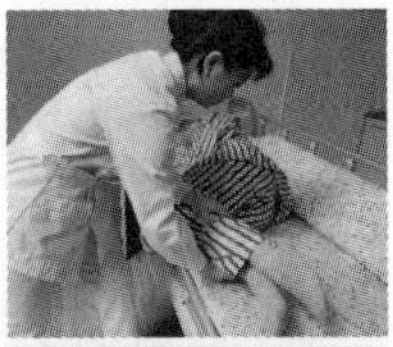 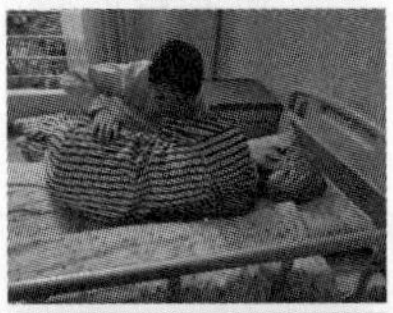 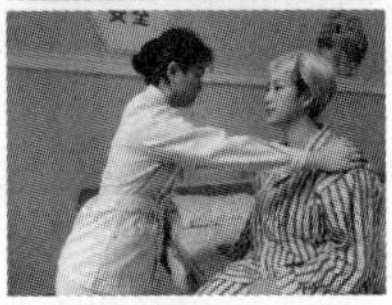 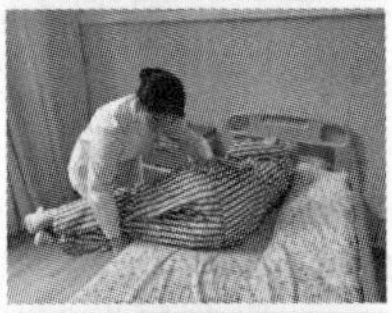 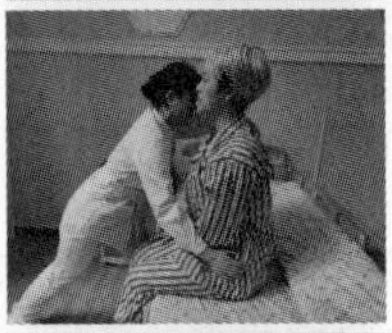

续表

项目	实操技能	具体要求
健康宣教	针对本次操作中老人的沟通和健康宣教： 1. 尽量使用生活化语言 2. 方式与方法得当，简单易懂 3. 表述准确、逻辑清晰 4. 适合老人的需要和理解能力 5. 健康教育建议不少于 3 条 6. 内容与方式恰当，结合老人的具体情况（如职业、性格、爱好、家庭等）	在照护过程中结合老人的情况开展健康宣教，如疾病预防和康复、健康生活方式等（将结合具体案例进行具体化和明确化）
评价照护效果	询问老人有无其他需求、是否满意（反馈）	尽量使用生活化语言
	整理各项操作物品：物品放回原位备用	有动作
	规范洗手	有动作
	记录：训练的时间、老人的反应，如有异常情况及时报告	不漏项，包括评估阳性结果
操作中的注意事项	1. 长期卧床的老人容易头晕，从卧位转换成坐位时动作要缓慢 2. 对于留置输液管、导尿管的老人，转换体位前先将管道妥善安置固定，转换体位后注意检查管道，确保通畅 3. 体位转换时要注意保护老人的安全 4. 体重较大的老人可使用移位带等辅助设备协助转换	操作过程中通过沟通、解释的方式说明
综合评判	操作过程中的安全性：操作流畅、安全、规范，避免老人害怕、疼痛等伤害，过程中未出现致老人于危险环境的操作动作或行为	
	沟通力：顺畅自然、有效沟通，表达信息方式符合老人的社会文化背景，能正确理解老人反馈的信息，避免盲目否定或其他语言暴力	
	创新性：能综合应用传统技艺、先进技术等为老人提供所需的照护措施，解决老人的问题，促进老人的健康，提升老人的幸福感	
	职业防护：做好自身职业防护，能运用节力原则，妥善利用力的杠杆作用，调整重心，减少摩擦力，利用惯性等方法	
	人文关怀：能及时关注到老人的各方面变化，能针对老人的心理和情绪作出恰当的反应，给予支持，例如不可急躁，言行举止有尊老、敬老、爱老、护老的意识	
	鼓励：利用语言和非语言方式鼓励老人参与照护，加强自我管理，发挥残存功能，提升自理能力	
	灵活性：对临场突发状况能快速应变，根据老人及现场条件灵活机动地实施照护，具有很强的解决问题的能力	

任务五　协助老人完成从坐到站、从站到坐的体位转换

【任务导入】

母爷爷，现入住某某福利院特护科 C401 房间 /1 床。

照护评估中的基本信息：

出生年月：1940 年 11 月；身高：170 厘米；体重：76 千克；文化程度：本科；婚姻状况：已婚。

经济状况：退休金 8000 元 / 月，子女经济条件较好，能给予老人一定的支持。

兴趣爱好：唱歌、书法、喝酒。

饮食喜好：海鲜、牛肉、肝腰合炒。

性格特点：性格温和，喜欢与人交流。

工作经历：公务员。

家庭情况：2 个女儿、2 个外孙女，均在外地。

既往病史：高血压病史 20 年、高脂血症病史 15 年、痛风病史 10 年、高尿酸血症多年、脑梗死后 2 年。

目前状况：老人左侧肢体活动无力，右侧肢体活动正常，在帮助下能完成从仰卧位到床边坐位的体位转换并能独自坐稳。老人正在持续康复训练中。老人因高血压、痛风和高尿酸血症等均需要进行饮食控制，老人认为自己经过一段时间的康复训练，肢体功能已经达到预期训练效果，因此对饮食控制非常不满，经常发脾气，觉得活着没意思。今日康复医生查房后认为老人肢体活动度恢复情况较好，随后调整康复训练计划。养老护理员需要为老人进行心理疏导，并协助老人完成从坐到站、从站到坐的体位转换。

【任务要求】

协助老人完成从坐到站、从站到坐的体位转换，要求养老护理员用口头语言和肢体语言疏导老人的不良情绪或鼓励、表扬老人，增强老人提高生活自理能力的信心，将沟通交流、安全照护、心理支持、人文关怀、职业安全与保护等贯穿于照护服务全过程。

【任务目标】

- 了解老人从坐到站、从站到坐的体位转换的意义
- 熟悉协助老人完成从坐到站、从站到坐的体位转换的要求
- 掌握协助老人完成从坐到站、从站到坐的体位转换的方法
- 能指导老人完成从坐到站、从站到坐的体位转换

【任务分析】

协助老人定时体位转换可以促进卧床老人的血液循环，预防压疮、肌肉萎缩、关节变形等并发症，以保障康复训练及康复护理预期效果的实现。

一、协助老人完成从坐到站、从站到坐的体位转换的要求

（1）能提供少量帮助时尽量不要提供大量帮助。

（2）当老人有认知障碍时，不要勉强进行体位转换。

（3）注意观察老人有无痛苦表情、肌肉有无萎缩、关节有无僵硬、皮肤有无压疮，如有异常情况及时报告。

（4）训练时，椅子的高度适宜，椅子要结实，刚开始训练可选择有扶手的椅子。

二、协助老人完成从坐到站、从站到坐的体位转换的方法

（1）协助老人完成从坐到站：老人坐在椅子上，身体尽量挺直，两脚平放，与肩同宽，患侧脚稍偏后，双手十指相扣，患侧拇指在上，双臂向前伸出；养老护理员站在老人对面，靠近患侧，一手扶住老人健侧手臂，另一手从老人患侧身后抓住老人的保护性腰带，指引老人身体前倾，重心向患侧压，并协助老人臀部离开椅子，慢慢站起，协助老人站稳并调整重心至双脚之间。

（2）协助老人完成从站到坐：老人站在椅子前面，保持上身挺直，身体前倾，屈髋屈膝，慢慢向后、向下移动臀部，坐在椅子上；养老护理员站在老人患侧，一手拖住其患侧手臂，另一手从老人身后抓住其保护性腰带，跟随老人的节奏慢慢弯腰屈膝，协助老人坐下。

【任务实施】

项目	实操技能	具体要求
工作准备	简述情境、老人照护问题和任务等	口头汇报
	操作过程中不缺用物，能满足完成整个操作 物品准备：高度适宜的椅子 2 把、保护性腰带、洗手液、笔、记录单	不需要口头汇报

续表

项目	实操技能	具体要求
工作准备	环境准备：室内环境整洁、温湿度适宜、光线明亮、无障碍物	以检查动作指向行为或沟通交流方式进行
	老人准备：老人着合体衣裤，穿防滑鞋，坐在椅子上	以沟通交流方式进行
	个人准备：着装规范、规范洗手，并温暖双手	洗手有动作
沟通解释评估	向老人问好、自我介绍、友好微笑、称呼恰当	礼貌用语、举止得体
	核对照护对象基本信息：房间号、床号、姓名、性别、年龄	核对方式不限
	与照护对象及家属建立信任关系	有效的沟通交流
	介绍照护任务及目的：促进血液循环，预防压疮、坠积性肺炎、尿路感染、肌肉萎缩、关节变形、肢体挛缩等并发症	尽量使用生活化语言
	介绍操作时间（根据老人的具体情况而定）、关键步骤；讲解需要老人注意和（或）配合的内容，有任何不适，及时告知养老护理员	尽量使用生活化语言
	询问老人对操作过程是否存在疑问	尽量使用生活化语言
	征询老人对训练的环境是否满意	尽量使用生活化语言
	对老人进行综合评估： 1. 全身情况：精神状态、饮食、二便、睡眠等 2. 局部情况：肌力、肢体活动度、肌肉有无萎缩、关节有无僵硬、皮肤有无压疮等情况 3. 特殊评估：疾病情况、生命体征是否平稳	以检查动作指向行为或沟通交流方式进行
	询问老人有无其他需求（如厕等）	尽量使用生活化语言
	询问老人是否可以开始操作	尽量使用生活化语言
关键操作技能	1. 协助站立训练 （1）老人坐在椅子上，养老护理员搬一把椅子放在老人对面合适的位置，并坐在椅子上，向老人说明训练的动作，并示范从坐到站、从站到坐的关键步骤 （2）协助老人身体尽量挺直，两脚平放于地面，与肩同宽，患侧脚在前 （3）老人 Bobath 握手伸肘（双手十指相扣，患侧拇指在上，双臂向前伸出） （4）养老护理员靠近老人患侧，面向老人，双下肢左右或前后分开站立，屈髋屈膝，降低身体重心，一手扶住老人健侧手臂，另一手从老人患侧身后抓住老人的保护性腰带 （5）引导老人躯干充分前倾，髋关节尽量屈曲，并注意引导老人将体重向患足移动，嘱咐老人伸髋伸膝，协助老人抬臂离开椅面，慢慢站起，养老护理员用膝抵住老人患侧膝部，防止腿打软 （6）协助老人站稳并调整重心至两脚之间 （7）询问老人的感受，有无不适 2. 协助老人被动坐下 （1）协助老人站在椅子前，保持上身挺直，身体前倾，屈髋屈膝，	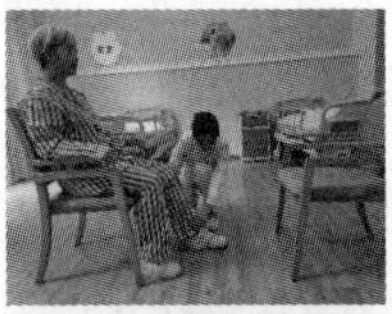 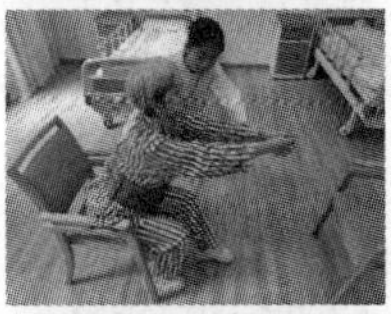 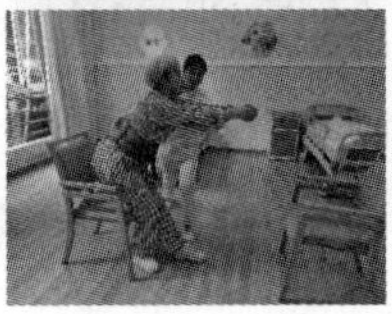

续表

项目	实操技能	具体要求
关键操作技能	慢慢向后、向下移动臀部，坐在椅子上 （2）养老护理员站在老人患侧保护，一手托住患侧手臂，另一手从老人身后抓住其保护性腰带，跟随老人节奏慢慢弯腰屈膝，协助老人坐下 （3）询问老人转移的感受，有无不适 （4）告知老人训练要循序渐进、持之以恒，不可急于求成	
健康宣教	针对本次操作中老人的沟通和健康宣教： 1. 尽量使用生活化语言 2. 方式与方法得当，简单易懂 3. 表述准确、逻辑清晰 4. 适合老人的需要和理解能力 5. 健康教育建议不少于 3 条 6. 内容与方式恰当，结合老人的具体情况（如职业、性格、爱好、家庭等）	在照护过程中结合老人的情况开展健康宣教，如疾病预防和康复、健康生活方式等（将结合具体案例进行具体化和明确化）
评价照护效果	询问老人有无其他需求、是否满意（反馈）	尽量使用生活化语言
	整理各项操作物品：物品放回原位备用	有动作
	规范洗手	有动作
	记录：老人转移情况、老人的反应，如有异常情况及时报告	不漏项，包括评估阳性结果
操作中的注意事项	1. 长期卧床的老人容易头晕，从卧位转换成坐位时动作要缓慢 2. 对于留置输液管、导尿管的老人，转换体位前先将管道妥善安置固定，转换体位后注意检查管道，确保通畅 3. 体位转换时要注意保护老人安全	操作过程中通过沟通、解释的方式说明
综合评判	操作过程中的安全性：操作流畅、安全、规范，避免老人害怕、疼痛等伤害，过程中未出现致老人于危险环境的操作动作或行为	
	沟通力：顺畅自然、有效沟通，表达信息方式符合老人的社会文化背景，能正确理解老人反馈的信息，避免盲目否定或其他语言暴力	
	创新性：能综合应用传统技艺、先进技术等为老人提供所需的照护措施，解决老人的问题，促进老人的健康，提升老人的幸福感	
	职业防护：做好自身职业防护，能运用节力原则，妥善利用力的杠杆作用，调整重心，减少摩擦力，利用惯性等方法	
	人文关怀：能及时关注到老人的各方面变化，能针对老人的心理和情绪作出恰当的反应，给予支持，例如不可急躁，言行举止有尊老、敬老、爱老、护老的意识	
	鼓励：利用语言和非语言方式鼓励老人参与照护，加强自我管理，发挥残存功能，提升自理能力	
	灵活性：对临场突发状况能快速应变，根据老人及现场条件灵活机动地实施照护，具有很强的解决问题的能力	

任务六 使用手杖协助老人转移

【任务导入】

蔡婆婆，现入住某某福利院特护科 C410 房间 /1 床。

照护评估中的基本信息：

出生年月：1961 年 11 月；身高：155 厘米；体重：60 千克；文化程度：文盲；婚姻状况：丧偶。

经济状况：无退休金，子女经济条件好。

兴趣爱好：缝纫、刺绣。

饮食喜好：红烧肉、回锅肉、甜点。

性格特点：性格开朗，喜欢与人交流。

工作经历：务农。

家庭情况：3 个儿子、1 个女儿，均在本地。

既往病史：糖尿病病史 20 年、左侧膝关节置换术后 1 个月。

目前状况：1 个月前，老人因左侧膝关节严重变形、疼痛，严重影响日常生活，在某某三甲医院行膝关节置换术，康复后入住养老机构休养。蔡婆婆生活基本能自理，可自主完成由坐到站的体位转换，在协助下可以行走，日常出行借助轮椅，正在持续康复训练中。蔡婆婆手术后，认为自己老了没有用，活着有点拖累子女，因此整天闷闷不乐，不愿意与人交流。康复医生对老人肢体活动情况进行评估后，为婆婆制订了新的康复训练计划，要求老人使用手杖进行行走训练，每日 2 次，每次 30 分钟。养老护理员为老人进行心理疏导后指导老人使用手杖进行行走训练。

【任务要求】

使用手杖协助老人转移，要求养老护理员用口头语言和肢体语言疏导老人的不良情绪或鼓励、表扬老人，增强老人提高生活自理能力的信心，将沟通交流、安全照护、心理支持、人文关怀、职业安全与保护等贯穿于照护服务全过程。

【任务目标】

- 了解使用手杖协助老人转移的意义
- 熟悉使用手杖协助老人转移的要求
- 掌握使用手杖协助老人转移的方法
- 能使用手杖协助老人转移

【任务分析】

手杖是辅助行走的康复器具，通过器械的支撑，让腿脚不方便、有平衡功能障碍的老人保持身体平衡，能够行走。手杖体积小、搬运操作方便，在室内外、上下楼梯均可使用，适用于步态不稳、轻度肢体功能障碍的老人。

一、使用手杖协助老人转移的要求

（1）注意观察老人有无痛苦表情、肌肉有无萎缩、关节有无僵硬、皮肤有无压疮。

（2）养老护理员应语速缓慢地向老人讲解手杖放置位置和使用中的注意事项，示范三点式、两点式、上楼梯、下楼梯的行走方法。

（3）严格遵从医生或康复医生对手杖的选择和步行的指导要求来指导老人转移。

（4）手杖应放置在老人随手可及的固定位置。

（5）行走中避免拉、拽老人的胳膊，以免造成骨折。

二、使用手杖协助老人转移的方法

（1）手杖高度的选择：让老人穿上鞋站立，肘关节屈曲 150°，腕关节背伸，小趾前外侧 15 厘米处至背伸手掌面的距离即为手杖的高度，站立困难时可仰卧位测量。

（2）三点式步行：先伸出手杖，迈出患足，再迈出健足。

（3）两点式步行：同时伸出手杖和患足并支撑身体重心，手杖与患足作为一点，健侧足作为另一点，交替支撑身体重心。

（4）上楼梯：健侧手扶楼梯扶手，手杖放患侧下肢，健侧下肢迈上一级楼梯，将手杖上移，最后迈上患侧下肢。

（5）下楼梯：健侧手先向前向下移，手杖下移，患侧下肢下移，健侧下肢下移。

【任务实施】

项目	实操技能	具体要求
工作准备	简述情境、老人照护问题和任务等	口头汇报
	操作过程中不缺用物，能满足完成整个操作 物品准备：四角拐杖、保护性腰带、毛巾、水杯、洗手液、笔、记录单	不需要口头汇报
	环境准备：室内环境整洁、温湿度适宜、光线明亮、无障碍物、无积水	以检查动作指向行为或沟通交流方式进行
	老人准备：老人着合体衣裤，穿防滑鞋，坐在椅子上	以沟通交流方式进行
	个人准备：着装规范、规范洗手，并温暖双手	洗手有动作
沟通解释评估	向老人问好、自我介绍、友好微笑、称呼恰当	礼貌用语、举止得体
	核对照护对象基本信息：房间号、床号、姓名、性别、年龄	核对方式不限
	与照护对象及家属建立信任关系	有效的沟通交流
	介绍照护任务及目的：通过手杖的支撑，让腿脚不便、有平衡功能障碍的老人保持身体平衡，能够行走	尽量使用生活化语言
	介绍操作时间（根据老人的具体情况而定）、关键步骤；讲解需要老人注意和（或）配合的内容，有任何不适，及时告知养老护理员	尽量使用生活化语言
	询问老人对操作过程是否存在疑问	尽量使用生活化语言
	征询老人对训练的环境是否满意	尽量使用生活化语言
	对老人进行综合评估： 1. 全身情况：精神状态、饮食、二便、睡眠等 2. 局部情况：肌力、肢体活动度、肌肉有无萎缩、关节有无僵硬、皮肤有无压疮等情况 3. 特殊评估：疾病情况、生命体征是否平稳	以检查动作指向行为或沟通交流方式进行
	询问老人有无其他需求（如厕等）	尽量使用生活化语言
	询问老人是否可以开始操作	尽量使用生活化语言
关键操作技能	1. 检查手杖 （1）检查手杖把手、橡胶垫、调节高度和方向的按钮完好 （2）调整手杖高度：协助老人身体直立状态握住手杖，手杖脚垫位于脚尖前方和外侧方直角距离各 15 厘米处，手杖高度与大转子处等高，上臂的肱骨与地面垂直，肘关节屈曲成 150° 角 2. 讲解、示范训练内容 （1）向老人讲解手杖放置位置 （2）使用拐杖行走过程中的注意事项： 1）避开路线上的水渍及障碍物 2）行走时应目视前方而不是看地面，保持身体直立 （3）示范： 1）三点式步行：健手持手杖，先伸出手杖，迈出患足，再迈出健足	

续表

项目	实操技能	具体要求
关键操作技能	2)两点式步行:健手持手杖,手杖和患足同时伸出,身体重心前移,再迈出健足 3)上楼梯:先上健足,再上手杖,最后上患足;如老人肢体情况好,熟练掌握后可以练习先健足和拐杖一起上,再患足跟上的方法上楼梯 4)下楼梯:先下手杖,下患足,再下健足 3.保护练习 (1)将手杖置于老人健侧肢体,为老人系好保护性腰带,指导老人健手拿手杖,手杖放在健足外侧15厘米处,目视前方,保持身体直立 (2)养老护理员站在老人患侧提供保护,一手托住老人患侧手臂,另一手从背后抓住老人的保护性腰带 (3)指导老人三点式行走,先手杖,再患足,最后健足,养老护理员站在老人患侧提供保护 (4)指导老人两点式行走:先手杖和患足同时伸出,身体重心前移,再迈出健足,养老护理员站在老人患侧提供保护 (5)上楼梯训练:嘱咐老人健侧手持手杖,先迈健足,再上手杖,最后迈上患足,养老护理员站在老人患侧后方(一手轻托患侧前臂,另一手抓紧保护性腰带)提供保护 (6)下楼梯训练:嘱咐老人健侧手持手杖下移,再将患侧下肢下移,最后健侧下肢下移,养老护理员站在老人患侧前方(一手轻托患侧前臂,另一手抓紧腰带)提供保护 (7)在老人行走过程中,养老护理员应观察有无障碍物,并及时清理 (8)观察老人行走的稳定性,有无异常变现 (9)询问老人的感受,老人感到疲劳时应立刻休息 4.训练结束 (1)协助老人取舒适体位 (2)预约下次训练时间	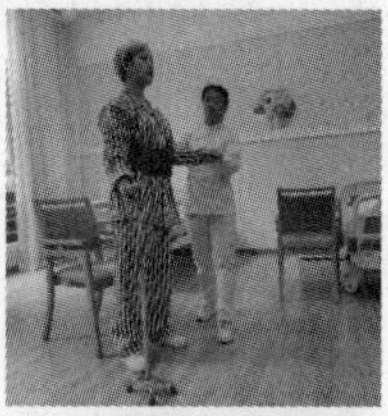 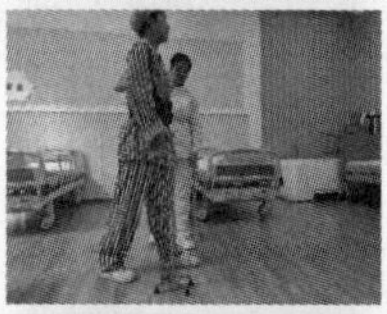 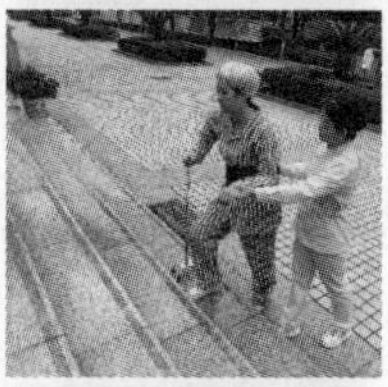 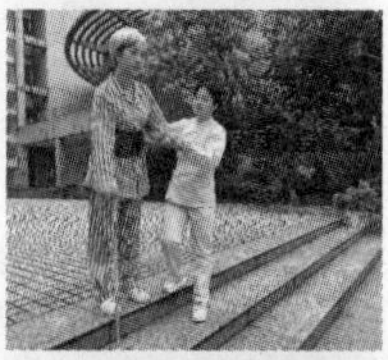 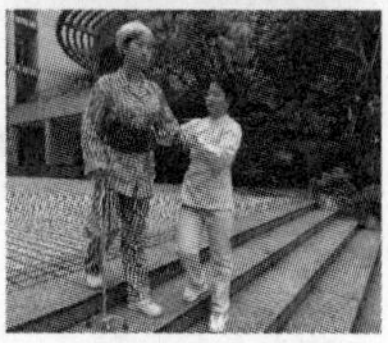
健康宣教	针对本次操作中老人的沟通和健康宣教: 1.尽量使用生活化语言 2.方式与方法得当,简单易懂 3.表达准确、逻辑清晰 4.适合老人的需要和理解能力 5.健康教育建议不少于3条 6.内容与方式恰当,结合老人的具体情况(如职业、性格、爱好、家庭等)	在照护过程中结合老人的情况开展健康宣教,如疾病预防和康复、健康生活方式等(将结合具体案例进行具体化和明确化)
评价照护效果	询问老人有无其他需求、是否满意(反馈)	尽量使用生活化语言
	整理各项操作物品:物品放回原位备用	有动作
	规范洗手	有动作
	记录:老人转移情况、老人的反应,如有异常情况及时报告	不漏项,包括评估阳性结果

续表

项目	实操技能	具体要求
操作中的注意事项	1. 手杖应放置在老人随手可及的位置 2. 行走中避免拉、拽老人的胳膊，以免造成老人跌倒和骨折 3. 行走中观察有无障碍物，并及时清理 4. 观察老人行走的稳定性，有无异常变线 5. 询问老人的感受，老人感到疲劳时应立刻休息	操作过程中通过沟通、解释的方式说明
综合评判	操作过程中的安全性：操作流畅、安全、规范，避免老人害怕、疼痛等伤害，过程中未出现致老人于危险环境的操作动作或行为	
	沟通力：顺畅自然、有效沟通，表达信息方式符合老人的社会文化背景，能正确理解老人反馈的信息，避免盲目否定或其他语言暴力	
	创新性：能综合应用传统技艺、先进技术等为老人提供所需的照护措施，解决老人的问题，促进老人的健康，提升老人的幸福感	
	职业防护：做好自身职业防护，能运用节力原则，妥善利用力的杠杆作用，调整重心，减少摩擦力，利用惯性等方法	
	人文关怀：能及时关注到老人的各方面变化，能针对老人的心理和情绪作出恰当的反应，给予支持，例如不可急躁，言行举止有尊老、敬老、爱老、护老的意识	
	鼓励：利用语言和非语言方式鼓励老人参与照护，加强自我管理，发挥残存功能，提升自理能力	
	灵活性：对临场突发状况能快速应变，根据老人及现场条件灵活机动地实施照护，具有很强的解决问题的能力	

任务七　协助老人进行从床至轮椅的转移

【任务导入】

武爷爷，现居住在某某福利院特护科 E201 室。

照护评估中的基本信息：

出生年月：1939 年 7 月；身高：170 厘米；体重：65 千克；文化程度：初中；婚姻状况：丧偶。

经济状况：5000 元 / 月，两个儿子经济条件好。

兴趣爱好：看新闻、阅读杂志、炒股。

饮食喜好：清淡的食物、不喜欢吃水果。

性格特点：性格内向，寡言少语，不愿意与人交往。

工作经历：航空公司地勤工作人员。

家庭情况：2 个儿子、2 个孙子，均在国外。

既往病史：骨质疏松、青光眼、白内障、老年人慢性支气管炎，3 年前曾发生脑血栓。

目前状况：老人左侧偏瘫，左上肢屈曲在胸前，左下肢无力，右侧肢体能活动，长期卧床，在协助下可以坐立，能正常交流。今天是端午节，某某学校的大学生志愿者到院里搞活动，组织老人包粽子。养老护理员想用轮椅推武爷爷去参加包粽子活动，但爷爷因性格内向，不愿意与人交往而拒绝参加活动。养老护理员为老人进行心理疏导后协助老人进行从床至轮椅的转移，并使用轮椅转移武爷爷至包粽子活动的现场。

【任务要求】

协助老人进行从床至轮椅的转移，要求养老护理员用口头语言和肢体语言疏导老人的不良情绪或鼓励、表扬老人，增强老人提高生活自理能力的信心，将沟通交流、安全照护、心理支持、人文关怀、职业安全与保护等贯穿于照护服务全过程。

【任务目标】

- 了解老人进行从床至轮椅转移的目的
- 熟悉老人进行从床至轮椅转移的过程
- 掌握老人进行从床至轮椅转移的方法
- 能正确地协助老人进行从床转移至轮椅

【任务分析】

协助老人进行从床转移至轮椅是为了将长期卧床的老人移动至进食区域或活动区域或清洁区域，改变老人的生活方式。转移前需要评估老人的生理和心理状态，确认是否满足转移的条件，评估养老护理员的状态，是否能够保证安全完成转移。从床转移至轮椅的过程需要老人有意识地配合。

一、协助老人进行从床至轮椅转移的要求

（一）老人的状态要求

（1）意识清醒，能够有效回答养老护理员的问题。

（2）肢体尚存部分功能，未出现完全失能状态，在有人协助的情况下可以配合完成部分动作。

（3）老人心理上不抗拒从床转移至轮椅，主观上有意愿参与转移过程。

（二）养老护理员的状态要求

养老护理员应评估自身情况，对比需要转移的老人，自身的身高、体重能够确保在转移过程中老人的人身安全，在无法确定的情况下，应寻求其他养老护理员的帮助，不得盲目贸然地单独行动，将老人置于危险境地。养老护理员应提前熟悉轮椅的性能，调试好轮椅。

二、协助老人进行从床至轮椅转移的方法

（1）与老人进行有效沟通，向老人解释从床至轮椅转移的目的及方法，取得老人的配合。

（2）检查轮椅，调适轮椅状态。

（3）将轮椅转移至老人床旁，制动刹车。

（4）协助老人在床上调整体位，缓慢挪动至床旁，由卧位变换为坐位，双脚垂放在床边，协助老人整理好衣物、穿好鞋袜。

（5）确认老人的意识状态、有无头晕等情况，向老人解释并指导老人进行转移动作。

【任务实施】

<table>
<tr><th>项目</th><th>实操技能</th><th>具体要求</th></tr>
<tr><td rowspan="5">工作准备</td><td>简述情境、老人照护问题和任务等</td><td>口头汇报</td></tr>
<tr><td>操作过程中不缺用物，能满足完成整个操作
物品准备：轮椅、毛毯、软枕 2 个、水杯、纸巾、洗手液、笔、记录单</td><td>不需要口头汇报</td></tr>
<tr><td>环境准备：环境干净整洁、宽敞平坦、光线明亮、无障碍物、无积水</td><td>以检查动作指向行为或沟通交流方式进行</td></tr>
<tr><td>老人准备：老人意识清醒，平卧于床</td><td>以沟通交流方式进行</td></tr>
<tr><td>个人准备：着装规范、规范洗手，并温暖双手</td><td>洗手有动作</td></tr>
<tr><td rowspan="10">沟通解释评估</td><td>向老人问好、自我介绍、友好微笑、称呼恰当</td><td>礼貌用语、举止得体</td></tr>
<tr><td>核对照护对象基本信息：房间号、床号、姓名、性别、年龄</td><td>核对方式不限</td></tr>
<tr><td>与照护对象及家属建立信任关系</td><td>有效的沟通交流</td></tr>
<tr><td>介绍照护任务及目的：通过借助轮椅转移，让腿不能行走或行走困难的老人扩大生活范围</td><td>尽量使用生活化语言</td></tr>
<tr><td>介绍操作时间（根据老人的耐受情况而定）、关键步骤；讲解需要老人注意和（或）配合的内容，有任何不适，及时告知养老护理员</td><td>尽量使用生活化语言</td></tr>
<tr><td>询问老人对操作过程是否存在疑问</td><td>尽量使用生活化语言</td></tr>
<tr><td>征询老人对使用轮椅的环境是否满意</td><td>尽量使用生活化语言</td></tr>
<tr><td>对老人进行综合评估：
1. 全身情况：精神状态、饮食、二便、睡眠等
2. 局部情况：肌力、肢体活动度、肌肉有无萎缩、关节有无僵硬、皮肤有无压疮等情况
3. 特殊情况
（1）了解老人的身体状况、疾病诊断、平衡力、能否在床边独自坐稳、以往轮椅的使用情况及进展情况等
（2）病情、生命体征、意识、认知、合作程度、有无导管等</td><td>以检查动作指向行为或沟通交流方式进行</td></tr>
<tr><td>询问老人有无其他需求（如厕等）</td><td>尽量使用生活化语言</td></tr>
<tr><td>询问老人是否可以开始操作</td><td>尽量使用生活化语言</td></tr>
<tr><td>关键操作技能</td><td>1. 检查轮椅：选择适合老人的轮椅，各部件性能完好
2. 轮椅摆放：将轮椅推至老人床旁，轮椅与老人患侧床尾成 30°～45° 角，制动刹车，抬起脚踏板
3. 协助老人由仰卧位转换至床边坐起（具体操作详见指导老人自主从仰卧位到床边坐起）
4. 协助由床转移到轮椅
（1）养老护理员两脚分开，前腿成弓步放在老人两腿之间，控制好老人患侧下肢，后腿靠近轮椅外侧轮，蹬地，双手环抱老人腰部或抓紧背侧裤腰</td><td></td></tr>
</table>

续表

项目	实操技能	具体要求
关键操作技能	(2)叮嘱老人健侧手搭在养老护理员肩背部，协助老人双脚踏稳地面站立，注意根据老人患侧手的功能合理摆放患侧手。协助老人站立，询问老人有无不适 (3)养老护理员以自己的身体为轴将身体转向轮椅，带动老人身体移向轮椅并坐入轮椅，叮嘱老人扶好扶手 (4)养老护理员手扶老人肩部绕到轮椅后方，两臂从老人背后两肋下伸入，将老人身体向椅背后移动，后背贴紧椅背坐稳 (5)协助老人调整为舒适坐位，系好安全带，双脚放在脚踏板上 (6)在老人后背及患侧垫好软垫，身上盖毛毯保暖 5. 转运 (1)上坡道：养老护理员手握椅背把手均匀用力，两臂保持屈曲，身体前倾，平稳向上推行 (2)下坡道：采用倒退下坡的方法。养老护理员叮嘱老人抓紧轮椅扶手，身体靠近椅背。养老护理员握住椅背把手，缓慢倒退行走 (3)上台阶：脚踩踏轮椅后侧的杠杆，抬起前轮，以两后轮为支点，使前轮翘起移上台阶，再以两前轮为支点，双手抬车把带起后轮，平稳地移上台阶 (4)下台阶：采用倒退下台阶的方法。养老护理员叮嘱老人抓住扶手，提起车把，缓慢地将后轮移到台阶下，再以两后轮为支点，稍稍翘起前轮，轻拖轮椅至前轮移到台阶下 (5)进电梯：养老护理员和老人面向电梯，轮椅在前，养老护理员在后，直行进入电梯。进入电梯后，先固定刹车再按电梯楼层按钮，尽量不要在电梯内转换方向 (6)出电梯：先解除刹车制动，采用倒行的方法缓慢退出电梯 6. 由轮椅被动转移到床 (1)将轮椅推至老人床边，健侧靠近床边，与床沿成 30° ~ 45° 角，固定刹车，收起脚踏板，松开安全带 (2)养老护理员两脚分开，前腿成弓步放在老人两腿之间，控制好老人患侧下肢，后腿靠近床边，蹬地，叮嘱老人健侧手搭在养老护理员肩背部，注意根据老人患侧手的功能合理摆放患侧手 (3)双手环抱老人腰部或抓紧背侧裤腰，将老人扶起站稳，询问老人有无不适，将身体转向床，带动老人身体移向床沿，并坐在床上 (4)双手扶住老人肩部，嘱咐老人用健侧手、肘支撑床面，控制身体慢慢向床上倒下，躺在床上 (5)为老人脱下鞋子，协助老人将双下肢移动到床上 (6)协助老人调整到舒适卧位 (7)拉上床挡，盖好盖被，整理床单位	
健康宣教	针对本次操作中老人的沟通和健康宣教： 1. 尽量使用生活化语言 2. 方式与方法得当，简单易懂 3. 表述准确、逻辑清晰 4. 适合老人的需要和理解能力 5. 健康教育建议不少于 3 条 6. 内容与方式恰当，结合老人的具体情况（如职业、性格、爱好、家庭等）	在照护过程中结合老人的情况开展健康宣教，如疾病预防和康复、健康生活方式等（将结合具体案例进行具体化和明确化）

续表

项目	实操技能	具体要求
评价照护效果	询问老人有无其他需求、是否满意(反馈)	尽量使用生活化语言
	整理各项操作物品: 物品放回原位备用	有动作
	规范洗手	有动作
	记录: 老人转移的感受、有无不适等情况, 如有异常情况及时报告	不漏项, 包括评估阳性结果
操作中的注意事项	1. 轮椅上架腿布的使用要得当, 以下两种情况下不需要使用: 一是当养老护理员帮助老人转移时, 因养老护理员的腿要踏在轮椅的空隙处, 架腿布会碍事; 二是能坐轮椅自行移动的老人, 为了保证使用轮椅的安全, 需要撤掉架腿布 2. 老人每次乘坐轮椅的时间不可过长, 轮椅的坐垫要舒适。每隔 30 分钟, 要协助老人站立或适当变换体位, 避免臀部长期受压产生压疮 3. 天气寒冷时可用毛毯盖在老人腿上保暖 4. 外出时间较长时要为老人准备好水杯、纸巾等物品	操作过程中通过沟通、解释的方式说明
综合评判	操作过程中的安全性: 操作流畅、安全、规范, 避免老人害怕、疼痛等伤害, 过程中未出现致老人于危险环境的操作动作或行为	
	沟通力: 顺畅自然、有效沟通, 表达信息方式符合老人的社会文化背景, 能正确理解老人反馈的信息, 避免盲目否定或其他语言暴力	
	创新性: 能综合应用传统技艺、先进技术等为老人提供所需的照护措施, 解决老人的问题, 促进老人的健康, 提升老人的幸福感	
	职业防护: 做好自身职业防护, 能运用节力原则, 妥善利用力的杠杆作用, 调整重心, 减少摩擦力, 利用惯性等方法	
	人文关怀: 能及时关注到老人的各方面变化, 能针对老人的心理和情绪作出恰当的反应, 给予支持, 例如不可急躁, 言行举止有尊老、敬老、爱老、护老的意识	
	鼓励: 利用语言和非语言方式鼓励老人参与照护, 加强自我管理, 发挥残存功能, 提升自理能力	
	灵活性: 对临场突发状况能快速应变, 根据老人及现场条件灵活机动地实施照护, 具有很强的解决问题的能力	

任务八　指导偏瘫老人使用电动轮椅

【任务导入】

丁爷爷，现居住在某某福利院特护科 E311 室。

照护评估中的基本信息：

出生年月：1934 年 7 月；身高：175 厘米；体重：75 千克；文化程度：专科；婚姻状况：丧偶。

经济状况：6000 元 / 月，子女经济条件好，能给予一定的支持。

兴趣爱好：踢足球、书法、收藏。

饮食喜好：喜食素菜。

性格特点：性格温和，乐于助人，喜欢与人交流。

工作经历：某大学后勤处处长。

家庭情况：2 个儿子、2 个孙子，均在国外；1 个女儿、1 个孙女，均在本地。

既往病史：高血压、前列腺增生、骨质疏松、右侧股骨颈骨折术后。

目前状况：2 个月前，老人在家洗澡时不慎滑倒，造成右侧股骨颈骨折，医院为老人行关节置换术后留置导尿管出院休养。目前老人双上肢活动正常，左下肢活动正常，右下肢活动无力，可以自主完成由仰卧位至坐位的体位转换，能正常交流。今天是中秋节，院里为老人设宴，共庆中秋。丁爷爷因长期留置导尿管而感到自卑，不愿意外出参加中秋节聚餐活动。养老护理员为老人进行心理疏导后指导老人使用电动轮椅前去参加聚餐活动。

【任务要求】

指导老人使用电动轮椅，要求养老护理员用口头语言和肢体语言疏导老人的不良情绪或鼓励、表扬老人，增强老人提高生活自理能力的信心，将沟通交流、安全照护、心理支持、人文关怀、职业安全与保护等贯穿于照护服务全过程。

【任务目标】

- 了解偏瘫老人使用电动轮椅的需求

- 熟悉电动轮椅的性能和使用方法
- 掌握指导老人使用电动轮椅的方法
- 能指导偏瘫老人正确使用电动轮椅

【任务分析】

老人出现偏瘫后，活动能力下降，独立行走变得很困难，为改善老人生活质量，方便老人外出活动参与社交等，可以指导偏瘫老人使用电动轮椅，方便老人出行。养老护理员需要指导老人正确操作电动轮椅，保障老人在行驶过程中的安全。

一、指导偏瘫老人使用电动轮椅的要求

（1）生理方面：老人应头脑清醒、手指较为灵敏，对机械性物件的操控具备一定的控制能力。

（2）心理方面：老人能够接受这种出行方式。

二、指导偏瘫老人使用电动轮椅的方法

（1）根据老人的身高、体重选择适合老人的轮椅。

（2）根据老人的出行情况，选择适合的轮胎。实心轮胎在平地行走时会更具优势，但路面不平的地方减震效果不佳；充气轮胎减震性能强，但容易破损；无内胎充气轮胎舒适度较好，但推动时会较为困难。

（3）手轮圈是电动轮椅的关键部位，应根据老人的情况选择易于驱动的，也可以在手轮圈表面覆盖橡胶皮以加大摩擦力。

（4）指导老人练习电动轮椅的用法，前进、后退、转弯、停下等一系列指令，对常见场景或障碍物进行有效训练。

（5）了解老人在训练后的感受、对电动轮椅的接收程度。

【任务实施】

项目	实操技能	具体要求
工作准备	简述情境、老人照护问题和任务等	口头汇报
	操作过程中不缺用物，能满足完成整个操作 物品准备：适合老人的电动轮椅、水杯、纸巾、洗手液、笔、记录单	不需要口头汇报
	环境准备：环境干净整洁、宽敞平坦、光线明亮、无障碍物、无积水	以检查动作指向行为或沟通交流方式进行
	老人准备：老人着合体衣裤，穿防滑鞋，坐在椅子上	以沟通交流方式进行
	个人准备：着装规范、规范洗手，并温暖双手	洗手有动作

续表

项目	实操技能	具体要求
沟通解释评估	向老人问好、自我介绍、友好微笑、称呼恰当	礼貌用语、举止得体
	核对照护对象基本信息：房间号、床号、姓名、性别、年龄	核对方式不限
	与照护对象及家属建立信任关系	有效的沟通交流
	介绍照护任务及目的：减轻下肢负荷，支撑身体，辅助移动及行走	尽量使用生活化语言
	介绍操作时间（根据老人的耐受情况而定）、关键步骤；讲解需要老人注意和（或）配合的内容，有任何不适，及时告知养老护理员	尽量使用生活化语言
	询问老人对操作过程是否存在疑问	尽量使用生活化语言
	征询老人对使用电动轮椅的环境是否满意	尽量使用生活化语言
	对老人进行综合评估： 1. 全身情况：精神状态、饮食、二便、睡眠等 2. 局部情况：肌力、肢体活动度、肌肉有无萎缩、关节有无僵硬、皮肤有无压疮等情况 3. 特殊情况 （1）了解老人的身体状况、疾病诊断、平衡力、能否在床边独自坐稳、以往轮椅的使用情况及进展情况等 （2）病情、生命体征、意识、认知、合作程度、有无导管等	以检查动作指向行为或沟通交流方式进行
	询问老人有无其他需求（如厕等）	尽量使用生活化语言
	询问老人是否可以开始操作	尽量使用生活化语言
关键操作技能	1. 协助老人坐起，整理衣服，穿防滑鞋 2. 介绍轮椅功能 （1）将轮椅推至老人身旁，制动刹车，关闭电源开关 （2）向老人介绍轮椅的构造及使用方法 3. 检查轮椅：使用前先教老人检查轮椅电量充足，轮胎气压充足，刹车制动良好，脚踏板翻动灵活，轮椅打开、闭合顺畅，安全带完好，椅背完好，坐垫完好 4. 讲解并演示轮椅的使用方法 （1）上轮椅： 1）松开刹车、关闭电源、收起脚踏板，无操控杆侧靠近老人健侧身体 2）叮嘱老人健侧手扶住操控杆侧扶手，健侧脚向前踏出一步，尽量靠近轮椅中间的位置。健侧手用力支撑在扶手上，健侧脚用力蹬在地面起身站立顺势将身体移向轮椅并坐入轮椅调整坐姿，坐稳 3）健手协助患手放在轮椅扶手内，健侧脚展开脚踏板，健脚勾住患脚脚踝，把患脚放在脚踏板上，再把健脚放在脚踏板上，系好安全带 4）健侧手扶稳操控杆后再行驶 （2）开动轮椅：打开电源开关、松开刹车、缓慢启动轮椅、平稳加速，目视前方，前行、转向行驶。如行驶途中遇到前方有人或障碍物，可鸣警示器请求他人帮助。到达目的地后，缓慢操控转向杆，平稳停车	

续表

项目	实操技能	具体要求
关键操作技能	（3）下轮椅： 1）制动刹车、关闭电源开关、收起脚踏板、松开安全带，由操纵杆侧靠近床边 2）叮嘱老人健侧身体向前移动，使老人侧身坐在轮椅边，老人健侧手扶床边，健侧脚向前踏出一步，靠近床的位置 3）叮嘱老人健侧手掌用力支撑在床面上，健侧脚用力蹬在地面，起身站立顺势将身体转移向床沿，坐在床上，调整坐姿，坐稳 5. 协助老人使用轮椅 （1）指导老人上轮椅 （2）指导老人移动身体，在轮椅上坐稳 （3）指导老人双手配合系好安全带 （4）指导老人启动轮椅到户外，叮嘱老人启动、停止时要缓慢，加速要平稳，遇到坡道、台阶等不可盲目操作，要停下来请求他人帮助 （5）指导老人练习操控电动轮椅前进和拐弯，叮嘱老人在拐弯时要注意观察，确认场地宽敞以后才可以转向，缓慢操控转向，不可急转。养老护理员应在轮椅旁边保证老人的安全 （6）在训练过程中，及时与老人沟通、交流，观察老人使用电动轮椅的能力，如有不适立即停止，对于老人的良好表现及时给予鼓励	
健康宣教	针对本次操作中老人的沟通和健康宣教： 1. 尽量使用生活化语言 2. 方式与方法得当，简单易懂 3. 表述准确、逻辑清晰 4. 适合老人的需要和理解能力 5. 健康教育建议不少于 3 条 6. 内容与方式恰当，结合老人的具体情况（如职业、性格、爱好、家庭等）	在照护过程中结合老人的情况开展健康宣教，如疾病预防和康复、健康生活方式等（将结合具体案例进行具体化和明确化）
评价照护效果	询问老人有无其他需求、是否满意（反馈）	尽量使用生活化语言
	整理各项操作物品：物品放回原位备用	有动作
	规范洗手	有动作
	记录： 1. 电动轮椅的使用情况 2. 老人在电动轮椅使用过程中是否顺利 3. 如有异常情况及时报告	不漏项，包括评估阳性结果
操作中的注意事项	1. 转移时要尽量保持床面和轮椅座位在同一水平高度 2. 体位转换时注意保护老人的安全	操作过程中通过沟通、解释的方式说明
综合评判	操作过程中的安全性：操作流畅、安全、规范，避免老人害怕、疼痛等伤害，过程中未出现致老人于危险环境的操作动作或行为	
	沟通力：顺畅自然、有效沟通，表达信息方式符合老人的社会文化背景，能正确理解老人反馈的信息，避免盲目否定或其他语言暴力	

续表

项目	实操技能	具体要求
综合评判	创新性：能综合应用传统技艺、先进技术等为老人提供所需的照护措施，解决老人的问题，促进老人的健康，提升老人的幸福感	
	职业防护：做好自身职业防护，能运用节力原则，妥善利用力的杠杆作用，调整重心，减少摩擦力，利用惯性等方法	
	人文关怀：能及时关注到老人的各方面变化，能针对老人的心理和情绪作出恰当的反应，给予支持，例如不可急躁，言行举止有尊老、敬老、爱老、护老的意识	
	鼓励：利用语言和非语言方式鼓励老人参与照护，加强自我管理，发挥残存功能，提升自理能力	
	灵活性：对临场突发状况能快速应变，根据老人及现场条件灵活机动地实施照护，具有很强的解决问题的能力	

任务九 指导偏瘫老人进行穿脱衣服训练

【任务导入】

官奶奶，现居住在某某福利院特护科 C315 房间 /1 床。

照护评估中的基本信息：

出生年月：1957 年 12 月；身高：158 厘米；体重：65 千克；文化程度：大专；婚姻状况：丧偶。

经济状况：退休金 7000 元 / 月，经济条件好。

兴趣爱好：养花、唱歌。

饮食喜好：喜吃肉、爱吃水果。

性格特点：宽容、坚强。

工作经历：初中教师。

家庭情况：1 个儿子，未婚，工作繁忙；1 个弟弟，工厂工人，住在同一小区。

既往病史：高血压病史 10 年、高脂血症病史 10 年、脑梗死后 1 年。

目前状况：老人意识清楚，能交流，目前左侧肢体活动不灵，左肘、腕、指关节向前屈曲，在帮助下可以伸屈，右侧肢体肌力及关节活动良好，在协助下能在床边坐稳。儿子因忙于工作，没有时间照顾奶奶，为了让老人得到专业的护理特将老人送到某福利院照护。官奶奶积极配合康复训练，进步很快，但她自己仍不满意，不想麻烦养老护理员，希望自己能穿脱衣服。今天，康复医生请养老护理员对官奶奶进行穿脱衣服的康复训练。官奶奶坐在床上，左侧肢体靠墙，右侧为活动区。

【任务要求】

指导偏瘫老人进行穿脱衣服训练，要求养老护理员用口头语言和肢体语言疏导老人的不良情绪或鼓励、表扬老人，增强老人提高生活自理能力的信心，将沟通交流、安全照护、心理支持、人文关怀、职业安全与保护等贯穿于照护服务全过程。

【任务目标】

- 了解穿脱衣服训练的目的
- 熟悉穿脱衣服训练过程中的注意事项
- 掌握穿脱衣服训练的方法和技巧
- 能指导偏瘫老人进行穿脱衣服训练

【任务分析】

一、穿脱衣服训练的目的

穿脱衣服是日常生活活动中的一项。脑血管疾病遗留有偏瘫、关节炎等后遗症导致活动受限的老人需要他人协助完成这个动作，严重影响了老人的生活质量。对于这些因存在身体功能障碍而穿脱衣服困难的老人，在日常生活中养老护理员应运用康复的方法指导他们利用残存的功能、合理的方法进行穿脱衣物训练，以尽快恢复独立生活的能力。

二、穿脱衣服训练的方法

1. 穿脱前开襟衣服的方法

（1）穿法。先将患侧手插入衣袖内，用健侧手将衣领拉至患侧肩，再用健侧手由颈后抓住衣领并向健侧肩拉，最后将健侧手插入衣袖内，系好纽扣并整理。

（2）脱法。先用健侧手抓住衣领，脱下患侧衣袖的一半，使患侧肩部脱出，健侧手脱掉整个衣袖，再用健侧手将患侧衣袖脱出，完成脱衣动作。

2. 穿脱套头衣服的方法

（1）穿法。先将患侧手穿袖子至肘部以上，再穿健侧手的袖子，最后套头。

（2）脱法。先将衣服拉至胸部以上，再用健侧手将衣服拉住，在背部从头脱出健侧手，最后脱下患侧衣袖。

三、穿脱衣训练的注意事项

（1）在训练时，养老护理员可将复杂的动作分解成若干单一动作，循序渐进、持之以恒地进行。

（2）依据老人每日训练的实际情况适当给予协助，但不可催促、不能替代。

【任务实施】

项目	实操技能	具体要求
工作准备	简述情境、老人照护问题和任务等	口头汇报
	操作过程中不缺用物，能满足完成整个操作 物品准备：宽松的开襟上衣、洗手液、笔、记录单	不需要口头汇报
	环境准备：室内环境整洁、温湿度适宜、光线明亮、空气清新	以检查动作指向行为或沟通交流方式进行
	老人准备：老人着合体衣裤，穿防滑鞋	以沟通交流方式进行
	个人准备：着装规范、规范洗手，并温暖双手	洗手有动作
沟通解释评估	向老人问好、自我介绍、友好微笑、称呼恰当	礼貌用语、举止得体
	核对照护对象基本信息：房间号、床号、姓名、性别、年龄	核对方式不限
	与照护对象及家属建立信任关系	有效的沟通交流
	介绍照护任务及目的：运用康复的方法指导老人利用残存的功能、合理的方法进行穿脱衣服训练，以尽快恢复其独立生活的能	尽量使用生活化语言
	介绍操作时间（根据具体操作而定）、关键步骤；讲解需要老人注意和（或）配合的内容，有任何不适，及时告知养老护理员	尽量使用生活化语言
	询问老人对操作过程是否存在疑问	尽量使用生活化语言
	征询老人对穿脱衣服训练的环境是否满意	尽量使用生活化语言
	对老人进行综合评估： 1. 全身情况：精神状态、饮食、二便、睡眠等 2. 局部情况：肌力、肢体活动度、确认患肢、能否坐稳等情况 3. 特殊评估：病情稳定、生命体征平稳、坐位动态平衡功能情况	以检查动作指向行为或沟通交流方式进行
	询问老人有无其他需求（如厕等）	尽量使用生活化语言
	询问老人是否可以开始操作	尽量使用生活化语言
关键操作技能	1. 穿脱衣服示范 （1）穿法：养老护理员先用健侧手抓住开襟衫衣领，患侧手插入衣袖内，再用健侧手将衣领拉至患侧肩，健侧手由颈后抓住衣领并向健侧肩拉，最后将健侧手插入衣袖内，系好纽扣并整理 （2）脱法：养老护理员用健侧手抓住衣领，先脱患侧衣袖的一半，使患侧肩部脱出，健侧手脱掉整个衣袖，再用健侧手将患侧衣袖脱出 （3）养老护理员耐心地向老人讲解穿脱衣服的每一步操作要点，并为老人进行正确示范 （4）告知老人穿脱衣服训练的原则：穿衣服时先穿患侧，脱衣服时先脱健侧 2. 穿衣训练 （1）养老护理员站在老人患侧，指导老人先将患侧手插入衣袖内，再用健侧手将衣领拉至患侧肩上	

续表

<table>
<tr><th>项目</th><th>实操技能</th><th>具体要求</th></tr>
<tr><td>关键操作技能</td><td>(2)如老人穿患侧衣袖有困难，养老护理员应协助老人穿上患侧衣袖
(3)指导老人低头，先用健侧手由颈后抓住衣领拉向健侧肩，再将健侧手插入衣袖内
(4)养老护理员指导老人系好纽扣并进行整理
3. 脱衣训练
(1)养老护理员站在老人健侧，指导老人解开衣扣，将患侧衣领往下拉，露出患侧肩部，指导老人脱出健侧衣袖，用健侧手将患侧衣袖脱出
(2)如老人脱健侧衣袖有困难，协助老人脱下健侧衣袖
4. 训练过程中
(1)协助老人穿脱衣服训练时动作应轻柔，避免暴力对老人造成损伤
(2)随时观察，询问老人有无不适，发现异常立即停止并通知医护人员
(3)对老人的良好表现及时提出表扬和鼓励，以维持老人对穿脱衣服训练的兴趣和信心
(4)在训练时，养老护理员可将复杂的动作分解成若干单一动作，循序渐进、持之以恒地进行
(5)根据老人训练的实际情况适当给予协助，但不可催促、不能替代
5. 训练结束
(1)征求老人对训练的意见和建议
(2)询问老人训练的感受
(3)协助老人取舒适体位</td><td> 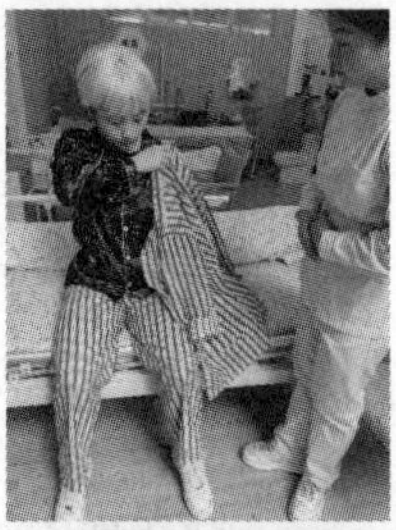 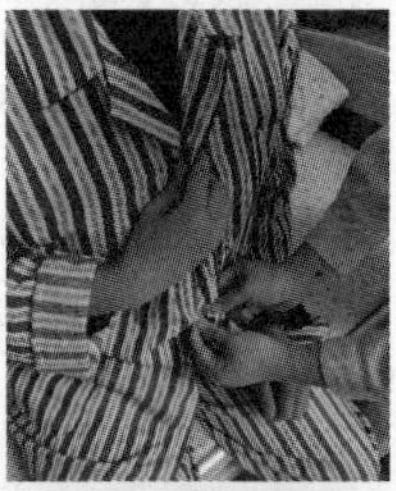 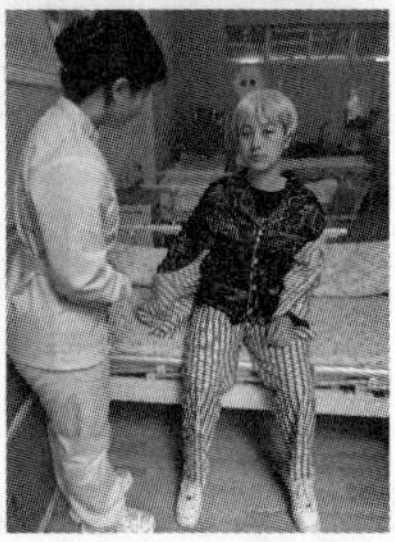</td></tr>
<tr><td>健康宣教</td><td>针对本次操作中老人的沟通和健康宣教：
1. 尽量使用生活化语言
2. 方式与方法得当，简单易懂
3. 表达准确、逻辑清晰
4. 适合老人的需要和理解能力
5. 健康教育建议不少于3条
6. 内容与方式恰当，结合老人的具体情况（如职业、性格、爱好、家庭等）</td><td>在照护过程中结合老人的情况开展健康宣教，如疾病预防和康复、健康生活方式等（将结合具体案例进行具体化和明确化）</td></tr>
<tr><td rowspan="4">评价照护效果</td><td>询问老人有无其他需求、是否满意（反馈）</td><td>尽量使用生活化语言</td></tr>
<tr><td>整理各项操作物品：
1. 将更换下来的衣服清洗、晾干，备用
2. 其他物品放回原位备用</td><td>有动作</td></tr>
<tr><td>规范洗手</td><td>有动作</td></tr>
<tr><td>记录：训练过程中有无不适，如有异常情况及时报告</td><td>不漏项，包括评估阳性结果</td></tr>
<tr><td>操作中的注意事项</td><td>1. 在训练时，养老护理员可将复杂的动作分解成若干单一动作，循序渐进、持之以恒地进行
2. 根据老人每日训练的实际情况适当给予协助，但不可催促、不能替代
3. 保证老人的安全，适时给予鼓励，增加其信心</td><td>操作过程中通过沟通、解释的方式说明</td></tr>
</table>

续表

项目	实操技能	具体要求
综合评判	操作过程中的安全性：操作流畅、安全、规范，避免老人害怕、疼痛等伤害，过程中未出现致老人于危险环境的操作动作或行为	
	沟通力：顺畅自然、有效沟通，表达信息方式符合老人的社会文化背景，能正确理解老人反馈的信息，避免盲目否定或其他语言暴力	
	创新性：能综合应用传统技艺、先进技术等为老人提供所需的照护措施，解决老人的问题，促进老人的健康，提升老人的幸福感	
	职业防护：做好自身职业防护，能运用节力原则，妥善利用力的杠杆作用，调整重心，减少摩擦力，利用惯性等方法	
	人文关怀：能及时关注到老人的各方面变化，能针对老人的心理和情绪作出恰当的反应，给予支持，例如不可急躁，言行举止有尊老、敬老、爱老、护老的意识	
	鼓励：利用语言和非语言方式鼓励老人参与照护，加强自我管理，发挥残存功能，提升自理能力	
	灵活性：对临场突发状况能快速应变，根据老人及现场条件灵活机动地实施照护，具有很强的解决问题的能力	

任务十　指导老人进行桥式运动训练

【任务导入】

陈爷爷，现居住在某某福利院特护科 A513 房间 /3 床。

照护评估中的基本信息：

出生年月：1943 年 7 月；身高：172 厘米；体重：63 千克；文化程度：初中；婚姻状况：离异。

经济状况：5000 元 / 月，子女经济条件一般，能给予少量支持。

兴趣爱好：下象棋、打扑克。

饮食喜好：卤菜、红烧肉、喝浓茶，生病前中午和晚上都要喝酒。

性格特点：脾气暴躁，常与人发生争执。

工作经历：发电厂检修员，三级工。

家庭情况：1 个儿子、1 个女儿，均随前妻生活。

既往病史：高血压病史 20 年、脑出血病史 1 年。

目前状况：入住机构半年，老人右侧肢体活动受限，右上肢屈曲于胸前，右下肢无力，能勉强翻身，在协助下能勉强坐立，但因腰部肌肉无力，坐不稳。老人长期卧床，能正常交流，但日常生活不能自理，进食、洗脸、洗手、刷牙、穿脱衣服、大小便等均需帮助。老人觉得自己生病了没有用，儿女也不在自己身边，活着也没有意思。养老护理员为老人进行心理疏导并协助老人进行桥式运动训练。

【任务要求】

指导老人进行桥式运动训练，要求养老护理员用口头语言和肢体语言疏导老人的不良情绪或鼓励、表扬老人，增强老人提高生活自理能力的信心，将沟通交流、安全照护、心理支持、人文关怀、职业安全与保护等贯穿于照护服务全过程。

【任务目标】

- 了解桥式运动训练的作用

- 熟悉桥式运动训练的注意事项
- 掌握桥式运动训练的方法
- 能指导老人进行桥式运动训练

【任务分析】

一、桥式运动训练的作用

桥式运动训练能帮助老人提高躯干的运动能力，可以抑制下肢伸肌痉挛，并有利于提高骨盆对下肢的控制和协调能力，是成功站立和步行训练的基础。一旦老人能熟练地完成桥式运动，就可以随意地抬起臀部而使身体处于舒适的位置，进而减少压疮的发生。老人在疾病急性期也可用此姿势放置便盆和更换衣服。该运动因姿势像“桥”而得名，并分为双桥和单桥运动形式。

二、桥式运动训练的方法

（1）老人仰卧于床面，双下肢屈曲，双足平放在床面。

（2）双上肢伸展，双手交叉，健手握住患手拇指在上双肩屈曲 90°。

（3）依靠背部及双足的支撑，将臀部抬离床面，保持稳定，完成双桥训练。

三、桥式运动训练的注意事项

（1）老人抬起臀部时尽可能伸髋。

（2）双足平放于床面，足跟不能离床。

（3）老人不能完成时，养老护理员可以协助固定患侧的膝部和踝部，当臀部抬起时在膝部向足端加压。

（4）完成动作时双膝关节尽可能并拢，防止联带运动的出现诱发痉挛。

【任务实施】

项目	实操技能	具体要求
工作准备	简述情境、老人照护问题和任务等	口头汇报
	操作过程中不缺用物，能满足完成整个操作 物品准备：软枕、毛巾、洗手液、笔、记录单	不需要口头汇报

续表

项目	实操技能	具体要求
工作准备	环境准备：室内环境整洁、温湿度适宜、关闭门窗	以检查动作指向行为或沟通交流方式进行
	老人准备：老人平卧于床，可以配合操作	以沟通交流方式进行
	个人准备：着装规范、规范洗手，并温暖双手	洗手有动作
沟通解释评估	向老人问好、自我介绍、友好微笑、称呼恰当	礼貌用语、举止得体
	核对照护对象基本信息：房间号、床号、姓名、性别、年龄	核对方式不限
	与照护对象及家属建立信任关系	有效的沟通交流
	介绍照护任务及目的：帮助老人增加躯干的运动，可以抑制下肢伸肌痉挛模式，有利于提高骨盆对下肢的控制和协调能力，是成功站立和步行训练的基础，使老人能随意抬起臀部，减少压疮的发生	尽量使用生活化语言
	介绍操作时间，一组练习 5 ~ 10 次，每天至少重复 2 ~ 3 组，根据情况循序渐进地进行训练；介绍关键步骤；讲解需要老人注意和（或）配合的内容，有任何不适，及时告知养老护理员	尽量使用生活化语言
	询问老人对操作过程是否存在疑问	尽量使用生活化语言
	征询老人对桥式运动训练的环境是否满意	尽量使用生活化语言
	对老人进行综合评估： 1. 全身情况：精神状态、饮食、二便、睡眠等 2. 局部情况：肌力、肢体活动度、肌肉有无萎缩、关节有无僵硬、皮肤有无压疮等情况 3. 特殊评估：疾病情况、生命体征是否平稳	以检查动作指向行为或沟通交流方式进行
	询问老人有无其他需求（如厕等）	尽量使用生活化语言
	询问老人是否可以开始操作	尽量使用生活化语言
关键操作技能	1. 双桥运动 （1）告知老人训练的项目（双桥运动） （2）打开床挡，掀开盖被，"S" 形折叠至对侧或床尾，询问老人温度是否适宜，应注意保暖 （3）协助老人去枕仰卧位，双上肢放于身体两侧，双腿屈膝，微分开与肩等宽，两脚平踏在床面上，趾充分伸展，足跟在膝关节正下方，足跟尽量靠近臀部 （4）养老护理员将枕头放在老人两腿之间，以增强训练效果 （5）养老护理员用手扶住骨盆固定，叮嘱老人伸髋抬臀离开床面，使膝、股骨、髋与躯干在一条线上，并保持骨盆呈水平位 （6）叮嘱老人抬起臀部后应维持一段时间，开始保持 5 ~ 10 秒，逐渐增加至 1 ~ 2 分钟，间隔 10 秒再进行下一次 （7）训练强度：以老人的耐受力为准 2. 单桥运动 （1）告知老人训练的项目（单桥运动）	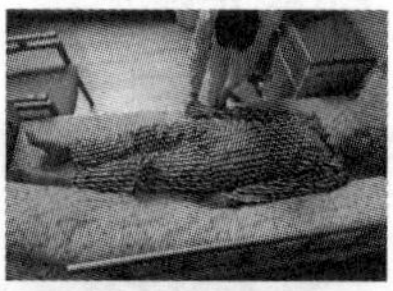 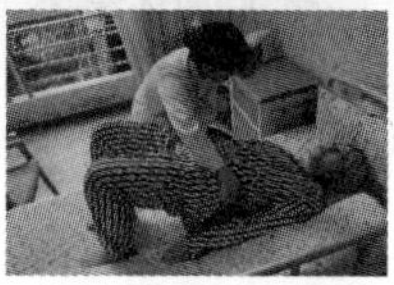

续表

项目	实操技能	具体要求
关键操作技能	(2)老人去枕仰卧位，健侧上肢放于身体一侧，患侧上肢置于胸前，健侧手和肘支撑床面 (3)养老护理员协助老人患侧下肢屈曲，患足踏在床面 (4)将枕头放在老人两腿之间，以增强训练效果 (5)养老护理员协助固定患侧下肢，后使患侧伸髋抬臀离开床面，健侧下肢伸直抬起与患侧大腿持平并保持 (6)叮嘱老人抬起臀部后应维持一段时间，开始保持5～10秒，逐渐增加至1～2分钟，间隔10秒再进行下一次 (7)训练强度：以老人的耐受力为准 3. 训练过程中应注意 (1)养老护理员要以温和的语气，告诉老人每一项操作的步骤，并把每一步具体动作加以分解指导，反复示范，指导老人练习，当老人基本掌握后再开始下一步动作 (2)随时观察老人的反应，及时擦净汗液，以免受凉 (3)随时与老人沟通，发现异常立即停止训练，并报告医护人员 (4)老人表现有进步时应及时给予鼓励 4. 训练完毕 (1)取下两腿之间的枕头，整理老人的衣服 (2)协助老人取舒适体位，合理摆放体位垫 (3)盖好盖被，整理床单位，拉上床挡 5. 向老人预约下一次训练时间，根据老人的身体状况逐步增加训练时间 6. 告知老人康复训练要在专业康复医生的指导下有计划性、规律性、持之以恒地进行	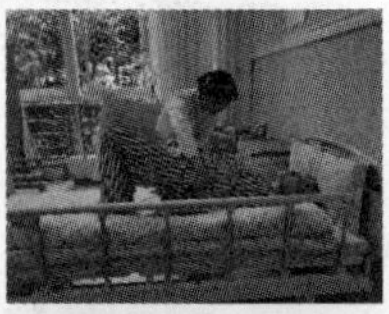 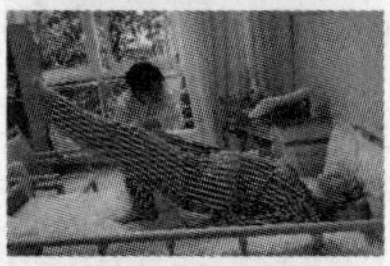 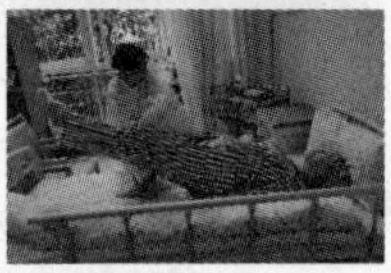
健康宣教	针对本次操作中老人的沟通和健康宣教： 1. 尽量使用生活化语言 2. 方式与方法得当，简单易懂 3. 表述准确、逻辑清晰 4. 适合老人的需要和理解能力 5. 健康教育建议不少于3条 6. 内容与方式恰当，结合老人的具体情况（如职业、性格、爱好、家庭等）	在照护过程中结合老人的情况开展健康宣教，如疾病预防和康复、健康生活方式等（将结合具体案例进行具体化和明确化）
评价照护效果	询问老人有无其他需求、是否满意（反馈）	尽量使用生活化语言
	整理各项操作物品：物品放回原位备用	有动作
	规范洗手	有动作
	记录：训练时间、内容，老人的感受、反应等，如有异常情况及时报告	不漏项，包括评估阳性结果
操作中的注意事项	1. 根据老人肢体障碍情况选择不同的康复训练项目 2. 在训练中，养老护理员要以温和的语气，告诉老人每一项操作的步骤，并把每一步具体动作加以分解指导 3. 当老人基本掌握后再开始下一步动作	

续表

项目	实操技能	具体要求
操作中的注意事项	4. 训练要有计划性、规律性，并持之以恒 5. 养老护理员要尊重、理解肢体障碍老人，鼓励老人及家属主动参与、积极配合训练	操作过程中通过沟通、解释的方式说明
综合评判	操作过程中的安全性：操作流畅、安全、规范，避免老人害怕、疼痛等伤害，过程中未出现致老人于危险环境的操作动作或行为	
	沟通力：顺畅自然、有效沟通，表达信息方式符合老人的社会文化背景，能正确理解老人反馈的信息，避免盲目否定或其他语言暴力	
	创新性：能综合应用传统技艺、先进技术等为老人提供所需的照护措施，解决老人的问题，促进老人的健康，提升老人的幸福感	
	职业防护：做好自身职业防护，能运用节力原则，妥善利用力的杠杆作用，调整重心，减少摩擦力，利用惯性等方法	
	人文关怀：能及时关注到老人的各方面变化，能针对老人的心理和情绪作出恰当的反应，给予支持，例如不可急躁，言行举止有尊老、敬老、爱老、护老的意识	
	鼓励：利用语言和非语言方式鼓励老人参与照护，加强自我管理，发挥残存功能，提升自理能力	
	灵活性：对临场突发状况能快速应变，根据老人及现场条件灵活机动地实施照护，具有很强的解决问题的能力	

任务十一　指导老人进行语言康复训练

【任务导入】

田奶奶，现居住在某某福利院特护科 F412 室 /1 床。

照护评估中的基本信息：

出生年月：1953 年 3 月；身高：160 厘米；体重：65 千克；文化程度：小学；婚姻状况：丧偶。

经济状况：没有退休金，无积蓄。女儿经济条件尚可，能给予老人一定的支持；儿子经济条件一般，能给予老人的支持有限。

兴趣爱好：看电视、做鞋垫。

饮食喜好：苹果、腌制食品、粉蒸肉。

性格特点：性格开朗、急性子。

工作经历：一直打零工，因照顾家庭 38 岁起便不再工作。

家庭情况：2 个女儿、1 个儿子、2 个外孙女、1 个孙女，均在本地。

既往病史：高血压病史 10 年，6 个月前突发脑卒中。

目前状况：老人 6 个月前突发脑卒中，住院康复后留置导尿管被送往福利院休养。目前老人因吞咽困难，进食需要鼻饲，右侧肢体偏瘫，左侧肢体活动无力，在协助下可坐立，长期卧床，讲话有些含糊不清，但能够借助肢体语言进行基本交流。老人生病后觉得自己很没用，不仅连最基本的讲话功能都丧失了，还增加了孩子们经济负担，因此情绪消极，有轻生的念头。养老护理员对老人进行心理疏导后指导老人进行语言康复训练。

【任务要求】

指导老人进行语言康复训练，要求养老护理员用口头语言和肢体语言疏导老人的不良情绪或鼓励、表扬老人，增强老人提高生活自理能力的信心，将沟通交流、安全照护、心理支持、人文关怀、职业安全与保护等贯穿于照护服务全过程。

【任务目标】

- 了解语言障碍的相关知识
- 熟悉语言康复训练的基本原则
- 掌握语言康复训练的内容和方法
- 能指导老人进行语言康复训练

【任务分析】

一、语言障碍

语言是人类最重要的交际工具和认知功能之一。言语和语言是两个不同的概念，言语偏重口语，而语言除了指说话，还包括书面语、手势和表情等交流方式。在日常生活中所说的语言障碍均是个体的言语活动过程障碍，在这一意义上，可以把所有的语言障碍统称为言语障碍。言语障碍是构成言语的各个环节（听、说、读、写）受到损伤或发生功能障碍。常见的言语障碍有失语症、构音障碍、言语失用症。言语训练是针对言语障碍老人采取相应的训练方法，以提高老人应用语言交流的能力。

二、语言康复训练的基本原则

1. 及时评估

在进行语言康复训练前，应对老人进行全面的言语功能评估，了解言语障碍的类型及其程度，使制订出的训练方案具有针对性。在语言康复训练过程中要定期评估，了解训练效果，根据评估结果随时调整训练方案。

2. 早期开始

语言康复训练开始得越早，效果越好，在老人意识清醒、病情稳定、能够耐受集中训练 30 分钟时，就可开始训练。

3. 循序渐进

语言康复训练应该遵循循序渐进的原则，由简单到复杂。如果听、说、读、写等功能均有障碍，训练应从提高听力理解开始，重点应放在口语的训练上。

4. 老人主动参与

语言康复训练本身是一个交流过程，需要老人主动参与，养老护理员与老人、家属之间的双向交流是训练的重要内容。为激发老人语言交流的欲望和积极性，要注意设置适宜的语言环境。

三、语言康复训练的内容和方法

1. 发音器官锻炼

发音器官锻炼如舌头运动（舌向前伸出、舌向左右侧运动、卷舌、舌在口内旋转），以克服舌尖、舌根运动不灵活。

2. 语言训练

语言训练包括：指出某一语音的发音部位，示教口形，引导老人模仿；发出正确语音，引导老人模仿；从语音检查中发现老人难发的音和容易发错的音，耐心引导纠正，宜用个别辅导法，采用音素分解法和拼音法进行训练。

3. 用语练习

纠正错误用语，耐心引导老人正确使用日常用语，可通过问答进行训练。

4. 说出物品名称训练

对日常生活中的小物品或图画逐一提问，老人回答不出时应给予指导，引导老人模仿说出该物品的名称，反复练习。

5. 读字练习

读字练习时可出示繁简不同的字词卡片，引导老人读出该字词的发音。

6. 会话练习

日常生活中的简短对话，可以训练老人的听、说能力，给予言语刺激，引起老人的反应，在会话练习过程中应注意纠正语音、词汇及语法上的错误。

7. 阅读练习

阅读练习是指让老人读报纸标题或文章小段落，注意纠正其错误语音，提高阅读的流畅性。

【任务实施】

项目	实操技能	具体要求
工作准备	简述情境、老人照护问题和任务等	口头汇报
	操作过程中不缺用物，能满足完成整个操作 物品准备：录音机、镜子、单词卡、图卡、与文字配套的食物、洗手液、笔、记录单	不需要口头汇报
	环境准备：室内环境整洁、温湿度适宜、关闭门窗	以检查动作指向行为或沟通交流方式进行

续表

项目	实操技能	具体要求
工作准备	老人准备：老人状态良好，可以配合操作	以沟通交流方式进行
	个人准备：着装规范、规范洗手	洗手有动作
沟通解释评估	向老人问好、自我介绍、友好微笑、称呼恰当	礼貌用语、举止得体
	核对照护对象基本信息：房间号、床号、姓名、性别、年龄	核对方式不限
	与照护对象及家属建立信任关系	有效的沟通交流
	介绍照护任务及目的：恢复和改善构音功能、提高语言清晰度和语言交流的能力	尽量使用生活化语言
	介绍操作时间，每次30分钟，超过30分钟可安排为上午、下午各一次；介绍关键步骤，听、说、读、写；介绍需要老人注意和（或）配合的内容，有任何不适，及时告知养老护理员	尽量使用生活化语言
	询问老人对操作过程是否存在疑问	尽量使用生活化语言
	征询老人对语言康复训练的环境是否满意	尽量使用生活化语言
	对老人进行综合评估： 1. 全身情况：精神状态、饮食、二便、睡眠等 2. 局部情况：肌力、肢体活动度、皮肤情况等 3. 特殊情况：身体状况、疾病程度、生命体征、合作程度、视听能力、言语障碍的类型及程度等	以检查动作指向行为或沟通交流方式进行
	询问老人有无其他需求（如厕等）	尽量使用生活化语言
	询问老人是否可以开始操作	尽量使用生活化语言
关键操作技能	1. 养老护理员告诉老人常见的言语障碍包括失语症、构音障碍、言语失用症，并告诉老人属于哪类言语障碍 2. 构音障碍训练 （1）呼吸训练：上肢上举、摇摆，可改善呼吸功能，协助老人双上肢伸展吸气，放松呼气，可协调呼吸；进行吸气→屏气→呼气训练（老人坐稳，双唇紧闭，用鼻缓慢深吸气，再缓慢用嘴呼气），可延长呼气的时间。训练老人的呼吸功能，增加肺活量，调整呼吸气流，改善言语功能 （2）发音与发音器官训练 1）构音改善训练： ①本体感觉刺激训练：用长棉棒按唇、牙龈、上齿龈背侧→硬腭、软腭→舌→口底→颊黏膜的顺序进行环形刺激 ②唇的训练：唇张开（发“啊”音）、前突（发“呜”音）、缩回裂开（发“衣”音），紧闭唇→放松，训练老人嘴唇活动能力 ③舌的训练：舌前伸、后缩、上抬、向两侧口角移动，舌尖沿上下齿龈做环形“清扫”动作等，训练老人舌头的活动能力 ④发声训练：先发元音，后发辅音，再将元音与辅音相结合。按单音节、双音节→单词→句子的顺序进行；元音（a\e\i\o\u），辅音（b\c\d\f\g），单音节（good），双音节（morning），句子（good morning to you!）	

续表

项目	实操技能	具体要求
关键操作技能	2）鼻音控制训练： ①颚的训练："推撑"疗法，老人两只手放在桌面向下推或两手掌相对推，同时发短元音，也可训练发舌后部音等，训练老人上、下颚功能 ②引导气流法：使用吸管在水杯中吹泡、吹气球、吹蜡烛、吹纸片等，可以引导气流通过口腔 3）克服费力音训练： ①让老人处在一种很轻松的打哈欠状态时发声 ②颈部肌肉放松法：低头、头后仰、向左右侧屈以及旋转 ③咀嚼练习 4）克服气息音训练：气息音是声门闭合不充分引起的，通常的治疗方法有"推撑"法、咳嗽法，也可用手法辅助甲状软骨运动等进行发音练习 5）语调练习：多数老人表现为音调低或单一音调，可采用可视音调训练器来帮助训练 6）音量控制训练：指导老人持续发音，并由小到大，使呼气时间延长 （3）面肌功能训练： 1）抬眉运动：有节律地用力将双眉抬起 2）闭眼运动：有节律地用力挤眼，使上下眼睑闭合，反复开闭眼睑 3）鼓腮运动：闭住双唇，有节律地鼓起双腮，使之不漏气 4）吮嘴运动：用力吸吮双颊，使嘴噘起呈"o"形，两颊内陷 5）露齿运动：用力做瘫侧双颊露齿，尤其瘫侧露齿动作 6）浴面运动：搓热双手，双掌进行面颊部、眼部、额部按摩，包括眉、眼、腮等的活动 3. 失语症的训练 （1）听力理解训练： 1）词语听觉辨认（出示一定数量的实物、图片、字词卡片，由养老护理员说出某词让老人指认。由单词的指认开始，逐渐增加难度） 2）执行命令（出示一定数量的实物、图片，养老护理员发出指令，让老人完成简单动作。把一定数量的实物或图片放在老人面前，让老人完成简单的指令，如"把牙刷拿起来"，逐渐增加信息成分，使指令逐渐复杂） 3）判断是非：让老人听完题后判断是否正确 4）记忆训练：让老人在一定的时间内记住一定数量的实物、图片，然后把实物和图片拿掉，间隔一定时间后，再让老人回忆刚才出示的实物和图片，如"把笔、帽子和牙刷拣出来"等，逐渐增加难度 （2）口语表达训练： 1）复述训练：从单词开始，逐渐过渡到句子、短文，随后根据训练结果，逐渐增加难度。对重症者可提示图片或文字卡，在要求复述时配以视觉刺激 2）选择回答：提出问题，让老人在多项选择中找出正确答案并读出	

续表

项目	实操技能	具体要求
关键操作技能	3）命名训练：按照单词→短句→长句的顺序进行，给老人出示一组图片或实物进行提问，让老人说出物品的名称。如放一张有一支钢笔的图片在老人面前，问："这是什么？""它是做什么用的？"等内容的反复训练 4）朗读训练：出示单词、句子、短文卡，让老人读出声。如不能进行，由养老护理员反复读给老人听，然后鼓励老人一起朗读，最后让老人自己朗读。由慢速逐渐接近正常，每日坚持，以提高朗读的流畅性 5）旋律吟诵训练：鼓励引导老人唱出自己熟悉的歌曲的旋律或吟诵歌词、诗歌 6）自发口语练习：将有关行为动作的画片让老人看后，用口语说明，描述图中的活动，或看情景画让老人自由叙述；与老人进行谈话，让老人回答自身、家庭及日常生活中的问题等，逐渐增加句子的长度和复杂性，同时要注意进行声调和语调的训练 （3）阅读理解训练： 1）字词句理解训练：包括视觉认知训练（将一组图片摆在老人面前，让老人看过后进行图片与文字匹配）、听觉认知训练（将一组图片摆在老人面前，老人听养老护理员读一个词后指出相应的字卡、图片）、语词理解训练（用句子卡片，让老人指出情景画，进行语句与图画匹配，以训练老人执行书面语言指令等能力） 2）短文理解训练：让老人阅读短文后，在多选题中选出正确答案 （4）书写训练：书写训练包括抄写阶段、随意书写、默写阶段和自发书写阶段 4. 训练结束后 （1）协助老人取舒适体位 （2）预约下一次训练时间	
健康宣教	针对本次操作中老人的沟通和健康宣教： 1. 尽量使用生活化语言 2. 方式与方法得当，简单易懂 3. 表述准确、逻辑清晰 4. 适合老人的需要和理解能力 5. 健康教育建议不少于3条 6. 内容与方式恰当，结合老人的具体情况（如职业、性格、爱好、家庭等）	在照护过程中结合老人的情况开展健康宣教，如疾病预防和康复、健康生活方式等（将结合具体案例进行具体化和明确化）
评价照护效果	询问老人有无其他需求、是否满意（反馈）	尽量使用生活化语言
	整理各项操作物品：物品放回原位备用	有动作
	规范洗手	有动作
	记录：训练时间、内容，老人的感受、反应等，如有异常情况及时报告	不漏项，包括评估阳性结果
操作中的注意事项	1. 训练内容和时间安排要适当 2. 根据老人的反应实时调整训练内容、训练量和难易程度，避免老人疲劳出现过多错误 3. 训练过程中对老人的良好表现，及时给予鼓励表扬，增强老人进	

续表

项目	实操技能	具体要求
操作中的注意事项	行训练的兴趣爱好和信心 4. 随时观察老人的反应和感受，及时给予反馈 5. 强化正确反应，纠正错误反应，发现问题及时改进 6. 如果发现老人出现异常应立即停止训练	操作过程中通过沟通、解释的方式说明
综合评判	操作过程中的安全性：操作流畅、安全、规范，避免老人害怕、疼痛等伤害，过程中未出现致老人于危险环境的操作动作或行为	
	沟通力：顺畅自然、有效沟通，表达信息方式符合老人的社会文化背景，能正确理解老人反馈的信息，避免盲目否定或其他语言暴力	
	创新性：能综合应用传统技艺、先进技术等为老人提供所需的照护措施，解决老人的问题，促进老人的健康，提升老人的幸福感	
	职业防护：做好自身职业防护，能运用节力原则，妥善利用力的杠杆作用，调整重心，减少摩擦力，利用惯性等方法	
	人文关怀：能及时关注到老人的各方面变化，能针对老人的心理和情绪作出恰当的反应，给予支持，例如不可急躁，言行举止有尊老、敬老、爱老、护老的意识	
	鼓励：利用语言和非语言方式鼓励老人参与照护，加强自我管理，发挥残存功能，提升自理能力	
	灵活性：对临场突发状况能快速应变，根据老人及现场条件灵活机动地实施照护，具有很强的解决问题的能力	

任务十二　协助康复医生对老人进行吞咽康复训练

【任务导入】

张爷爷，现居住在某某福利院特护科 C603 室 /1 床。

照护评估中的基本信息：

出生年月：1957 年 12 月；身高：176 厘米；体重：60 千克；文化程度：大学；婚姻状况：丧偶。

经济状况：退休金 4000 元 / 月，有积蓄，子女经济条件好。

兴趣爱好：唱歌、钓鱼。

饮食喜好：喜欢吃辛辣食物、回锅肉、喝酒。

性格特点：性格外向，喜欢与人交流。

工作经历：销售主管。

家庭情况：1 个儿子、2 个女儿、1 个孙子、2 个外孙女，均在本地。

既往病史：高血压病史 10 年、高脂血症病史 10 年、3 个月前突发脑梗死。

目前状况：老人右侧肢体偏瘫，左侧肢体活动正常，讲话有些含糊不清，但是能通过肢体语言进行交流。因老人饮水呛咳、进流食时出现剧烈咳嗽，留置鼻饲管，洗脸、刷牙、穿脱衣服、大小便都在床上进行。为了恢复老人的吞咽功能，早日拔除鼻饲管，增强老人康复的信心，康复医生为老人制订了训练吞咽功能的康复计划。老人因之前训练时出现饮水呛咳导致肺部感染，害怕再次发生并发症而拒绝进行康复训练。养老护理员需要为老人进行心理疏导，并在康复医生的指导下对老人进行吞咽康复训练。

【任务要求】

协助康复医生对老人进行吞咽康复训练，要求养老护理员用口头语言和肢体语言疏导老人的不良情绪或鼓励、表扬老人，增强老人提高生活自理能力的信心，将沟通交流、安全照护、心理支持、人文关怀、职业安全与保护等贯穿于照护服务全过程。

【任务目标】

- 了解吞咽康复训练的目的
- 熟悉协助康复医生指导老人进行吞咽康复训练的要求
- 掌握协助康复医生指导老人进行吞咽康复训练的方法
- 能有效协助康复医生指导老人进行吞咽康复训练

【任务分析】

老人进食、进水过程中如果存在吞咽困难会出现呛咳的表现，长期呛咳容易导致吸入性肺炎，影响老人的生活质量，严重时会出现窒息，威胁老人的生命安全。吞咽康复训练对保障老人进食、进水安全有很重要的意义。老人应在专业康复医生的指导下完成训练。

一、协助康复医生对老人进行吞咽康复训练的要求

（1）对食物形状的要求：选择糊状食物，必要时添加增稠剂等，少食多餐，缓慢进食。

（2）对体位的要求：老人应以坐位为主，身体坐直，头前倾，以利于食物下咽。

二、协助康复医生对老人进行吞咽康复训练的方法

（1）指导老人进行口唇闭锁训练，口唇闭合维持 10 秒后放松，双唇含压舌板、鼓腮、吹气或吹肥皂泡、吹口哨、吸管吸气等动作。

（2）指导老人张口停 5 秒。汤勺或压舌板竖直放入口中，伸入拿出，牙齿尽量不要咬住，下颌左右移动，鼓腮，让空气在面颊内快速左右移动。

（3）指导老人咬压舌板、嚼口香糖、咬磨牙器等。

（4）指导老人用舌头在口腔内做环形运动、前伸后缩运动、卷舌运动和舌根抬高运动，完成舌、齿、舌、唇的交替灵活运动。

【任务实施】

项目	实操技能	具体要求
工作准备	简述情境、老人照护问题和任务等	口头汇报
	操作过程中不缺用物，能满足完成整个操作 物品准备：棉签、压舌板、冰水、不同味道的液体、训练用食物、勺子、水杯、餐具、毛巾、洗手液、笔、记录单	不需要口头汇报
	环境准备：室内环境整洁、温湿度适宜、关闭门窗	以检查动作指向行为或沟通交流方式进行

续表

项目	实操技能	具体要求
工作准备	老人准备：老人状态良好，可以配合操作	以沟通交流方式进行
	个人准备：着装规范、规范洗手	洗手有动作
沟通解释评估	向老人问好、自我介绍、友好微笑、称呼恰当	礼貌用语、举止得体
	核对照护对象基本信息：房间号、床号、姓名、性别、年龄	核对方式不限
	与照护对象及家属建立信任关系	有效的沟通交流
	介绍照护任务及目的：增强用口进食的能力及安全性，增加进食乐趣，减少因食物误咽所引起的各种并发症的发生，提高老人生存质量	尽量使用生活化语言
	介绍操作时间（30 分钟）、关键步骤；介绍需要老人注意和（或）配合的内容，有任何不适，及时告知养老护理员	尽量使用生活化语言
	询问老人对操作过程是否存在疑问	尽量使用生活化语言
	征询老人对进行吞咽康复训练的环境是否满意	尽量使用生活化语言
	对老人进行综合评估： 1. 全身情况：精神状态、饮食、二便、睡眠等 2. 局部情况：肌力、肢体活动度、评估吞咽功能（反复唾液试验或洼田饮水试验）等 3. 特殊情况：身体状况、疾病程度、生命体征、合作程度等	以检查动作指向行为或沟通交流方式进行
	询问老人有无其他需求（如厕等）	尽量使用生活化语言
	询问老人是否可以开始操作	尽量使用生活化语言
关键操作技能	1. 摆放体位：协助老人取半坐位 2. 基础训练（间接训练方法） （1）口腔周围肌肉训练：包括口唇闭锁训练（练习口唇闭拢的力量）、下颌开合训练（通过牵伸疗法或振动刺激，使咬肌紧张度恢复正常）、舌部运动训练（锻炼舌上下、左右伸缩功能，可借助外力）等 （2）颈部放松：前后左右放松颈部或颈左右旋转、提肩、沉肩 （3）寒冷刺激训练： 1)吞咽反射减弱或消失时：用棉签蘸少许冰水轻轻刺激老人软腭、腭弓、舌根及咽壁，动作轻柔，以不引起呕吐反射为宜，每次冷刺激后叮嘱老人做空吞咽动作，可提高软腭和咽部的敏感度，使吞咽反射容易发生 2）流涎对策：用冰块按摩颈部及面部皮肤，直至皮肤稍稍发红，可降低肌张力，减少流涎，1 日 3 次，每次 10 分钟 （4）屏气—发声运动：老人坐在椅子上，双手掌支撑椅面做推压运动，或两手用力推墙，吸气后屏气，然后突然松手，声门大开，呼气发声。此运动可以训练声门闭锁功能，强化软腭肌力，有助于去除残留在咽部的食物 （5）咳嗽训练：强化咳嗽、促进喉部闭锁的效果，可防止误吸	

续表

项目	实操技能	具体要求
关键操作技能	(6)屏气发声训练：先由鼻腔深吸一口气，然后屏住气进行空吞咽，吞咽后立即咳嗽 (7)吸吮训练：用力吸吮双颊使嘴噘起呈“o”形，两颊内陷，将吸管的一端含在老人口中，用手指堵住吸管的另一端，用力吸直到喉结上抬到最高处，可维持3～5秒，重复进行8次，可训练老人的吸吮能力 (8)反复吞咽训练：去除咽部残留物，一口食物多次吞咽 3. 直接摄食训练 (1)摆放体位：协助老人取躯干30°仰卧位，头部前驱，偏瘫侧肩部用枕头垫起，养老护理员位于老人健侧，把糊状食物推至老人健侧舌后方，以利于食物向咽部运送 (2)食物的形态：食物的形态应根据吞咽障碍的程度及阶段，本着“先易后难”的原则选择密度均匀、有适当黏性、不易松散、通过咽及食管时容易变形、不在黏膜上残留，如果冻、香蕉、蛋羹、豆腐等 (3)食具：选择小而浅的勺子 (4)“一口量”选择：正常人一口量约为20毫升，有吞咽功能障碍的老人一般先以3～4毫升试之，然后酌情增加3毫升、5毫升、10毫升，每次进食后也可以让老人饮1～2毫升的水，有利于诱发吞咽反射，同时也可以达到清除咽部残留食物的目的 4. 吞咽时应提醒老人注意 (1)侧方吞咽：让老人分别向左、右侧转头吞咽，有利于清除两侧梨状隐窝残留食物 (2)空吞咽与交替吞咽：每次进食吞咽后，反复做几次空吞咽动作，使食物全部咽下，再进食。可去除残留食物，防止误吸，亦可每次进食吞咽后饮极少量的水(1～2毫升)，有利于诱发吞咽反射 (3)用力吞咽训练：让老人将舌头用力向后移动，帮助将食物推进咽腔，以增大口腔吞咽压，减少食物残留 (4)点头样吞咽：当头后仰，会厌软骨变得狭小，残留食物可被挤出，随后向前低头，同时做空吞咽动作，便可去除残留食物 5. 训练过程中询问老人无不适后再重复以上动作，持续训练30分钟 6. 训练结束 (1)认真清洁口腔，防止误吸 (2)保持摄食体位30分钟后，协助老人取舒适体位	
健康宣教	针对本次操作中老人的沟通和健康宣教： 1. 尽量使用生活化语言 2. 方式与方法得当，简单易懂 3. 表述准确、逻辑清晰 4. 适合老人的需要和理解能力 5. 健康教育建议不少于3条 6. 内容与方式恰当，结合老人的具体情况（如职业、性格、爱好、家庭等）	在照护过程中结合老人的情况开展健康宣教，如疾病预防和康复、健康生活方式等（将结合具体案例进行具体化和明确化）

续表

项目	实操技能	具体要求
评价照护效果	询问老人有无其他需求、是否满意（反馈）	尽量使用生活化语言
	整理各项操作物品：物品放回原位备用	有动作
	规范洗手	有动作
	记录：训练完成情况、老人的特殊行为和症状发生时间、持续长短及发生的情况，如有异常情况及时报告	不漏项，包括评估阳性结果
操作中的注意事项	1. 训练过程中注意观察老人的反应和感受，发现老人感到疲劳、呛咳等立即停止 2. 老人有进步表现，应及时给予鼓励，保持其坚持训练的兴趣与信心 3. 训练过程中养老护理员应耐心，不可急躁，尊重老人 4. 注意食物的温度，食物凉时，及时加热 5. 进食训练应有规律，定量定速，并注意呼吸状态、是否有痰等	操作过程中通过沟通、解释的方式说明
综合评判	操作过程中的安全性：操作流畅、安全、规范，避免老人害怕、疼痛等伤害，过程中未出现致老人于危险环境的操作动作或行为	
	沟通力：顺畅自然、有效沟通，表达信息方式符合老人的社会文化背景，能正确理解老人反馈的信息，避免盲目否定或其他语言暴力	
	创新性：能综合应用传统技艺、先进技术等为老人提供所需的照护措施，解决老人的问题，促进老人的健康，提升老人的幸福感	
	职业防护：做好自身职业防护，能运用节力原则，妥善利用力的杠杆作用，调整重心，减少摩擦力，利用惯性等方法	
	人文关怀：能及时关注到老人的各方面变化，能针对老人的心理和情绪作出恰当的反应，给予支持，例如不可急躁，言行举止有尊老、敬老、爱老、护老的意识	
	鼓励：利用语言和非语言方式鼓励老人参与照护，加强自我管理，发挥残存功能，提升自理能力	
	灵活性：对临场突发状况能快速应变，根据老人及现场条件灵活机动地实施照护，具有很强的解决问题的能力	

任务十三 指导压力性尿失禁老人进行功能训练

【任务导入】

彭奶奶，现居住在某某福利院特护科 E612 室 /1 床。

照护评估中的基本信息：

出生年月：1949 年 12 月；身高：148 厘米；体重：67 千克；文化程度：小学；婚姻状况：已婚。

经济状况：2000 元 / 月，子女经济条件好，能给予一定的支持。

兴趣爱好：编草帽、做鞋垫、看电视。

饮食喜好：海鲜、脑花、红烧肉。

性格特点：性格开朗，喜欢尝试新事物。

工作经历：务农，10 年前土地被征用后，在家帮子女带娃娃、做家务。

家庭情况：2 个女儿、2 个外孙女，均在本地。

既往病史：高血压病史 10 年、高脂血症病史 10 年、糖尿病病史 10 年，1 年前突发脑梗死。

目前状况：老人活动轻微受限，右侧肢体活动欠灵活，左侧肢体活动正常，日常生活基本自理，借助拐杖可平地行走、上下楼梯。老人因脑梗死后咳嗽、喷嚏、大笑、上下楼梯等腹压增高时会出现尿液不自主地自尿道外口渗漏。彭奶奶因此感到很自卑，不愿与人接触，也不愿意参加院里组织的娱乐活动。为了提高老人的生活质量和健康状态，康复医生为奶奶制订了康复训练计划，养老护理员需要为彭奶奶进行心理疏导并指导老人进行功能训练。

【任务要求】

指导压力性尿失禁的老人进行功能训练，要求养老护理员用口头语言和肢体语言疏导老人的不良情绪或鼓励、表扬老人，增强老人提高生活自理能力的信心，将沟通交流、安全照护、心理支持、人文关怀、职业安全与保护等贯穿于照护服务全过程。

【任务目标】

- 了解压力性尿失禁老人功能训练的目的
- 熟悉压力性尿失禁老人功能训练的要求
- 掌握压力性尿失禁老人功能训练的方法
- 能正确指导压力性尿失禁老人进行功能训练

【任务分析】

随着年龄的增长，人的尿道括约肌功能会出现障碍或退化，导致控尿功能下降。老人在打喷嚏、咳嗽、大笑、负重等容易引起腹压增高的状态下容易出现尿液不自主地经尿道漏出的情况，给老人带来生理上的不适，也造成了老人心理负担，容易出现自闭、自责情绪。

一、指导压力性尿失禁老人进行功能训练的要求

（1）对老人的要求：本人有意愿参与训练，且意识状态、生理状态许可。

（2）对养老护理员的要求：充分理解压力性尿失禁的训练内容，能够全面评估老人的身体状况、排尿情况、饮水量等，能够和老人进行充分有效的沟通。

二、指导压力性尿失禁老人进行功能训练的方法

（1）关好门窗、床帘，保护老人的隐私，准备好纸尿裤、集尿袋、干净衣物、床单等。

（2）根据老人的情况，向老人解释康复医生制订的训练计划。

（3）养老护理员在训练过程中应尊重老人，应根据老人的情况实时调整训练强度，可以进行盆底肌肉训练、尿意习惯训练。养老护理员分解动作，反复示范，指导老人进行练习。

（4）如老人出现尿失禁，养老护理员应及时为其更换干净的衣物、床单，不得指责、嘲笑老人。

（5）准确记录排尿时间及尿量。

【任务实施】

项目	实操技能	具体要求
工作准备	简述情境、老人照护问题和任务等	口头汇报
	操作过程中不缺用物，能满足完成整个操作 物品准备：便盆、一次性护理垫、外科医用手套、洗手液、笔、记录单	不需要口头汇报

续表

项目	实操技能	具体要求
工作准备	环境准备：单独的房间，室内干净整洁、温湿度适宜、关闭门窗，如无单独房间，可用屏风遮挡	以检查动作指向行为或沟通交流方式进行
	老人准备：老人状态良好，可以配合操作	以沟通交流方式进行
	个人准备：着装规范、规范洗手	洗手有动作
沟通解释评估	向老人问好、自我介绍、友好微笑、称呼恰当	礼貌用语、举止得体
	核对照护对象基本信息：房间号、床号、姓名、性别、年龄	核对方式不限
	与照护对象及家属建立信任关系	有效的沟通交流
	介绍照护任务及目的：改善老人盆底肌肉张力，强化对排尿的控制力，改善漏尿情形	尽量使用生活化语言
	介绍操作时间，每日训练10次，每次做收缩训练15下，每次收缩训练的速度相同；介绍关键步骤；介绍需要老人注意和（或）配合的内容，有任何不适，及时告知养老护理员	尽量使用生活化语言
	询问老人对操作过程是否存在疑问	尽量使用生活化语言
	征询老人对压力性尿失禁功能训练的环境是否满意	尽量使用生活化语言
	对老人进行综合评估： 1. 全身情况：精神状态、饮食（包括每日饮水量）、二便（包括了解老人排尿的实际间隔时间）、睡眠等 2. 局部情况：肌力、肢体活动度、评估有无尿失禁及尿失禁程度（参考尿失禁评定量表）、皮肤情况等 3. 特殊情况：身体状况、疾病程度、生命体征、合作程度等	以检查动作指向行为或沟通交流方式进行
	询问老人有无其他需求（如厕等）	尽量使用生活化语言
	询问老人是否可以开始操作	尽量使用生活化语言
关键操作技能	1. 摆放体位：打开床挡，掀开下身盖被，上身盖好盖被保暖。将裤子脱至膝盖下面，双腿屈膝，双脚支撑在床面上。叮嘱老人抬起臀部，养老护理员一手托起老人臀部，一手将护理垫垫于老人臀下。叮嘱老人再次抬起臀部，将便盆放在老人臀下，窄口朝向足后跟。协助老人将下肢放平，在老人会阴上覆盖一次性护理垫，盖好盖被保暖 2. 盆底肌肉训练 （1）指导老人在不收缩下肢、腹部及臀部肌肉的情况下自主收缩耻骨、尾骨周围的肌肉（会阴及肛门括约肌）。将肛门收紧向肚脐方向提，屏气3秒后缓慢放松 （2）指导老人进行收缩—放松训练，每次收缩持续3～4秒 3. 排空膀胱练习：收缩—咳嗽—放松—中止（重复） 4. 在膀胱有少量尿液时练习：收缩—咳嗽—咳嗽—放松—中止（重复） 5. 在憋尿时练习：收缩—咳嗽—咳嗽—咳嗽—放松—中止（重复） 6. 训练过程中询问老人无不适后再重复以上动作	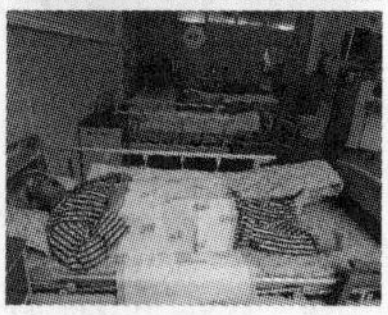 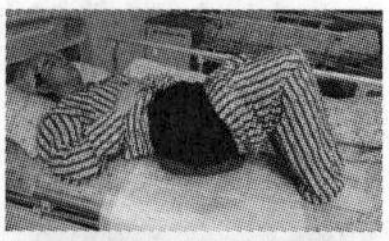 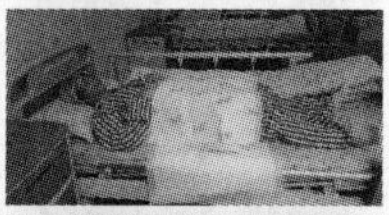

续表

项目	实操技能	具体要求
关键操作技能	7. 训练结束 （1）打开盖被，取下覆盖在会阴上的一次性护理垫。用纸巾擦干会阴部皮肤，叮嘱老人抬起臀部，养老护理员一手扶住老人臀部，另一手撤下便盆，同时撤下一次性护理垫 （2）穿好裤子，协助老人取舒适体位 （3）盖好盖被保暖，拉上床挡，整理床单位	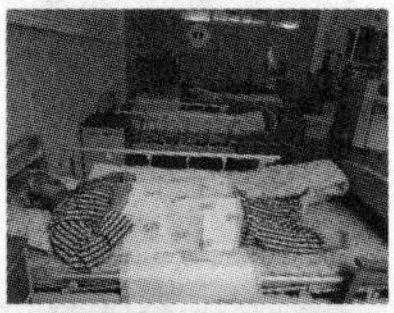 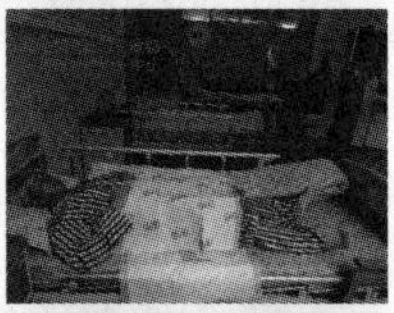 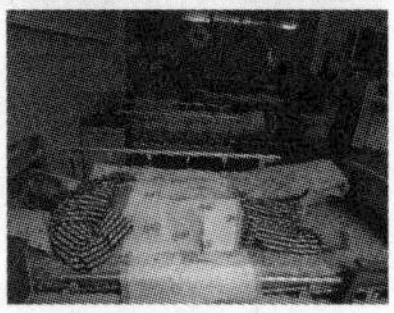
健康宣教	针对本次操作中老人的沟通和健康宣教： 1. 尽量使用生活化语言 2. 方式与方法得当，简单易懂 3. 表述准确、逻辑清晰 4. 适合老人的需要和理解能力 5. 健康教育建议不少于 3 条 6. 内容与方式恰当，结合老人的具体情况（如职业、性格、爱好、家庭等）	在照护过程中结合老人的情况开展健康宣教，如疾病预防和康复、健康生活方式等（将结合具体案例进行具体化和明确化）
评价照护效果	询问老人有无其他需求、是否满意（反馈）	尽量使用生活化语言
	整理各项操作物品：物品放回原位备用	有动作
	规范洗手	有动作
	记录：训练完成情况、老人的特殊行为和症状发生时间、持续长短及发生的情况，如有异常情况及时报告	不漏项，包括评估阳性结果
操作中的注意事项	1. 训练过程中要随时观察老人的反应，发现异常立即停止 2. 养老护理员应尊重、理解老人，不能训斥、嘲笑老人，以免伤害老人的自尊心 3. 根据老人的情况和康复医生的康复计划进行适当的训练，切勿过量 4. 训练应有规律，持之以恒，在恢复控制小便后，仍要坚持不懈地练习，保持良好的状态 5. 告诉老人不能喝饮料，少吃糖、辛辣食品，减少跳跃运动或大运动量活动	操作过程中通过沟通、解释的方式说明
综合评判	操作过程中的安全性：操作流畅、安全、规范，避免老人害怕、疼痛等伤害，过程中未出现致老人于危险环境的操作动作或行为	
	沟通力：顺畅自然、有效沟通，表达信息方式符合老人的社会文化背景，能正确理解老人反馈的信息，避免盲目否定或其他语言暴力	

续表

项目	实操技能	具体要求
综合评判	创新性：能综合应用传统技艺、先进技术等为老人提供所需的照护措施，解决老人的问题，促进老人的健康，提升老人的幸福感	
	职业防护：做好自身职业防护，能运用节力原则，妥善利用力的杠杆作用，调整重心，减少摩擦力，利用惯性等方法	
	人文关怀：能及时关注到老人的各方面变化，能针对老人的心理和情绪作出恰当的反应，给予支持，例如不可急躁，言行举止有尊老、敬老、爱老、护老的意识	
	鼓励：利用语言和非语言方式鼓励老人参与照护，加强自我管理，发挥残存功能，提升自理能力	
	灵活性：对临场突发状况能快速应变，根据老人及现场条件灵活机动地实施照护，具有很强的解决问题的能力	

任务十四　指导偏瘫老人进行坐位平衡功能训练

【任务导入】

奚奶奶，现居住在某某福利院特护科 F515 室 /2 床。

照护评估中的基本信息：

出生年月：1937 年 4 月；身高：160 厘米；体重：67 千克；文化程度：研究生；婚姻状况：离异。

经济状况：10000 元 / 月，子女经济条件好，能给予一定的支持。

兴趣爱好：唱歌、跳舞。

饮食喜好：豆腐鱼、黄豆烧猪蹄、喝咖啡。

性格特点：性格开朗，喜欢与人交流。

工作经历：某某文工团副团长。

家庭情况：1 个侄子，在本地。

既往病史：高脂血症病史 20 年、糖尿病病史 20 年、高血压病史 15 年，6 个月前突发脑出血。

目前状况：6 个月前，老人突发脑出血，经住院治疗康复后出院休养，正在持续康复训练中。目前老人活动受限，右侧肢体活动不灵，左侧肢体活动正常，能正常交流，右耳听力下降，日常生活半自理，在协助下坐在床上可以进食、洗脸、刷牙，但是穿脱衣服、大小便、床椅转移需要帮助，在椅子上不能独立坐稳。为了提高老人的生活质量和健康状态，康复医生为奚奶奶制订了康复训练计划，养老护理员需要为奚奶奶进行心理疏导并指导她进行坐位平衡功能训练。

【任务要求】

指导偏瘫老人进行坐位平衡功能训练，要求养老护理员用口头语言和肢体语言疏导老人的不良情绪或鼓励、表扬老人，增强老人提高生活自理能力的信心，将沟通交流、安全照护、心理支持、人文关怀、职业安全与保护等贯穿于照护服务全过程。

【任务目标】

- 了解偏瘫老人进行坐位平衡功能训练的目的
- 熟悉偏瘫老人进行坐位平衡功能训练的要求
- 掌握偏瘫老人进行坐位平衡功能训练的方法
- 能指导偏瘫老人进行坐位平衡功能训练

【任务分析】

偏瘫后的老人康复期最重要的训练就是坐姿康复训练。偏瘫老人无法独立坐或者坐不稳的情况主要是患侧肢体和躯干肌控制及平衡能力下降所致，为帮助偏瘫老人逐步恢复行动能力，坐位平衡功能训练是首要的。

一、指导偏瘫老人进行坐位平衡功能训练的要求

（一）对老人的要求

老人主观上愿意参与训练，生理上目前没有出现训练的禁忌情况。

（二）对养老护理员的要求

（1）养老护理员应提前准备好训练环境，温湿度适宜，环境安全。

（2）养老护理员着装方便训练，洗净并温暖双手。

（3）养老护理员能够耐心向老人解释训练过程及方法，能够进行动作分解示范。

（4）注意在训练过程中密切关注老人的身体情况。

二、指导偏瘫老人进行坐位平衡功能训练的方法

（1）静态坐位平衡训练：养老护理员站在老人旁边，老人出现倾倒情况时及时扶正，协助老人逐渐延长保持独立坐位的时间。

（2）左右平衡训练：老人头部保持直立，养老护理员坐在老人患侧，引导老人将重心转移向自己，然后反向训练，将重心转移至健侧，重复左右转移的过程，逐步增加老人的主动性，减少辅助力量，逐步使老人自己完成重心转移。

（3）前后平衡训练：养老护理员协助老人双脚平放于地上，双手尽量尝试触摸足尖，也可以双手交叉向下触脚。

【任务实施】

项目	实操技能	具体要求
工作准备	简述情境、老人照护问题和任务等	口头汇报
	操作过程中不缺用物，能满足完成整个操作 物品准备：抛接球1个、物品若干、洗手液、笔、记录单	不需要口头汇报
	环境准备：室内环境整洁、温湿度适宜、地面防滑	以检查动作指向行为或沟通交流方式进行
	老人准备：老人衣着舒适宽松，穿防滑鞋	以沟通交流方式进行
	个人准备：着装规范、规范洗手	洗手有动作
沟通解释评估	向老人问好、自我介绍、友好微笑、称呼恰当	礼貌用语、举止得体
	核对照护对象基本信息：房间号、床号、姓名、性别、年龄	核对方式不限
	与照护对象及家属建立信任关系	有效的沟通交流
	介绍照护任务及目的：通过坐位平衡功能训练，不断增强躯干肌的控制能力，提高平衡反应水平，为站立行走做好准备	尽量使用生活化语言
	介绍操作时间（30 ~ 60 分钟）、关键步骤；介绍需要老人注意和（或）配合的内容，有任何不适，及时告知养老护理员	尽量使用生活化语言
	询问老人对操作过程是否存在疑问	尽量使用生活化语言
	征询老人对坐位平衡功能训练的环境是否满意	尽量使用生活化语言
	对老人进行综合评估： 1. 全身情况：精神状态、饮食、二便、睡眠等 2. 局部情况：肌力、肢体活动度（肢体严重痉挛时不能进行平衡训练）、皮肤情况等 3. 特殊情况：身体状况、生命体征（重点）、认知、疾病程度（患有心律失常、心力衰竭、严重感染时不能进行平衡训练）	以检查动作指向行为或沟通交流方式进行
	询问老人有无其他需求（如厕等）	尽量使用生活化语言
	询问老人是否可以开始操作	尽量使用生活化语言
关键操作技能	1. 坐位静态平衡训练 （1）协助老人端坐于床边，双下肢平稳地放于地面，双脚分开与肩同宽，同时用健侧手握住患侧手，双上肢前伸 90° 以保持坐位平衡 （2）将镜子放在老人前方，使老人能通过视觉不断调整自己的体位 （3）老人能保持坐位平衡后，在协助下将双手放于膝部，保持稳定。养老护理员在老人身旁，辅助老人保持静态平衡，并逐渐减少辅助，使老人能够独立保持静态平衡 20 ~ 30 分钟 2. 自动平衡 协助老人端坐于床边，双下肢平稳地放于地面，双脚分开与肩同宽，养老护理员位于老人对面，手拿物体，让老人去取不同方向、高	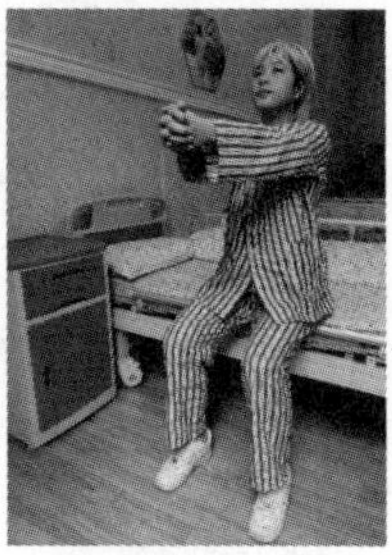

续表

项目	实操技能	具体要求
关键操作技能	度的目标物或转移物品,由近渐远增加困难程度。如老人感到疲乏、劳累,协助老人保持坐位静态平衡体位休息 3. 坐位动态平衡训练 (1)在静态平衡下,养老护理员告诉老人将从前后左右各个方向给老人施加推力,打破静态平衡,让老人尽快调整到平衡状态 (2)养老护理员站在老人左侧,左手向左推老人右肩,右手围扶老人左肩及后背,保护老人,以防摔倒。养老护理员左手向后推老人胸部,右手围扶老人后背。养老护理员右手向前推老人后背,左右围扶老人胸部,保护老人,以防摔倒 (3)养老护理员站在老人右侧,右手向右推老人左肩,左手围扶老人右肩及后背,保护老人,以防摔倒 4. 观察并注意询问老人的感受,如有不适应及时停止并通知医护人员 5. 训练结束 (1)与老人沟通训练的感受 (2)协助老人上床休息 (3)盖好盖被,拉上床挡,整理床单位	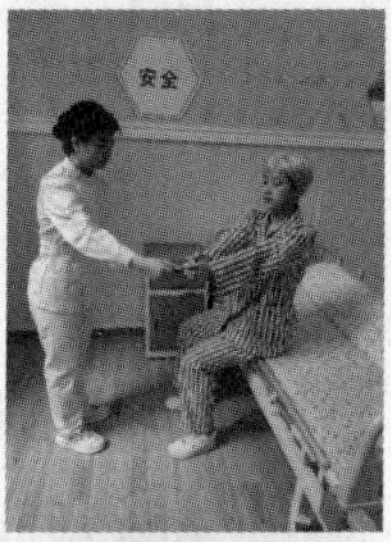 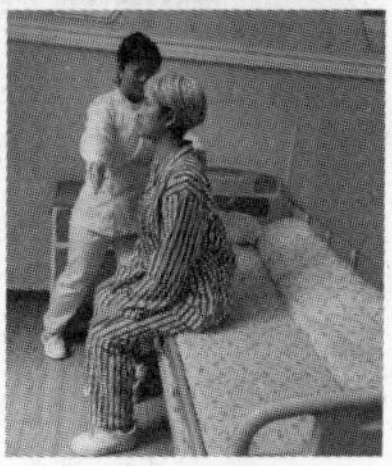
健康宣教	针对本次操作中老人的沟通和健康宣教: 1. 尽量使用生活化语言 2. 方式与方法得当,简单易懂 3. 表述准确、逻辑清晰 4. 适合老人的需要和理解能力 5. 健康教育建议不少于 3 条 6. 内容与方式恰当,结合老人的具体情况(如职业、性格、爱好、家庭等)	在照护过程中结合老人的情况开展健康宣教,如疾病预防和康复、健康生活方式等(将结合具体案例进行具体化和明确化)
评价照护效果	询问老人有无其他需求、是否满意(反馈)	尽量使用生活化语言
	整理各项操作物品:物品放回原位备用	有动作
	规范洗手	有动作
	记录:训练完成情况及老人的反应,如有异常情况及时报告	不漏项,包括评估阳性结果
操作中的注意事项	1. 起始幅度要小,并逐渐增大训练难度 2. 把每一步动作加以分解,反复示范,指导老人练习,得到老人的反馈后再开始下一步动作 3. 训练过程中养老护理员应耐心、不可急躁、尊重老人 4. 老人的表现有进步时要及时给予鼓励,并适当奖励 5. 康复训练要有计划性、规律性,并持之以恒	操作过程中通过沟通、解释的方式说明
综合评判	操作过程中的安全性:操作流畅、安全、规范,避免老人害怕、疼痛等伤害,过程中未出现致老人于危险环境的操作动作或行为	
	沟通力:顺畅自然、有效沟通,表达信息方式符合老人的社会文化背景,能正确理解老人反馈的信息,避免盲目否定或其他语言暴力	

续表

项目	实操技能	具体要求
综合评判	创新性：能综合应用传统技艺、先进技术等为老人提供所需的照护措施，解决老人的问题，促进老人的健康，提升老人的幸福感	
	职业防护：做好自身职业防护，能运用节力原则，妥善利用力的杠杆作用，调整重心，减少摩擦力，利用惯性等方法	
	人文关怀：能及时关注到老人的各方面变化，能针对老人的心理和情绪作出恰当的反应，给予支持，例如不可急躁，言行举止有尊老、敬老、爱老、护老的意识	
	鼓励：利用语言和非语言方式鼓励老人参与照护，加强自我管理，发挥残存功能，提升自理能力	
	灵活性：对临场突发状况能快速应变，根据老人及现场条件灵活机动地实施照护，具有很强的解决问题的能力	

第四部分

失智照护

任务一　对失智老人进行认知功能评估

【任务导入】

周爷爷，现居住在某某福利院疗养科 E203 室。

照护评估中的基本信息：

出生年月：1949 年 2 月；身高：170 厘米；体重：75 千克；文化程度：中专；婚姻状况：丧偶。

经济状况：退休金 8000 元 / 月，有积蓄，女儿经济条件一般，能给予少量支持。

兴趣爱好：看电视、吸烟、喝浓茶，不爱运动。

饮食喜好：面食、甜食、红烧肉、喝酒。

性格特点：性格孤僻、不爱与人交流。

工作经历：小学数学教师、特级教师。

家庭情况：1 个女儿、1 个外孙女、2 个外孙，均在本地。

既往病史：慢性支气管炎病史 15 年、糖尿病病史 10 年。

目前状况：1 年前老伴去世后周爷爷便开始了独居生活。每次家人提到老伴，周爷爷就会闷闷不乐，甚至偷偷流泪，并且出现入睡困难、夜间经常醒来、睡眠浅、多梦等睡眠障碍。平时周爷爷每餐都要喝酒，还会看电视至深夜才上床睡觉。近期，女儿发现父亲常常忘记刚刚说过的话，有时候一个问题要反复问好几遍，没有时间观念，看到东西会随手拿起来放进衣服口袋，情绪变化快，查看老人的药盒时，发现老人没有按时服用。女儿担心父亲一个人在家不安全，1 周前将老人送到某某福利院进行照护。养老护理员小李在照护老人一周后，基本了解了老人目前存在的照护问题。为了更好地照护周爷爷，养老护理员要为老人进行认知功能评估，并疏导其不良情绪。

【任务要求】

对失智老人进行认知功能评估，要求养老护理员用口头语言和肢体语言疏导老人的不良情绪或鼓励、表扬老人，增强老人提高生活自理能力的信心，将沟通交流、安全照护、心理支持、人文关怀、职业安全与保护等贯穿于照护服务全过程。

【任务目标】

- 了解失智症的临床表现
- 熟悉对失智老人进行评估的内容
- 掌握对失智老人进行认知功能评估的方法
- 能独立对失智老人进行认知功能评估

【任务分析】

失智老人评估是对失智老人的身体健康状况和认知功能进行的评估。为失智老人进行认知功能评估可以避免对失智老人的二次伤害。

失智症的临床表现为失语、失认、偏食、吞咽困难、行为异常、幻觉、妄想等。失智症状出现可能是由痴呆引起的，也可能是由其他原因引起的。

（1）痴呆：记忆力减退、语言表达障碍，对日常生活有认知障碍、智能下降、日常活动失用或不能完成等现象。

（2）智力低下：在脑功能正常的人群中智力程度的改变。在智力低下人群中，对精神发育迟滞及智力低下患者的诊断主要取决于智力发展水平，对智力正常或轻度智力障碍的诊断主要取决于患者的日常生活活动能力和认知功能。

一、对失智老人进行评估的内容

1. 认知能力：通过对评估对象进行认知功能评估，并提出失智老人评估需求，根据老人失智类型，制订失智评估流程。

2. 言语表达能力：主要采用口头训练及对话训练，评估老人的语言理解能力、口语交流能力、认知功能等。

3. 空间能力：包括空间位置感知、动作协调能力、记忆能力等的评估，并针对相关情况进行评估。

4. 认知能力：对认知能力和日常生活自理能力有无障碍等作出评估。

5. 语言表达功能：评估语言表达和理解能力是否有障碍。

6. 社交能力：主要包括社交能力、情绪控制能力、情感交流能力等方面的评估。

7. 语言运用和理解能力：主要表现为日常语言表达方面存在障碍、言语表达能力下降、语言表达能力障碍、反应时间缩短、认知功能降低、存在记忆力和理解能力下降现象、学习能力差、学习新知识困难、不了解新知识、与人交流困难（聊天困难）、无语言表达能力、日常生活自理能力困难、言语表达效果差、情感表达能力弱等。

二、认知功能评估

老人认知功能评估包括定向力、记忆力、注意力和计算力、语言能力、视觉空间能力等认知领域。一个理想的认知功能筛查工具应该具备简明，易于执行，不受教育、文化、语言等因素影响，心理测量学上稳定和覆盖较广泛的认知领域的特点。由于老人的耐受性较差，可配合的时间有限，所以编制耗时短、完成率高、信度与效度俱佳的筛查工具十分必要。目前，常用的、效果较好的认知功能筛查工具和方法包括简易智力状态检查量表与画钟试验。

【任务实施】

项目	实操技能	具体要求
工作准备	简述情境、老人照护问题和任务等	口头汇报
	操作过程中不缺用物，能满足完成整个操作 物品准备：A4纸、卡片（上面写着"请闭上您的眼睛"）、钥匙、铅笔、两个五边形样图一张、签字笔、评估量表、洗手液、笔、记录单	不需要口头汇报
	环境准备：环境干净整洁、温湿度适宜、光线明亮	以检查动作指向行为或沟通交流方式进行
	老人准备：老人意识清醒，可以配合操作	以沟通交流方式进行
	个人准备：着装规范、规范洗手	洗手有动作
沟通解释评估	向老人问好、自我介绍、友好微笑、称呼恰当	礼貌用语、举止得体
	核对照护对象基本信息：房间号、床号、姓名、性别、年龄	核对方式不限
	与照护对象及家属建立信任关系	有效的沟通交流
	介绍照护任务及目的：找出老人存在的问题，分析产生认知问题的原因，并作出判断	尽量使用生活化语言
	介绍操作时间（根据老人的耐受情况而定）、关键步骤；介绍需要老人注意和（或）配合的内容，有任何不适，及时告知养老护理员	尽量使用生活化语言
	询问老人对操作过程是否存在疑问	尽量使用生活化语言
	征询老人对评估的环境是否满意	尽量使用生活化语言
	对老人进行综合评估： 1. 全身情况：意识、精神状态、情绪、活动能力等 2. 局部情况：肌力、肢体活动度、皮肤情况等 3. 特殊情况：视力、听力情况	以检查动作指向行为或沟通交流方式进行
	询问老人有无其他需求（如厕等）	尽量使用生活化语言
	询问老人是否可以开始操作	尽量使用生活化语言

续表

项目	实操技能	具体要求
关键操作技能	1. 老人坐在评估室内 （1）评估定向力：第1—10项，分数最高，合计10分 1）时间定向："今天是星期几？几号？几月份呢？什么季节？哪一年？"答对一项得1分（结果：全部答对，得5分） 2）地点定向："现在居住在哪个省市？哪个区或县？哪个街道或乡？现在几楼？这是什么地方呢？"（结果：省市、区县未答对，得3分） （2）评估记忆力（瞬时记忆）：第11项，计3分 1）问三样东西的名称，请老人重复并要求记住这三样东西，几分钟后还要再问 2）"皮球""国旗""树木"，每个答案正确得1分（结果：全部答对，得3分） （3）评估注意力和计算力：第12项，计5分 "爷爷，请您算一下100减去7等于几呢？然后用所得的数目再减去7等于几？"如此计算下去，连减5次，减对一次得1分，错了不得分。答案分别是93、86、79、72、65（结果：答对2次，得2分） （4）评估记忆力（延时记忆）：第13项，计3分 1）爷爷好！现在请您说出刚才我让您记住的那三样东西好吗？ 2）答案是"皮球""国旗""树木"。无须按顺序，答对一个得1分（结果：答对2个，得2分） （5）评估语言能力：第14—18项，合计8分 1）命名： ①出示钥匙：这个东西叫什么呀？ 答对得1分（结果：答对，得1分） ②出示铅笔：这个东西叫什么呀？ 答对得1分（结果：答对，得1分） 2）复述："爷爷，现在我要说一句话，请您跟着我清楚地重复一遍好吗？""四十四只石狮子。"（结果：复述正确，得1分） 3）理解指令： ①出示卡片"请闭上您的眼睛"。老人按照卡片指令做闭上眼睛的动作，得1分。否则不得分。（结果：操作正确，得1分） ②"爷爷，我给您一张纸，请您按我说的去做好吗？"现在开始："用右手拿起这张纸。"老人拿起来得1分。"用两只手将它对折起来。"老人能对折得1分。"放在您的左腿上。"老人将对折的纸放在左腿上得1分。注意不要重复说明，也不要示范，请老人按指令完成。（结果：操作正确，得3分） ③"请爷爷说一个完整的句子。"句子必须有主语、动词、有意义。正确得1分。（结果：回答句子完整，得1分） （6）评估视空间能力（结构模仿）：第19项，计1分 1）请老人看清楚下列图形，照样画一个图。图的特点是两个五边形画在一起，中间是个四边形 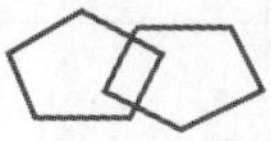 2）老人画出两个五边形的图案，交叉处有个四边形，得1分。画不出不得分（结果：画图正确，得1分）	

续表

项目	实操技能	具体要求
关键操作技能	(7)判断结果：将得分相加，得到总分。根据以下标准初步判断： 正常：29 ~ 30 分 轻度：20 ~ 28 分 中度：14 ~ 19 分 中重度：5 ~ 13 分 重度：0 ~ 4 分 2. 老人正确完成以上所有 19 项评估，每缺一项或者错误一项，扣 1 分，共 30 分 3. 养老护理员正确判断评估结果 4. 向老人或者家属正确解释评估结果，根据结果建议家属带老人请专业医生进行进一步检查，以明确诊断等 5. 评估时间安排是否合理 6. 协助老人休息，取舒适体位	
健康宣教	针对本次操作中老人的沟通和健康宣教： 1. 尽量使用生活化语言 2. 方式与方法得当，简单易懂 3. 表述准确、逻辑清晰 4. 适合老人的需要和理解能力 5. 健康教育建议不少于 3 条 6. 内容与方式恰当，结合老人的具体情况（如职业、性格、爱好、家庭等）	在照护过程中结合老人的情况开展健康宣教，如疾病预防和康复、健康生活方式等（将结合具体案例进行具体化和明确化）
评价照护效果	询问老人有无其他需求、是否满意（反馈）	尽量使用生活化语言
	整理各项操作物品：物品放回原位备用	有动作
	规范洗手	有动作
	记录：老人的情况，如有异常情况及时报告	不漏项，包括评估阳性结果
操作中的注意事项	1. 评估时注意保护老人的安全 2. 注意询问老人的感受，如有不适应及时停止并通知医护人员 3. 老人的表现有进步时要及时给予鼓励，并适当奖励	操作过程中通过沟通、解释的方式说明
综合评判	操作过程中的安全性：操作流畅、安全、规范，避免老人害怕、疼痛等伤害，过程中未出现致老人于危险环境的操作动作或行为	
	沟通力：顺畅自然、有效沟通，表达信息方式符合老人的社会文化背景，能正确理解老人反馈的信息，避免盲目否定或其他语言暴力	
	创新性：能综合应用传统技艺、先进技术等为老人提供所需的照护措施，解决老人的问题，促进老人的健康，提升老人的幸福感	
	职业防护：做好自身职业防护，能运用节力原则，妥善利用力的杠杆作用，调整重心，减少摩擦力，利用惯性等方法	

续表

项目	实操技能	具体要求
综合评判	人文关怀：能及时关注到老人的各方面变化，能针对老人的心理和情绪作出恰当的反应，给予支持，例如不可急躁，言行举止有尊老、敬老、爱老、护老的意识	
	鼓励：利用语言和非语言方式鼓励老人参与照护，加强自我管理，发挥残存功能，提升自理能力	
	灵活性：对临场突发状况能快速应变，根据老人及现场条件灵活机动地实施照护，具有很强的解决问题的能力	

任务二　为失智老人进行记忆力训练

【任务导入】

温奶奶，现居住在某某福利院失智区 101 室。

照护评估中的基本信息：

出生年月：1948 年 2 月；身高：153 厘米；体重：60 千克；文化程度：小学；婚姻状况：丧偶。

经济状况：退休金 3000 元 / 月，子女经济条件一般，能给予的支持有限。

兴趣爱好：看电视、跳广场舞。

饮食喜好：炖蹄花、红烧肉，不爱吃蔬菜。

性格特点：健谈、外向。

工作经历：事业单位食堂杂役工。

家庭情况：1 个女儿、1 个儿子、1 个外孙女、1 个孙子，均在本地。

既往病史：糖尿病病史 15 年、阿尔茨海默病病史 1 年。

目前状况：温奶奶刚入住某某福利院 1 周，血糖控制平稳，四肢活动正常，意识清楚。在这一周的照护中，养老护理员发现老人时常找不到自己的房间，记不住养老护理员的名字，常常忘记自己的水杯放在哪里，每天会在厕所反复洗手，刚吃了饭就忘了。每次给女儿打电话都叫女儿给她带个杯子过来，稍有不慎就对女儿发脾气，对年、月、日的记忆模糊，常常弄错，并且时常感觉倦怠，怕麻烦，对任何事情都提不起兴趣。为了延缓记忆力的进一步下降，养老护理员需要在每天下午两点对老人进行记忆力训练。

【任务要求】

为失智老人进行记忆力训练，要求养老护理员用口头语言和肢体语言疏导老人的不良情绪或鼓励、表扬老人，增强老人提高生活自理能力的信心，将沟通交流、安全照护、心理支持、人文关怀、职业安全与保护等贯穿于照护服务全过程。

【任务目标】

- 了解记忆训练的内容
- 熟悉记忆训练的方法
- 掌握为失智老人进行记忆训练的方法
- 能独立为失智老人进行记忆训练

【任务分析】

记忆障碍是生理或外部环境原因引起的，个人不能记住新信息和技能或回忆旧信息和技能的一种永久性或暂时性的状态。记忆障碍通常分为瞬时记忆障碍、短时记忆障碍、长时记忆障碍。

一、记忆力训练的内容

（1）陪老人一起看老照片、回忆往事，鼓励老人讲述自己的故事，帮助老人维持远期记忆。

（2）引导老人将图片、词组、数字或实物进行归类和回忆，提高老人的逻辑推理能力。

（3）采取记数字，询问日期，重述电话号码，回忆之前出示的钢笔、眼镜、钥匙等物品名称等方法，提高老人的瞬时记忆能力。

（4）引导老人记忆一段信息，并按一定时间间隔复述信息，反复进行并逐渐延长间隔时间，训练其延迟记忆能力。

二、记忆力训练方法

各种记忆力训练可以改善或提高老人的记忆能力，提高其生活质量。下面介绍几种常用的记忆力训练方法。

1. 训练方法 1

（1）准备几张卡片，上面分别有水果、蔬菜、家具等图案。先与老人沟通，告诉他即将进行记忆力训练。

（2）拿出一张水果卡片，请老人看，并请老人说出水果的名字，也可以问他是否喜欢吃这种水果（如果是他喜欢吃的，可以在训练过程中提示是他喜欢吃的水果）。

（3）请老人闭眼约 5 秒钟，此时可将这张水果卡片与其他卡片混在一起。

（4）将多张卡片摆在老人面前，请老人找出刚才他看过的卡片，如果老人不能很快找出，可以提示是一种水果，如果是他喜欢吃的，也可以提示是他喜欢吃的水果。

（5）老人正确找到卡片后，给予鼓励，以增加老人继续训练的信心。

根据老人的精神状态，可以更换另一张卡片，按以上方法进行训练，也可以稍事休息。

2. 训练方法 2

（1）准备 5 ~ 6 张不同数字、不同颜色的扑克牌。先与老人沟通，告诉他即将进行记忆力训练。

（2）请老人先按数字从小到大的顺序认读一遍，然后将扑克牌顺序打乱，最后请老人按数字从小到大的顺序进行排列。

（3）在老人进行操作的过程中，如果不太顺利，可以给予提示，帮助他们先从数字小的扑克牌开始排列，逐步将顺序排列出来。待排列完毕，给予老人鼓励。

3. 训练方法 3

（1）准备几张不同颜色的卡片。先与老人沟通，告诉他即将进行记忆力训练。

（2）先按一定的顺序请老人将不同颜色的卡片读一遍（如红、黄、蓝、绿、黑），然后将卡片顺序打乱摆在老人面前，最后请老人将卡片按照刚才读过的颜色顺序摆放出来。

（3）在训练过程中，如果老人回忆困难，可以适当给予提示，帮助老人按顺序摆放卡片。待老人正确操作完毕后，给予鼓励。

根据老人的精神状态，可以反复进行训练，也可以稍事休息。

【任务实施】

项目	实操技能	具体要求
工作准备	简述情境、老人照护问题和任务等	口头汇报
	操作过程中不缺用物，能满足完成整个操作 物品准备：各种图片或模型(包括但不限于水果、动物、数字、蔬菜、家具等)、播放器、水杯、纸巾、洗手液、笔、记录单	不需要口头汇报
	环境准备：老人熟悉的、安全的环境，如房间、客厅等，温湿度适宜、光线明亮	以检查动作指向行为或沟通交流方式进行
	老人准备：老人状态良好，可以配合操作	以沟通交流方式进行
	个人准备：着装规范、规范洗手	洗手有动作
沟通解释评估	向老人问好、自我介绍、友好微笑、称呼恰当	礼貌用语、举止得体
	核对照护对象基本信息：房间号、床号、姓名、性别、年龄	核对方式不限
	与照护对象及家属建立信任关系	有效的沟通交流
	介绍照护任务及目的：各种记忆训练可以改善或提高老人的记忆能力，提高其生活质量	尽量使用生活化语言
	介绍操作时间(30 分钟)、关键步骤；介绍需要老人注意和(或)配合的内容，有任何不适，及时告知养老护理员	尽量使用生活化语言

续表

项目	实操技能	具体要求
沟通解释评估	询问老人对操作过程是否存在疑问	尽量使用生活化语言
	征询老人对记忆力训练的环境是否满意	尽量使用生活化语言
	对老人进行综合评估: 1. 全身情况: 精神状态、饮食、二便、睡眠等 2. 局部情况: 肌力、肢体活动度、手指的协调性等 3. 特殊评估: 视力情况、听力情况	以检查动作指向行为或沟通交流方式进行
	询问老人有无其他需求(如厕等)	尽量使用生活化语言
	询问老人是否可以开始操作	尽量使用生活化语言
关键操作技能	1. 布置活动桌椅: 将物品放在桌子上, 摆放位置合理 2. 养老护理员坐在老人身旁, 与老人的椅子成 90° 角, 告诉老人即将进行记忆力训练 3. 征询老人的意见, 播放合适的背景音乐, 音量合适 4. 进行操作前的铺垫活动, 如手指操等, 活跃气氛 5. 记忆力训练 (1) 瞬间记忆训练: 养老护理员念一串不按顺序排列的数字, 如 125, 2334……念完后立即让老人复述, 直到不能复述为止; 或者给老人看几张图片, 如苹果、手机、钢笔等, 然后马上收起来让老人回忆刚才看到了什么, 物品的数量可由少到多逐渐增加 1) 如老人能顺利完成, 给予其鼓励和表扬 2) 如老人注意力转移或者表现出不耐烦, 及时采取有效措施吸引其注意力, 如换老人感兴趣的图片等 3) 当老人识别不清时, 可适当提醒, 让老人复述, 直至记住 (2) 短时记忆训练: 1) 当老人能够对多张彩图进行识别和瞬间回忆正确时, 可将刚刚识别的彩图正面向下, 让老人回忆并回答刚才看到了什么, 以训练短时记忆 2) 再将刚刚识别的彩图正面向上, 让老人找出正确的图片, 以强化短时记忆 6. 活动结束后 (1) 让老人自己整理物品, 摆放整齐, 备用 (2) 与老人一起总结此次活动, 询问老人对此次活动的感受, 感谢老人的配合 (3) 预约下一次训练时间 7. 协助老人休息, 取舒适体位	
健康宣教	针对本次操作中老人的沟通和健康宣教: 1. 尽量使用生活化语言 2. 方式与方法得当, 简单易懂 3. 表述准确、逻辑清晰 4. 适合老人的需要和理解能力 5. 健康教育建议不少于 3 条 6. 内容与方式恰当, 结合老人的具体情况(如职业、性格、爱好、家庭等)	在照护过程中结合老人的情况开展健康宣教, 如疾病预防和康复、健康生活方式等(将结合具体案例进行具体化和明确化)

续表

项目	实操技能	具体要求
评价照护效果	询问老人有无其他需求、是否满意（反馈）	尽量使用生活化语言
	整理各项操作物品：物品放回原位备用	有动作
	规范洗手	有动作
	记录：训练的内容、效果，如有异常情况及时报告	不漏项，包括评估阳性结果
操作中的注意事项	1. 密切观察老人的情绪，如老人感到烦躁，立即停止或转移其注意力 2. 对老人的良好表现及时表扬和鼓励，维持老人对进行记忆力训练的兴趣和信心	操作过程中通过沟通、解释的方式说明
综合评判	操作过程中的安全性：操作流畅、安全、规范，避免老人害怕、疼痛等伤害，过程中未出现致老人于危险环境的操作动作或行为	
	沟通力：顺畅自然、有效沟通，表达信息方式符合老人的社会文化背景，能正确理解老人反馈的信息，避免盲目否定或其他语言暴力	
	创新性：能综合应用传统技艺、先进技术等为老人提供所需的照护措施，解决老人的问题，促进老人的健康，提升老人的幸福感	
	职业防护：做好自身职业防护，能运用节力原则，妥善利用力的杠杆作用，调整重心，减少摩擦力，利用惯性等方法	
	人文关怀：能及时关注到老人的各方面变化，能针对老人的心理和情绪作出恰当的反应，给予支持，例如不可急躁，言行举止有尊老、敬老、爱老、护老的意识	
	鼓励：利用语言和非语言方式鼓励老人参与照护，加强自我管理，发挥残存功能，提升自理能力	
	灵活性：对临场突发状况能快速应变，根据老人及现场条件灵活机动地实施照护，具有很强的解决问题的能力	

任务三　为失智老人进行计算力训练

【任务导入】

杨爷爷，现居住在某某福利院失智区106室。

照护评估中的基本信息：

出生年月：1950年4月；身高：175厘米；体重：70千克；文化程度：大学；婚姻状况：丧偶。

经济状况：退休金颇丰，有积蓄，女儿经济条件较好，能给予适当支持。

兴趣爱好：看报纸、下棋、遛鸟。

饮食喜好：甜食、面食。

性格特点：精明能干。

工作经历：事业单位会计。

家庭情况：1个女儿、2个外孙女，均在本地。

既往病史：高血压病史10年，饮酒40年，退休前每日饮半斤酒，2年前确诊阿尔茨海默病。

目前状况：养老护理员发现杨爷爷最近常常忘记吃药，天气变化也不知道正确地添减衣物，时常找不到自己的房间，傍晚时会漫无目的地乱走，并到处寻找家人，声称想要回家，经常和已故的父母交谈，还常怀疑养老护理员偷自己的钱，去福利院小卖部购买东西不能计算应付多少钱或找零多少。目前，老人血压平稳，四肢活动正常，为了减轻和延缓病情发展，康复医生根据老人的情况制订了康复训练计划，每个工作日下午两点需要养老护理员为失智老人进行计算力训练。

【任务要求】

为失智老人进行计算力训练，要求养老护理员用口头语言和肢体语言疏导老人的不良情绪或鼓励、表扬老人，增强老人提高生活自理能力的信心，将沟通交流、安全照护、心理支持、人文关怀、职业安全与保护等贯穿于照护服务全过程。

【任务目标】

- 了解什么是计算力障碍
- 熟悉计算力训练的方法
- 掌握为失智老人进行计算力训练的方法
- 能独立为失智老人进行计算力训练

【任务分析】

一、什么是计算力障碍

计算力障碍指计算能力减退，以前能做的简单计算无法正确做出。失智老人会出现智力及计算能力减退的情况。轻者计算速度明显变慢，不能完成稍复杂的计算，或者经常发生极明显的错误；严重者连简单的加减计算也无法进行，甚至完全丧失“数”的概念。

二、计算力训练

计算力是认知过程中的重要环节，计算力对失智老人来说较为重要。计算力训练与教育儿童进行计算类似，常从较为简单、基本的运算开始。如老人回答较佳，可适当增加难度，使其进行十位数、百位数的数学运算，笔算、心算可同步进行训练。复杂的计算力训练可通过计算机系统开展。训练中不可催促老人，应给予适当鼓励，使老人产生成就感，从而进一步提高训练的积极性。

例如：将筷子分成两堆，让老人比较哪堆多、哪堆少；或让老人进行简单的家庭消费账目计算，如去商场购买一些日用品，让他计算每样物品各花费了多少钱、共花费了多少钱、还剩多少钱等。

【任务实施】

项目	实操技能	具体要求
工作准备	简述情境、老人照护问题和任务等	口头汇报
	操作过程中不缺用物，能满足完成整个操作 物品准备：数字卡片（包括 0—9）、符号卡片（加减乘除符号）、塑料球、玩具、筷子、人民币、播放器、水杯、纸巾、洗手液、笔、记录单	不需要口头汇报
	环境准备：老人熟悉的、安全的环境，如房间、客厅等，温湿度适宜、光线明亮	以检查动作指向行为或沟通交流方式进行
	老人准备：老人状态良好，可以配合操作	以沟通交流方式进行

续表

项目	实操技能	具体要求
工作准备	个人准备：着装规范、规范洗手	洗手有动作
沟通解释评估	向老人问好、自我介绍、友好微笑、称呼恰当	礼貌用语、举止得体
	核对照护对象基本信息：房间号、床号、姓名、性别、年龄	核对方式不限
	与照护对象及家属建立信任关系	有效的沟通交流
	介绍照护任务及目的：计算力训练可改善或提高老人的计算能力，提高其生活质量	尽量使用生活化语言
	介绍操作时间（30分钟）、关键步骤；介绍需要老人注意和（或）配合的内容，有任何不适，及时告知养老护理员	尽量使用生活化语言
	询问老人对操作过程是否存在疑问	尽量使用生活化语言
	征询老人对计算力训练的环境是否满意	尽量使用生活化语言
	对老人进行综合评估： 1. 全身情况：精神状态、饮食、二便、睡眠等 2. 局部情况：肌力、肢体活动度、手指的协调性等 3. 特殊评估：视力情况、听力情况	以检查动作指向行为或沟通交流方式进行
	询问老人有无其他需求（如厕等）	尽量使用生活化语言
	询问老人是否可以开始操作	尽量使用生活化语言
关键操作技能	1. 布置活动桌椅：将物品放在桌子上，摆放位置合理 2. 养老护理员坐在老人身旁，与老人的椅子成90°角，告诉老人即将进行计算力训练 3. 征询老人的意见，播放合适的背景音乐，音量合适 4. 进行操作前的铺垫活动，如手指操等，活跃气氛 5. 取出数字及加减乘除符号卡片摆放在合适的位置，便于与老人沟通及展示卡片，引导老人做好识别的心理准备。如“爷爷（奶奶），现在我们做识别数字和加减乘除的游戏好吗？”向老人说明活动内容 6. 卡片的识别和排序 （1）要求老人先做数字识别，将所有数字按0—9的顺序排列整齐 （2）当老人排列有误时可以提醒，并要求老人对识别不清的数字进行复述，直至能够记忆 （3）当老人对数字识别正确后，可以任意抽取一张数字卡片，要求老人回忆 （4）当老人能够识别所有数字后，让老人取出两个数字卡片识别大小，并识别其中一个数字比另一个数字大多少或小多少，识别有误时可以提醒 （5）让老人将数字按两位数组合，识别其中一组数字比另一组数字大多少或小多少，识别有误时可以提醒	

续表

项目	实操技能	具体要求
关键操作技能	7. 计算力训练 （1）让老人取出两个数字，识别两个数字相加是多少，识别有误时可以提醒，并要求老人复述，直至能够记住 （2）让老人将数字按两位数组合，识别其中一组数字比另一组数字大多少、小多少、总和是多少，要求老人复述，直至能够记住，识别有误时可以提醒 （3）如果活动进展顺利，可以加大难度，对老人进行乘、除训练 8. 更多计算力训练 （1）如果老人对数字识别不能胜任，可以进行数字再认或练习数数 （2）如果老人对数字训练感到厌烦，可使用数塑料球、数筷子、数小玩具、数钱等方式，或将塑料球、筷子、小玩具、钱等分成两堆，让老人分辨每堆是多少，这一堆和另一堆相比多了多少或少了多少，对老人进行计算力训练。在反复练习数数的过程中，提高老人对数字的敏感性 9. 活动过程中，观察、询问老人的感受，如有不适，立即停止或转移注意力 10. 活动结束后 （1）指导老人自己整理使用物品，摆放整齐，放回固定位置备用，以提高老人自我训练和自我管理的能力 （2）与老人一起总结此次活动，询问老人对此次活动的感受，感谢老人的配合 （3）预约下一次训练时间 11. 协助老人休息，取舒适体位	
健康宣教	针对本次操作中老人的沟通和健康宣教： 1. 尽量使用生活化语言 2. 方式与方法得当，简单易懂 3. 表述准确、逻辑清晰 4. 适合老人的需要和理解能力 5. 健康教育建议不少于 3 条 6. 内容与方式恰当，结合老人的具体情况（如职业、性格、爱好、家庭等）	在照护过程中结合老人的情况开展健康宣教，如疾病预防和康复、健康生活方式等（将结合具体案例进行具体化和明确化）
评价照护效果	询问老人有无其他需求、是否满意（反馈）	尽量使用生活化语言
	整理各项操作物品：物品放回原位备用	有动作
	规范洗手	有动作
	记录：训练的内容、效果，如有异常情况及时报告	不漏项，包括评估阳性结果
操作中的注意事项	1. 密切观察老人的情绪，如老人感到烦躁，应立即停止或转移其注意力 2. 对老人的良好表现及时表扬和鼓励，维持老人对进行计算力训练的兴趣和信心	操作过程中通过沟通、解释的方式说明

续表

项目	实操技能	具体要求
综合评判	操作过程中的安全性：操作流畅、安全、规范，避免老人害怕、疼痛等伤害，过程中未出现致老人于危险环境的操作动作或行为	
	沟通力：顺畅自然、有效沟通，表达信息方式符合老人的社会文化背景，能正确理解老人反馈的信息，避免盲目否定或其他语言暴力	
	创新性：能综合应用传统技艺、先进技术等为老人提供所需的照护措施，解决老人的问题，促进老人的健康，提升老人的幸福感	
	职业防护：做好自身职业防护，能运用节力原则，妥善利用力的杠杆作用，调整重心，减少摩擦力，利用惯性等方法	
	人文关怀：能及时关注到老人的各方面变化，能针对老人的心理和情绪作出恰当的反应，给予支持，例如不可急躁，言行举止有尊老、敬老、爱老、护老的意识	
	鼓励：利用语言和非语言方式鼓励老人参与照护，加强自我管理，发挥残存功能，提升自理能力	
	灵活性：对临场突发状况能快速应变，根据老人及现场条件灵活机动地实施照护，具有很强的解决问题的能力	

任务四　为失智老人进行思维能力训练

【任务导入】

孔奶奶，现居住在某某福利院失智区 105 室。

照护评估中的基本信息：

出生年月：1939 年 10 月；身高：160 厘米；体重：65 千克；文化程度：初中；婚姻状况：丧偶。

经济状况：退休金 3000 元 / 月，儿子经济条件较好，能给予适当支持。

兴趣爱好：唱歌。

饮食喜好：爱吃蔬菜、火腿肠。

性格特点：孤僻、不喜欢与人亲近。

工作经历：制衣厂工人。

家庭情况：3 个儿子、1 个女儿，均在本地。

既往病史：高血压病史 20 余年、冠心病病史 15 年、阿尔茨海默病病史 2 年。

目前状况：孔奶奶能独立行走，但经常找不到回房间的路，开始忘记原来很熟悉的缝纫技术，也不认识来看望她的子女，找不到厕所，总在房间里反复地东摸摸、西摸摸，将一些破旧的东西藏起来说是宝贝。孔奶奶不会穿衣服，常将双手插入一个袖子，或将衣服穿反，养老护理员为她纠正，她反而生气吵闹。孔奶奶还不知主动进食，常常忘记吃药，不主动与人交谈，不关心家人，有睡眠障碍，白天经常打瞌睡，晚上却在房间里四处游走。目前，老人血压平稳，四肢活动正常，为了减轻和延缓病情发展，康复医生根据老人的情况制订了康复训练计划，每个工作日下午两点需要养老护理员为孔奶奶进行思维能力训练。

【任务要求】

为失智老人进行思维能力训练，要求养老护理员用口头语言和肢体语言疏导老人的不良情绪或鼓励、表扬老人，增强老人提高生活自理能力的信心，将沟通交流、安全照护、心理支持、人文关怀、职业安全与保护等贯穿于照护服务全过程。

【任务目标】

- 了解什么是思维能力下降
- 熟悉思维能力训练的方法
- 掌握为失智老人进行思维能力训练的技巧
- 能独立为失智老人进行思维能力训练

【任务分析】

一、什么是思维能力下降

思维能力下降主要表现为对周围的事物不能正确理解，直接影响对事物的推理和判断，分不清主要的和次要的、本质的和非本质的，不能正确地处理问题。

二、思维能力训练

思维能力训练可以帮助失智老人促进记忆功能的改善，而记忆功能的改善又有利于失智老人思维能力的恢复。思维能力训练是失智老人康复训练非常重要的部分，对治疗阿尔茨海默病有重要作用。

例如，养老护理员可以为失智老人开展分类训练。分类就是按照一定的标准把事物分组，即分门别类的一种思维方法。分类的实质是为了认识事物之间的区别和联系。分类是从比较中派生出来的，并且和概括紧密相连。一般地说，只有概括出不同事物之间的共同属性（一般属性或本质属性）之后，才能对事物进行分类。分类的过程也伴随着概括活动和概念的形成。分类能力对知识经验的条理化、结构化、系统化有着重要的影响，失智老人分类能力训练是思维能力训练的重要内容。养老护理员可以适当设计一些游戏提高病人的自然事物分类能力，如水果分类、蔬菜分类、厨具分类、车子分类等，还可以设计有趣的智力游戏，如按图纸搭积木可以训练老人的逻辑联想能力，用生活中常用的图片，让老人将动物、植物、生活用品等分别归类能训练老人的分析能力和综合能力等。

【任务实施】

项目	实操技能	具体要求
工作准备	简述情境、老人照护问题和任务等	口头汇报
	操作过程中不缺用物，能满足完成整个操作 物品准备：各种图片或模型(包括但不限于水果、动物、数字、蔬菜、文具、家具等）、播放器、水杯、纸巾、洗手液、笔、记录单	不需要口头汇报

续表

项目	实操技能	具体要求
工作准备	环境准备：老人熟悉的、安全的环境，如房间、客厅等，温湿度适宜、光线明亮	以检查动作指向行为或沟通交流方式进行
	老人准备：老人状态良好，可以配合操作	以沟通交流方式进行
	个人准备：着装规范、规范洗手	洗手有动作
沟通解释评估	向老人问好、自我介绍、友好微笑、称呼恰当	礼貌用语、举止得体
	核对照护对象基本信息：房间号、床号、姓名、性别、年龄	核对方式不限
	与照护对象及家属建立信任关系	有效的沟通交流
	介绍照护任务及目的：思维能力训练能改善或提高老人的记忆功能，提高其生活质量	尽量使用生活化语言
	介绍操作时间（30 分钟）、关键步骤；介绍需要老人注意和（或）配合的内容，有任何不适，及时告知养老护理员	尽量使用生活化语言
	询问老人对操作过程是否存在疑问	尽量使用生活化语言
	征询老人对思维能力训练的环境是否满意	尽量使用生活化语言
	对老人进行综合评估： 1. 全身情况：精神状态、饮食、二便、睡眠等 2. 局部情况：肌力、肢体活动度、手指的协调性等 3. 特殊评估：视力情况、听力情况	以检查动作指向行为或沟通交流方式进行
	询问老人有无其他需求（如厕等）	尽量使用生活化语言
	询问老人是否可以开始操作	尽量使用生活化语言
关键操作技能	1. 养老护理员坐在老人身旁，与老人的椅子成 90° 角，告诉老人做好物品识别的心理准备 2. 征询老人的意见，播放合适的背景音乐，音量合适 3. 进行操作前的铺垫活动，如手指操等，活跃气氛 4. 取出卡片，按照类别摆放在合适的位置，便于沟通和向老人展示 5. 识别和记忆训练 （1）先打开其中一盒卡片，指导老人将其中一类物品进行识别，例如，对文具卡片中的钢笔、铅笔、橡皮、尺子等进行识别 （2）当老人识别有误时，及时提醒，并要求复述，直至能够全部记住，再任意抽取其中一张卡片让老人识别、复述、记忆 （3）再为老人打开另一盒卡片，指导其识别另一类物品，例如，对动物卡片中的小猫、小狗、青蛙、蝴蝶、蜻蜓等进行识别 （4）当老人识别有误时进行提醒并要求复述，直至能够记住，再任意抽取其中一张卡片，让老人识别、复述、记忆 （5）指导老人依次对其他物品卡片进行识别并记忆 6. 思维能力训练 （1）老人能够顺利识别所有物品卡片以后，将卡片打乱，指导老人	

续表

项目	实操技能	具体要求
关键操作技能	对卡片所示的物品进行分类。例如，按文具类、水果类、动物类、蔬菜类进行分类整理。当老人识别、分类有误时及时给予提醒，并要求复述，直至能够记住 (2)训练活动要根据老人的认知能力，逐渐增加需要识别和分类的物品种类与个数，要循序渐进、慢慢地进行，避免急于求成 7. 活动过程中 (1)如难度增加，引起老人情绪急躁、兴趣降低，应及时调整方案，并鼓励和安抚老人 (2)观察、询问老人的感受，必要时帮助其喝水或大小便，如有不适，立即停止并安排休息 (3)征求老人是否继续的意愿，按照其意愿进行训练 8. 活动结束后 (1)指导老人自己分类整理卡片，摆放整齐，放回固定位置备用，以提高老人自我训练和自我管理的能力 (2)与老人一起总结此次活动，询问老人对此次活动的感受，感谢老人的配合 (3)预约下一次训练时间 9. 协助老人休息，取舒适体位	
健康宣教	针对本次操作中老人的沟通和健康宣教： 1. 尽量使用生活化语言 2. 方式与方法得当，简单易懂 3. 表述准确、逻辑清晰 4. 适合老人的需要和理解能力 5. 健康教育建议不少于 3 条 6. 内容与方式恰当，结合老人的具体情况（如职业、性格、爱好、家庭等）	在照护过程中结合老人的情况开展健康宣教，如疾病预防和康复、健康生活方式等（将结合具体案例进行具体化和明确化）
评价照护效果	询问老人有无其他需求、是否满意（反馈）	尽量使用生活化语言
	整理各项操作物品：物品放回原位备用	有动作
	规范洗手	有动作
	记录：训练的内容、效果，如有异常情况及时报告	不漏项，包括评估阳性结果
操作中的注意事项	1. 密切观察老人的情绪，如老人感到烦躁，应立即停止或转移其注意力 2. 对老人的良好表现及时表扬和鼓励，维持老人对进行思维能力训练的兴趣和信心	操作过程中通过沟通、解释的方式说明
综合评判	操作过程中的安全性：操作流畅、安全、规范，避免老人害怕、疼痛等伤害，过程中未出现致老人于危险环境的操作动作或行为	
	沟通力：顺畅自然、有效沟通，表达信息方式符合老人的社会文化背景，能正确理解老人反馈的信息，避免盲目否定或其他语言暴力	

续表

项目	实操技能	具体要求
综合评判	创新性：能综合应用传统技艺、先进技术等为老人提供所需的照护措施，解决老人的问题，促进老人的健康，提升老人的幸福感	
	职业防护：做好自身职业防护，能运用节力原则，妥善利用力的杠杆作用，调整重心，减少摩擦力，利用惯性等方法	
	人文关怀：能及时关注到老人的各方面变化，能针对老人的心理和情绪作出恰当的反应，给予支持，例如不可急躁，言行举止有尊老、敬老、爱老、护老的意识	
	鼓励：利用语言和非语言方式鼓励老人参与照护，加强自我管理，发挥残存功能，提升自理能力	
	灵活性：对临场突发状况能快速应变，根据老人及现场条件灵活机动地实施照护，具有很强的解决问题的能力	

任务五　为失智老人进行家务劳动训练

【任务导入】

李奶奶，现居住在某某福利院失智区 201 室。

照护评估中的基本信息：

出生年月：1951 年 2 月；身高：166 厘米；体重：65 千克；文化程度：初中；婚姻状况：已婚。

经济状况：没有退休金，靠老伴的退休金和女儿的补贴维持生活。

兴趣爱好：跳广场舞。

饮食喜好：不挑食。

性格特点：爱干净、乐观积极。

工作经历：一直打零工。

家庭情况：2 个女儿、2 个外孙，均在本地。

既往病史：高血压病史 10 余年、阿尔茨海默病病史 2 年。

目前状况：老伴发现李奶奶近期记忆力明显下降，做饭时经常忘记关火，出门忘记关门，买菜时不知付多少钱，付钱后不知找零多少，连一些简单的家务能力也丧失了，如起床不叠被子、不换衣服、地脏了也不主动打扫等。李奶奶还表现出表情淡漠，不主动与人交谈，不关心家人。爷爷因身体不好不能照顾李奶奶，1 个月前女儿将李奶奶送到某某福利院进行照护。为了使老人保持独立、完善的自理能力，尽量不脱离家庭和社会，康复医生根据老人的情况制订了康复训练计划，每天下午老人午睡起床后，需要养老护理员为失智老人进行家务劳动训练。

【任务要求】

为失智老人进行家务劳动训练，要求养老护理员用口头语言和肢体语言疏导老人的不良情绪或鼓励、表扬老人，增强老人提高生活自理能力的信心，将沟通交流、安全照护、心理支持、人文关怀、职业安全与保护等贯穿于照护服务全过程。

【任务目标】

- 了解家务劳动训练的目的
- 熟悉家务劳动训练的注意事项
- 掌握为失智老人进行家务劳动训练的方法
- 能独立为失智老人进行家务劳动训练

【任务分析】

一、家务劳动训练的目的

（1）树立老人自我康复意识，充分发挥老人的主观能动性，提高重建生活的信心。

（2）维持老人的基本日常生活活动，调动并挖掘其潜力，减少或降低对他人的依赖。

（3）进一步改善老人的躯体功能，包括关节的灵活性、机体的协调性与平衡能力，帮助其适应回归家庭、重返社会的需要。

二、家务劳动训练的方法

家务活动是指家庭的日常生活事务，如洗衣、做饭、购物、清洁卫生等，下面以指导老人进行扫地的家务劳动训练为例。

训练前应提前告知老人将要进行的家务活动训练，以取得老人的配合，态度应和蔼，语言亲切。

养老护理员指导老人开展扫地的家务训练，指导老人用患侧手与躯干夹住簸箕把手，用健侧手持扫把将垃圾扫入簸箕中。

打扫干净后，养老护理员指导老人将用具放回原处，及时对老人给予鼓励，并记录训练的时间、效果、老人的反应等。

三、家务劳动训练的注意事项

（1）教会老人用替代的方法代偿身体缺陷。

（2）与老人一起讨论家务劳动训练的计划、安排及家务劳动训练中的安全问题。

（3）指导老人从事家务劳动训练时正确地分配和保存体力，注意劳逸结合。

（4）必要时帮助老人改造家居环境。

【任务实施】

项目	实操技能	具体要求
工作准备	简述情境、老人照护问题和任务等	口头汇报
	操作过程中不缺用物，能满足完成整个操作 物品准备：床刷、刷套、脸盆、洗手液、笔、记录单	不需要口头汇报
	环境准备：温湿度适宜、光线明亮、空气清新	以检查动作指向行为或沟通交流方式进行
	老人准备：老人状态良好，可以配合操作	以沟通交流方式进行
	个人准备：着装规范、规范洗手	洗手有动作
沟通解释评估	向老人问好、自我介绍、友好微笑、称呼恰当	礼貌用语、举止得体
	核对照护对象基本信息：房间号、床号、姓名、性别、年龄	核对方式不限
	与照护对象及家属建立信任关系	有效的沟通交流
	介绍照护任务及目的：各种家务劳动训练能改善或提高老人的躯体功能，提高其生活质量	尽量使用生活化语言
	介绍操作时间（30 分钟）、关键步骤；介绍需要老人注意和（或）配合的内容，有任何不适，及时告知养老护理员	尽量使用生活化语言
	询问老人对操作过程是否存在疑问	尽量使用生活化语言
	征询老人对家务劳动训练的环境是否满意	尽量使用生活化语言
	对老人进行综合评估： 1. 全身情况：精神状态、饮食、二便、睡眠等 2. 局部情况：肌力、肢体活动度、手指的协调性等 3. 特殊评估：视力情况、听力情况	以检查动作指向行为或沟通交流方式进行
	询问老人有无其他需求（如厕等）	尽量使用生活化语言
	询问老人是否可以开始操作	尽量使用生活化语言
关键操作技能	1. 家务劳动训练（以叠被子为例） （1）养老护理员陪同老人来到卧室，引导老人到居室窗前，指导开窗通风 （2）养老护理员在床侧合适位置站稳 （3）向老人分步骤进行叠被子示范，让老人记住一个步骤后，再示范下一个步骤，以利于老人记忆和模仿 （4）步骤指导和示范应仔细详尽，适合老人的训练。例如，指导老人分别将一条被子纵向分成三等份，将两边分别向内对折两折，再横向分成四等份，分别从两端向内对折，将被子叠成四边形。叠好以后摆放在床尾椅子上 （5）让老人自行训练，可适当给予指导 2. 家务劳动训练（以扫床为例） （1）检查床单位是否清洁，如适合，可进行扫床活动	

续表

项目	实操技能	具体要求
关键操作技能	（2）与老人交流，并分步骤对老人进行示范。例如，指导老人将半干的刷套套在床刷上，站在床的中间位置，两腿分开同肩宽，双腿紧靠床边，俯身先从床头到床尾清扫对侧床面，再从内向外清扫，每扫一刷重叠上一刷1/3，最后将床尾的渣屑扫到右侧床尾，再扫在脸盆里，将床刷套取下放入脸盆。脸盆暂时放在床尾部地面上 3. 家务劳动训练（以清理床单位为例） （1）整理床单位，如将叠好的被子分别摆放于床头，将枕头拍平，分别放在两条叠好的被子上面，将床单铺平等 （2）对老人的良好表现给予表扬和鼓励 （3）如老人感到劳累或不耐烦、不配合训练，可以采取暂停、休息、疏导情绪等方式予以缓解 （4）指导老人将床刷、脸盆等物品进行处理后归还原位，放在固定的位置，便于自行训练和自理能力的提升	
健康宣教	针对本次操作中老人的沟通和健康宣教： 1. 尽量使用生活化语言 2. 方式与方法得当，简单易懂 3. 表述准确、逻辑清晰 4. 适合老人的需要和理解能力 5. 健康教育建议不少于3条 6. 内容与方式恰当，结合老人的具体情况（如职业、性格、爱好、家庭等）	在照护过程中结合老人的情况开展健康宣教，如疾病预防和康复、健康生活方式等（将结合具体案例进行具体化和明确化）
评价照护效果	询问老人有无其他需求、是否满意（反馈）	尽量使用生活化语言
	整理各项操作物品：物品放回原位备用	有动作
	规范洗手	有动作
	记录：训练的内容、效果，如有异常情况及时报告	不漏项，包括评估阳性结果
操作中的注意事项	1. 密切观察老人的情绪，如老人感到烦躁，立即停止或转移其注意力 2. 对老人的良好表现及时表扬和鼓励，维持老人对进行家务劳动训练的兴趣和信心	操作过程中通过沟通、解释的方式说明
综合评判	操作过程中的安全性：操作流畅、安全、规范，避免老人害怕、疼痛等伤害，过程中未出现致老人于危险环境的操作动作或行为	
	沟通力：顺畅自然、有效沟通，表达信息方式符合老人的社会文化背景，能正确理解老人反馈的信息，避免盲目否定或其他语言暴力	
	创新性：能综合应用传统技艺、先进技术等为老人提供所需的照护措施，解决老人的问题，促进老人的健康，提升老人的幸福感	
	职业防护：做好自身职业防护，能运用节力原则，妥善利用力的杠杆作用，调整重心，减少摩擦力，利用惯性等方法	

续表

项目	实操技能	具体要求
综合评判	人文关怀：能及时关注到老人的各方面变化，能针对老人的心理和情绪作出恰当的反应，给予支持，例如不可急躁，言行举止有尊老、敬老、爱老、护老的意识	
	鼓励：利用语言和非语言方式鼓励老人参与照护，加强自我管理，发挥残存功能，提升自理能力	
	灵活性：对临场突发状况能快速应变，根据老人及现场条件灵活机动地实施照护，具有很强的解决问题的能力